LA SALUD
MEDIANTE EL BUEN HUMOR

100 claves para recuperarlo

Gill Éric LEININGER-MOLINIER

LA SALUD MEDIANTE EL BUEN HUMOR

100 claves para recuperarlo

dve
PUBLISHING

© Editorial De Vecchi, S. A. 2018
© [2018] Confidential Concepts International Ltd., Ireland
Subsidiary company of Confidential Concepts Inc, USA
ISBN: 978-1-64461-002-2

Dedico este libro...

... a aquellas y aquellos que me han proporcionado la ocasión de dar, de transmitir, de buscar...

... a mis formadores y a mis maestros, Émile, Adrienne, y los demás...

... a aquellas y aquellos que me han dado la vida y el permiso para apreciarla, así como a Ravi, Shakuntala, Sarla, en recuerdo de la «jaula de los pájaros»...

... a aquellas y aquellos que más quiero…

... a todos los que buscan, a todos los creen en el ser humano y trabajan para su mejora.

Dedico este libro a la vida.

PRÓLOGO

Trate de ser feliz sea cual sea su estado y
alégrese sólo de la dicha que le rodea.

Shivananda

Siempre he obtenido enormes beneficios de los encuentros que,
en ciertos momentos de mi vida, en periodos más o menos lar-
gos, he tenido con quienes han sido mis maestros, mis inspirado-
res, mis consejeros o mis guías, y que me han permitido avanzar
según un modelo que se podría calificar de socrático. Ya sea por
sus competencias, su espíritu, su sentido de la pedagogía, su aspecto humano o su simplicidad, todos los que, en un momento u
otro, he encontrado geniales hasta el punto de integrarlos en un
método que se muestra original a la vez que eficaz y que se
acerca al máximo a un sistema adaptado, humanista y completo,
toda esa gente que he apreciado, tenía un punto en común: a
ninguno le gustaba la melancolía, ni tampoco la fomentaba.
Todos eran optimistas, y con el tiempo he comprendido lo que
ya sabía desde hacía mucho, que, en nuestro papel de hombre
y de mujer, esta dimensión de felicidad es indispensable para
el fenómeno de la vida.

El buen humor entró en mi cultura personal y en los años
ochenta inicié mis primeras indagaciones sobre el tema, lo que
me ha llevado a recopilar muchas informaciones cuyo rastro se
refleja en este libro. Fue también en ese momento cuando
propuse los primeros seminarios sobre temas que iban en este

mismo sentido: directamente sobre *El buen humor* en 1982 en Gers, o a partir de las *Propuestas sobre la felicidad* en 1983 en la región de Toulouse. En cualquier caso, el buen humor ha ocupado siempre un lugar en todas mis manifestaciones, sin excluir nunca la seriedad, que no es su opuesto como muchos erróneamente creen.

Dicho esto, y con la evolución de mi vida que sigue el curso del tiempo concedido, esta obra corresponde a un momento de interrogación sobre la vida y la muerte, si bien es un tema que me interesa desde mucho antes. En efecto, psicólogo clínico, me consagro a las prácticas del cuerpo y del espíritu, y desconozco cualquier restricción relacionada con inútiles tabúes para dar prioridad a una relación respetuosa con mis pacientes. En 1992 ejerzo como psicólogo al servicio de la hospitalización a domicilio (HAD) del centro hospitalario universitario de Toulouse, cuidando enfermos terminales, lo que podría hacer pensar que hubiese un cambio radical respecto al buen humor. Pero no se equivoquen, no hay antinomia, pues siempre he acompañado a la vida, y mi trabajo al lado de los enfermos que visitaba era exaltar siempre las fuerzas de la vida. Estar a la cabecera de los pacientes me ha confirmado la necesidad de unir profesionalidad y calor humano, y en más de una ocasión, en el curso de las sesiones, el buen humor, la sonrisa y la risa son los invitados de honor. Está presente también en mis actividades como consultor, en la animación de grupos de charla, o en las sesiones de técnicas de búsqueda de empleo.

Este escrito se sitúa pues en la pura continuación de mi tendencia natural y mi creciente interés por los sistemas de la salud: antiguamente la medicina, la filosofía y la psicología iban unidas; la especialización de nuestros días ha debilitado estas materias, que han aprendido a ignorarse entre sí y a considerar al individuo, no como tal (es decir, *indivisible*), sino como un ser parcelado y compuesto por distintos elementos sueltos. Von Uexküll evoca esta decadencia comparable al aumento de nitidez de la imagen en un microscopio que *reduce el campo de observación*, lo que hace que exista el riesgo de ignorar *los elementos circundantes y perder de vista las relaciones de conjunto*. Ese *saber parcelado*, como lo llama Édouard Zarifian, a partir de la reflexión de Edgar Morin, impide el *saber universal*, pues es ese gran todo lo que guarda el sentido. Sacha Guitry, consciente de la existencia de médicos que curaban el corazón, otros que trataban los dientes, e incluso otros para el hígado, se preguntaba: *¿Y quién cuida del enfermo?*

«Ello» hace referencia a todos los componentes del ser humano; de ahí que el lector encuentre aquí una gran variedad de elementos relacionados con todos los componentes del ser. El punto de vista global, del cual soy ferviente defensor, corre el riesgo de no ser tomado en serio, pues en la actualidad parece que sólo vale la opinión del especialista. Existe pues una especie de desconfianza hacia los avances holísticos y la mezcla cuerpo-mente que el paciente tradicional no llega a encontrar. Comprenderán pues que la introducción del buen humor en cualquier tratamiento tampoco se tome en serio. Una lástima. Pero quizá la especialización del tercer milenio sea precisamente considerar al individuo de forma integral, y la generalización irá entonces hasta una visión ecológica cuyo centro será el hombre y su respeto en relación con el planeta, pues este amplio movimiento permite comprender que todo es interdependiente y que cada uno es una parte de un conjunto mucho más grande del cual es una simple parcela, pero una parcela indispensable. Tal comprensión conduce al respeto hacia uno mismo, hacia los demás y hacia los cinco elementos —la tierra, el agua, el fuego, el aire y el espacio— que componen nuestro espacio vital y todo lo que en él vive.

Un alma sana en un cuerpo sano, el equilibrio del cuerpo y el espíritu, y el rechazo a ver la vida compartimentada están ahí para recordarme que mi triple función como consultor, como terapeuta y maestro de yoga con diplomas de varias corrientes y colaborador en la formación de futuros maestros, y como psicoterapeuta que ha elegido las vías del cuerpo, el espíritu y la creatividad, me invita a centrar mi actuación profesional en el conjunto cuerpo-espíritu. Apasionado de la comprensión y la filosofía, de la tradición y de lo «concreto», de conceptos teóricos y experiencias prácticas, estoy convencido de que el buen humor tiene una acción beneficiosa para la salud. Se puede decir pues que la idea de base de este libro es un postulado en el ámbito actual de la clásica pero incompleta psicosomática.

Es cierto, tengo una fe enorme en la vida.

Pero tratar del buen humor no es fácil. Aunque trate con la pluma (o más bien debería decir con el teclado) de expresar algunos de los rasgos de este fenómeno, que con frecuencia y regularidad les deseo a mis lectores, el rigor de la lingüística los paraliza y se enfrenta a la libertad etérea de un tema como este, lo que ya había observado Henri Bergson, que creía que esta cuestión seguía siendo un *impertinente desafío* para muchos pensadores, pues siempre *se oculta bajo el esfuerzo, se escurre, se escapa y se endereza.* En cuanto a tratar su influencia en la salud, se convierte en una idea apasionante pero poco extendida, pues son pocos los estudios realmente especializados en este ámbito, incluso aunque la mayoría de los mortales esté convencida de que el buen humor tiene mucho que ver con su salud potencial.

Existen numerosas obras cuya temática gira alrededor de lo que a nosotros nos parece evidente: por un lado, que el bien moral es fundamental para cada ser humano, y, por otro, que hay diversos elementos que nos impiden realizarlo. Estos van desde los medios, con sus numerosas y variadas noticias sobre catástrofes internacionales, hasta las condiciones socio-económico-profesionales, pasando por el mundo laboral de empresas cuyo ambiente, lejos de favorecer una producción eficaz, se estanca en una melancolía y mal humor, ciertamente agresivo, que no hace más que propiciar los trastornos psicosomáticos, el absentismo y el malestar social.

El método utilizado es simple. Me adentré en un verdadero trabajo de recopilación y estudio transversal. A partir de una primera memoria realizada en 1997, la obra tomó la forma y la envergadura de una tesis a la que se le prescribió una cura adaptativa para lograr un contenido más accesible y menos voluminoso. Era necesario aportar informaciones sólidas, «oficiales», a un tema del que suelen hacerse muchas afirmaciones sin fundamento, lo que crea prejuicios y desconfianzas justamente cuando es indispensable no tener más que certezas fundamentadas. La exactitud en la redacción era indispensable para la comprensión. Creo pues que el lector no me culpará por haber sido preciso y riguroso, lo que es una metodología deliberadamente elegida. Este libro va dirigido, por tanto, a quienes buscan modos concretos para llevar mejor un mundo a menudo difícil, a los que están convencidos de que la actitud en la vida tiene una gran influencia en la salud holística del ser.

A lo largo de estas páginas encontrará tres influencias indispensables: primero la del filósofo Émile Chartier, más conocido con el nombre de Alain, profesor, pedagogo y filósofo francés que nació en 1868 y murió en 1951, y que fue célebre por sus *propuestas* de formas cortas y fácilmente accesibles para el lector, con un estilo del todo particular, claro, simpático, con imágenes, agudo y concreto. La segunda es la del psicoanalista Georg Groddeck, que fue uno de los pocos que, sin pertenecer a la escuela de Viena, obtuvo el reconocimiento de Sigmund Freud. Su trayectoria es esencial: tras recibir una buena formación con el médico personal de Bismarck, pronto pudo seguir el camino de Schweninger y ocuparse, no sólo del cuerpo, sino también del espíritu y utilizar la plenitud del individuo. A raíz de su actividad al cuidado de *enfermos corporales crónicos*, Groddeck dice en *La Maladie, l'Art et le Symbole* (La enfermedad, el arte y el símbolo) haber estado *obligado al tratamiento físico y después al tratamiento psicoanalítico*.

Tanto Alain como Groddeck son de principios del siglo XX. La tercera influencia es la de un autor poco conocido, Louis-Antoine Caraccioli, que escribió su obra antes de la revolución francesa y que, según la enciclopedia *Nouveau Larousse* de principios del siglo XX, muchas de sus obras han sido olvidadas. Hay que indagar en el *Larousse* del siglo XIX para saber que nació en París en 1721 y que murió en 1803. De espíritu brillante y miembro de la congregación del Oratorio, apreciaba las bellas artes y viajó a Alemania, Polonia e Italia, donde conoció y entabló amistad con Benedicto XIV y Clemente XIII. Tiene en su haber numerosos escritos impregnados de una filosofía amable y tolerante, y su obra principal, *De la gaieté* (Sobre la alegría), pertenece a ese tipo de libros que uno encuentra en un momento de su existencia y lo trastornan. Decididamente era un hombre avanzado a su tiempo.

El lector verá también que he mantenido en *cursiva* algunas frases y citas «in extenso», sin transformación ni interpretación por mi parte, aunque podría reprocharme haberlas extraído de un texto sin proporcionar el contexto general. Pero dudo que tenga esta crítica, pues se dará cuenta de que los fragmentos elegidos tienen un sentido muy preciso y de que no hay error posible. Todos invitan, o aún diría más, todos incitan a mejorar el buen humor y a cultivarlo con cuidado. Mi deseo es compartir con el lector el placer de esas magníficas frases, agudas, emotivas y concluyentes, a las que no hay nada que añadir o de las que no hay nada que eliminar. Espero que no me reproche haber decidido por él, haber mantenido esa integridad textual que no hace más que añadir la fuerza del pensamiento oriental al placer y a la riqueza intelectual y espiritual.

Hay otro elemento que requiere un poco de precisión. Esta obra trata del buen humor, pero no hay que entenderlo como algo ligero o risueño: escudriñar el buen humor es el mejor modo de matarlo. Algunos pensadores ya lo señalaron hace tiempo. Viendo que la alegría no tiene, en sí, nada de malo, olvidando la actitud de algunos cascarrabias moralizadores que siempre consideran al revés las manifestaciones de alegría y olvidan que *todo lo que se hace con alegría es bueno* (Alain), el lector podrá pensar que esta obra es una apología del buen humor, y es lo mejor.

De hecho, me posiciono a favor de la novelista Janine Boissard cuando escribe que la felicidad va acompañada de valores como el respeto, el honor, la estima, la fe o el coraje, y que todas las generaciones nacientes, sin excepción, necesitan modelos que motiven, ya que si no, malgastan sus energías en la desestructuración y la destrucción. Emite además una segunda advertencia que hace ya mucho tiempo que he adoptado: la de no seguir *las pequeñas pautas del pensamiento único, las doctrinas del desencanto* que nos empujan a pensar que los valores —algunos presentados en esta obra— no existen, no se llevan o simplemente no tienen validez. Se equivocan, ciertamente, pues están completamente en concordancia con nuestro mundo actual por proporcionarnos a cada uno la manera de participar en su construcción.

Muchos lectores de la primera redacción de esta obra me han aportado sus opiniones y experiencias. De forma intencionada ha sido reescrito y concebido para todos los públicos, y todo lo que el lector lea merecerá ser meditado y profundizado para obtener el sentido más directo y concreto que posee.

Finalmente, este no es un libro para leer una vez, sino para releer, en orden o en desorden, de forma parcial o completa, eso no importa. No es un libro para leer uno solo, sino para compartir y hacer que se comparta. Que el buen humor se extienda y se haga con el espíritu, que la felicidad esté en los corazones, porque le dará más energía, más fuerza y más tranquilidad. Mi deseo no ha variado, pues sigue queriendo que el lector encuentre en estas páginas la comprensión de su estado de ánimo y que sepa que la mala cara no es indispensable, que nadie la desea y que por fin todos podemos ganar mucho si elegimos conservar nuestro buen humor.

Ya sea profesional o terapeuta, especialista o no en las ciencias humanas, que sufra o tenga buena salud, que su vida sea feliz o difícil, sólo quiero que esta páginas le permitan sacar provecho de sus capacidades en el equilibrio soma-psique y en la existencia, para usted mismo y para su entorno.

Y también que le aporten alegría, fuerza, confianza y serenidad.

INTRODUCCIÓN

> Como la felicidad es signo evidente de una buena actitud visceral, apuesto a que todos los pensamientos positivos favorecen la salud.
>
> ALAIN

Según el doctor Raymond Moody, médico reconocido por sus estudios sobre la vida después de la muerte —lo que en sí es signo de cierto optimismo— y autor de *Guérissez par le rire* (Curar con la risa), pensar que la felicidad es terapéutica es una de las creencias más antiguas y más extendidas sobre la salud. Lo más sorprendente, en los inicios del siglo XIX, es que no exista más que un tímido interés en un tema donde lo subjetivo desplaza a lo mensurable. Si exceptuamos el *De la gaieté* (Sobre la alegría) de Caraccioli, la optimista *mente que cura*, mencionada a finales del siglo XIX y principios del siglo XX por William James; la *sabiduría sonriente* de Assagioli y las alegres propuestas de Alain, a principios del siglo XX; las ideas de Dale Carnegie, *la euforia* del doctor Pierre Vachet de 1960 y algunas valientes obras reeditadas veinte años después, hacen elogio del optimismo y el buen humor: *Guérissez par le rire* (Curar con la risa, 1978) del doctor Moody, *La volonté de vivre* (La voluntad de vivir, 1979) de Norman Cousins, *La guérison est en nous* (La cura está en uno mismo, 1980) de Dennis Jaffe, *La Médecine holistique* (La medicina holística, 1982) de Kenneth R. Pelletier, *Guérir envers et contre tout* (Curar a pesar de todo, 1982) de Carl Simonton, o *La Psychosomatique du rire* (La risa psicosomática, 1983) de Henri Rubinstein. De las consideraciones filosóficas sobre las emociones que se desprenden, uno se da cuenta de la extraordinaria fuerza que transmiten en el momento en que se saben canalizar, lo que muy bien hacen algunos deportistas de alto nivel, algunas personalidades políticas o ciertos sistemas médicos. Sin embargo, como cada época aporta novedades, se empieza a notar cómo se abandona el fatalismo y el sentirse responsable o, en todo caso, el ser autor de la salud o el bienestar de uno. De ahí las sesiones de risa de la India, donde los participantes se entregan a sencillos juegos y a carcajadas que da gusto ver y escuchar.

El sugerente título de la influencia del buen humor en la salud, en toda su simplicidad, no hace más que expresar lo que todo el mundo piensa de forma intuitiva, y anuncia una busca profunda para fundamentar el concepto y proporcionarle bases estables a partir de los distintos componentes del ser: fisiológicos, físicos, espirituales, intelectuales, emocionales, sociales... Pero ¿cómo abordar esta cuestión? Primero con preguntas esenciales como ¿qué es el buen humor?, ¿qué es la salud?, ¿cuáles son los elementos de unión entre ambos? Se impone entonces la necesidad de abrir el campo, de por sí grande, de la reflexión. Se hizo indispensable presentarle al lector algunos contenidos sobre el registro de la psicosomática. Trataremos de abordar la psicosomática con algunas aproximaciones fundamentales sobre las funciones del placebo de «ello», de establecer un patrón de comportamiento del buen humor y, finalmente, de definir la posibilidad o no de cada uno de modificar su humor.

Partiendo de todos esos datos y considerando que la otra manera de aportar una aclaración complementaria es viendo los aspectos efectivos y concretos, definiremos la noción fundamental del poder del espíritu, así como las funciones de la felicidad, que son muchas. Veremos entonces que los beneficios de la felicidad son reales y que comporta, entre otras, una importante dimensión social.

Consideraremos también la relación del buen humor con la filosofía y la sabiduría, cuyas nociones trataré de mostrar en su dimensión concreta, práctica y cotidiana. El ser humano ha estado siempre inscrito en una tradición de pensamiento, una familia ideológica que le asegura una vida social, por lo que es esencial tener en cuenta el lugar que tienen las tradiciones en el sentimiento positivo, ya sea en el plano filosófico como en el de la acción sobre la salud, lo que el lector descubrirá tanto desde el punto de vista de nuestra cultura como desde el de Oriente. Convencidos de las nuevas investigaciones, no nos quedará más que abordar los aspectos prácticos e inmediatos, así como la actitud dentro del posible uso del buen humor y de los componentes positivos de la psique. La emoción y la razón no son opuestos, sino perfectamente asociados. Unos cuantos principios básicos ayudarán al lector a asegurar la longevidad de su buen humor. El anexo complementará la conclusión. Deseo que el lector encuentre ahí un estímulo y no un sistema «Yaka», ni tampoco un catálogo de las pretensiones de un moralizador o de un moralista, pues no soy ni lo uno ni lo otro.

Capítulo 1

Psicosomática y buen humor

> Os deseo buen humor. Esto es lo que habría
> que ofrecer y recibir. Este es el verdadero
> cumplido que enriquece a todo el mundo y
> principalmente a quien lo dice. Este es el te-
> soro que se multiplica por el intercambio.
>
> ALAIN

La ciencia de la medicina tiende a entender el cuerpo como un conjunto físico-químico; el psicoanálisis se interesa por los hechos y procesos psíquicos y actúa en términos de métodos psicológicos. ¿Tan difícil es conciliar estos dos enfoques? El cuerpo y el espíritu ¿están destinados a no encontrarse? Para Pierre Marty, psicosomatista, psiquiatra y psicoanalista, el neologismo mismo de *psicosomático* indica hasta qué punto nuestro lenguaje está impregnado del espíritu de ese dualismo y marca esa incompatibilidad; pues, la asociación de los significados que lo componen hace resaltar la dualidad semántica. K. R. Pelletier hace referencia a la *relación interdependiente* entre el cuerpo, las emociones, la razón y el espíritu, descrita en 1975 por Miller, que declaraba que un individuo no se limita sólo a un cuerpo, sino que existe una *relación total y dinámica* y que la salud depende de *la armonía de ese conjunto*.

La psicosomática sigue siendo una asignatura de la medicina general, cuyos fundamentos son las ciencias naturales que se desvían del ámbito psíquico (Von Uexküll). Su objeto de estudio son las interrelaciones entre lo psicológico y lo fisiológico en todas las funciones del organismo, la incidencia emocional en todos los sectores de la vida orgánica (P. Vachet). El objetivo es, por tanto, asociar la terapia médica clásica y la psicoterapia; sin embargo, la psicosomática está lejos de ser una especialidad en sí. Por eso, K. R. Pelletier propone que, si los bioquímicos no saben de psicología y los psicólogos no saben de bioquímica, entonces el profesional de la salud debería extender sus conocimientos a lo biomédico, lo psicológico, lo psicosocial, lo ecológico y lo espiritual.

Otro aspecto de la cuestión está en las aparentes tendencias de la medicina psicosomática, ya que se presenta unida a la historia de la persona y a su relación con el médico o, aún más, aparece fundamentada en las disposiciones mentales o los perfiles de la personalidad, en la relación entre la predisposición hacia ciertas enfermedades y la historia personal del paciente, en el psicoanálisis, las situaciones vividas, las neurosis de los órganos, la elaboración de un diagnóstico en función de las vivencias del paciente, etcétera.

Sean cuales sean los contenidos teóricos y sus avances, la psicosomática significa que los aspectos psicológicos están dentro de la génesis de la enfermedad, su evolución, su duración, la terapia aplicada y el proceso de curación de cada estado de la enfermedad. Su objetivo es preguntarse por qué se produce esa enfermedad, en ese momento y con esa evolución (J. Corraze). Diseña una metodología entre la comprensión y el avance terapéutico, pero es imposible aislar una enfermedad puramente psicosomática o encontrar una correspondencia sistemática entre una perturbación en el ámbito psico-afectivo y un órgano concreto (R. Patte).

La comprensión del funcionamiento psicosomático le debe mucho a la observación de los problemas de índole visceral como resultado de ciertos estados emocionales. En teoría, toda enfermedad es psicosomática, con la intervención de factores psicológicos y sociales en el establecimiento de la patología. Los problemas de las funciones vegetativas son el resultado de causas que intervienen de forma variable según el individuo y que son a la vez constitucionales, hereditarias y unidas a la influencia del entorno: las enfermedades psicosomáticas también tienen su origen en la vida de un grupo humano —familia o sociedad— y no se puede negar la interacción de varios procesos físicos, biológicos, psicológicos y sociales en su aparición (P. Solignac). Los estudios realizados en comunidades de centenarios, que citó Kenneth R. Pelletier, muestran claramente la influencia de las condiciones psicosomáticas en la longevidad: la voluntad de vivir, la creatividad y las emociones positivas, y sus beneficios fisiológicos ayudan al ser humano a encontrar su equilibrio.

Psi y soma

El postulado psicosomático apoya la unidad psicosomática, lo que quiere decir que existe interacción entre el cuerpo y el espíritu, y que un problema parcial (orgánico, por ejemplo) pone en juego tanto la totalidad del cuerpo como del espíritu. El cuerpo y la psique se comunican por vías que todavía nos son desconocidas, sin bien ya hay algunos rasgos del lenguaje que empezamos a descodificar. Hace mucho tiempo que los orientales han comprendido tan estrecha relación introduciendo el esoterismo allí donde los centros energéticos se relacionan con los órganos fundamentales, con las funciones vitales y con aspectos universales a la vez que psíquicos, pues se les atribuyen ciertos sonidos y formas en el apoyo a prácticas concretas.

La psicosomática tiene en cuenta la solidaridad entre las funciones orgánicas y psíquicas, idea de Hipócrates y muy común en la Antigüedad, que daba consejos terapéuticos observando el comportamiento, lo que también hacían la medicina tibetana y la ayurvédica, la medicina india. La escuela de Epicúreo buscaba *alejar el cuerpo del sufrimiento y el alma del desorden*. El maestro Eckhart consideraba que el alma le fue dada al cuerpo para que se purificase. Platón deseaba una asociación entre medicina y moral para tratar el cuerpo y el alma, y los romanos exaltaban el *Mens sana in corpore sano*, un alma sana en un cuerpo sano. En la Edad Antigua, la higiene y el entorno influían en la salud, y para tratar el alma se prescribía diálogo, lectura y teatro. Hay que ver la relación que tenía ya la palabra, la misma que libera al ser y puede frenar o evitar las manifestaciones somáticas, en la cura de la psicoterapia que, recordémoslo, no es la terapia del espíritu sino para el espíritu. O, mejor aún, ¿no es un intento de cura para el humor bueno? En esas épocas, la melancolía era una afección típica del cuerpo y del alma. Y es sabido también que los problemas digestivos afectan sobre todo al carácter y al comportamiento de quien los sufre.

El término *psicosomático* define la realidad humana y el papel de la esfera afectiva en la aparición de problemas funcionales u orgánicos. La estructura biofisiológica del ser nos permite rendirnos a la evidencia de la unidad cuerpo-espíritu. Henri Laborit hacía referencia a la unión entre la actividad funcional del sistema nervioso y la conciencia reflejada, entre el conjunto *dinámico de los niveles de organización molecular, metabólico, celular y funcional de las vías nerviosas* y los comportamientos. De ahí la aceptación de que las ciencias humanas también son biológicas. La práctica Mézières parte del principio de que, en lugar de expresarse en palabras, los *acontecimientos traumáticos anteriores* eligen la vía de las sensaciones físicas, que son *el lenguaje del cuerpo* (G. Pacaud y J. Fromond), lo que representa el regreso de lo inhibido del psicoanálisis. El médico mejora la forma física de su paciente y, con eso, este último sabe que contará con ventaja sobre sus propias fuerzas. Se convierte entonces en alguien más combativo, lo que repercute positivamente en el conjunto de sus funciones orgánicas, así como en su sistema inmunitario, y es ahí donde parece que la frontera entre el tratamiento méziérista y la psicoterapia puede ser muy pequeña.

En ciertos casos el dolor no corresponde a ningún trauma físico, pero puede renacer a raíz de una situación de conflicto, de un miedo o de un resentimiento. Es en ese momento cuando el estrés hace que reaparezca el dolor en un lugar *donde ya ha estado localizado físicamente debido a un trauma anterior.* Esa emoción puede resurgir en el momento del tratamiento, lo que indica la relación entre el lugar físico y el fenómeno psíquico al que está asociado. De forma más grave, el estrés puede generar lesiones en el hipotálamo y desencadenar una reducción de los niveles de anticuerpos y una bajada de la inmunidad celular. Por la unión cuerpo-espíritu, la acción sobre la musculatura se transmite al sistema nervioso cerebro-espinal que desencadena, por vía refleja, un efecto sobre el sistema neurovegetativo. De esta manera, muchas funciones mejoran *de rebote*. Esa unión del cuerpo y el espíritu, y esa repercusión de uno sobre el otro no se le han escapado a Henri Rubinstein, que escribió que muchas enfermedades se desarrollan por el hecho de la *preponderancia momentánea de lo moral sobre lo físico*. La explicación reside simplemente en el hecho de que el estado del espíritu, de las ideas, del psiquismo hace que *la acción de los órganos pueda, a ratos, excitarse, suspenderse o invertirse completamente*. En otro sentido, es evidente la dificultad de pensar en momentos felices cuando uno aprieta los dientes y cierra los puños.

Muchos autores ya lo avanzaron: K. Tepperwein, Goethe, Vivekananda o Ramakrishna notaron que el cuerpo dependía del estado del pensamiento; Frederick Matthias Alexander, Moshe Feldenkrais, Wilhelm Reich o Alexander Lowen sabían que a la relajación del cuerpo le siguen las descargas y modificaciones emocionales. Reich concluye que a ciertas características psicológicas y a ciertos mecanismos de defensa les sigue una rigidez muscular generada por los acontecimientos traumatizantes. Esa rigidez y ese estancamiento se instalan en el individuo hasta el punto de convertirse en un *caparazón*, y pueden provocar problemas respiratorios, digestivos y musculares. La toma de conciencia y eliminación de esa coraza permiten revivir las emociones y las tensiones que están en el origen de ese encierro, igual que si las contuviese. Esto vendría a decir que un individuo con buena salud disfruta de un cuerpo *flexible y sensible* sin tensiones musculares (D. Jaffe).

Maurice Mességué afirma que algunos investigadores llegan a confirmar los perjuicios de la vida moderna y sus pasiones negativas en la salud. Rochefoucauld ya lo había indicado:

La ambición da lugar a fiebres agudas y frenéticas; la envidia provoca enfermedad e insomnio; de la pereza surge el letargo, la parálisis y el decaimiento; la ira causa sofocos, que hierve la sangre e inflama el pecho; el miedo perjudica el latido del corazón y favorece los síncopes; la vanidad lleva a la locura; la avaricia, a la maldad y la sarna; la tristeza, al escorbuto y la crueldad; la calumnia y los falsos testimonios han extendido el sarampión, la viruela y la urticaria; y les debemos a los celos la gangrena, la peste y la rabia...

Aparente dualidad

Explica Édouard Zarifian que las moléculas y los genes no bastan para explicar y comprender el comportamiento humano, y que hay que tener en cuenta también el funcionamiento de la psique, el sentido de la palabra, los métodos de comportamiento en sociedad, los códigos de comunicación y la influencia de la cultura.

Quizás las ideas de Descartes estaban influidas por su tiempo al querer explicarlo todo a través de la Lógica, materia fundamental en el hombre, lo que ha llevado a Occidente a una situación de la que parece difícil salir. Insistió en ese dualismo, esa separación entre el cuerpo y el espíritu, que establece ese delicado problema de la relación de los dos en el hombre. En cuanto a S. Freud, que consideraba la posibilidad de una acción de lo psíquico sobre lo físico, nada arregló diciendo que, sean cuales sean los medios utilizados para *establecer un puente entre lo corporal y lo psíquico*, los esfuerzos no hacen más que confirmar que *el abismo entre los dos subsiste*. Contrario a este punto de vista, Groddeck escribió en 1929 que lo físico influye en la psique y que la psique influye en la *física*, y añadía que esto no sólo era posible, sino que *no había absolutamente ninguna otra manera de hacerlo*. É. Zarifian dice que no se puede *pretender curar a uno ignorando al otro*, y denuncia el *dualismo desfasa-do* que todavía subsiste y que parece deberse al hecho de que a la ciencia le cuesta aceptar las nociones de psiquismo e inconsciencia que no puede ni ver ni localizar, mientras que la psicología clínica nos demuestra cada día su indiscutible existencia.

La superproducción de neuromediadores provocada por las tensiones psíquicas es la responsable de afecciones como las úlceras y los infartos de miocardio (H. Rubinstein). K. R. Pelletier precisa que el espíritu no sólo puede ayudar al cuerpo a soportar el dolor, sino también a regular sus grandes funciones. El principio director de Hipócrates era holístico en el sentido de que consideraba que el ser humano era capaz de encontrar la *vis medicatrix naturae*, la capacidad de autocuración.

Incluso nuestra percepción del exterior puede modificarse según nuestro estado interior: Daniel Lagache menciona el experimento durante el cual se les muestra a dos grupos, uno en ayunas y el otro no, unas imágenes poco estructuradas; de forma invariable, los miembros del primer grupo ven en las láminas muchas más cosas para comer que los del segundo.

Por la química funciona nuestro sistema nervioso: algunos de nuestros órganos son manejados a distancia por los centros nerviosos, nuestra función respiratoria depende de los químico-receptores, al igual que nuestro sistema neuroendocrino. Y hay muchas más funciones relacionadas con la química interna. Es tan precisa que un ligero exceso puede empujarnos a comportamientos exagerados, opuestos o incluso peligrosos. Todo el mundo conoce los efectos de la adrenalina en el buen humor y en el estrés con dosis muy elevadas y repetidas.

El profesor Moron ha dedicado un capítulo de su *Traité de psychiatrie* (Tratado de psiquiatría) a las afecciones endocrinas en el origen de problemas mentales tan diversos como la anorexia, el insomnio, la depresión o incluso algunas formas de psicosis. Por otro lado, la psicosomática occidental, aparentemente muy por detrás de los sistemas orientales que hace mucho tiempo que lo han comprendido, descubre día a día la importancia de la relación entre el cuerpo y el espíritu, contradiciendo con esto a Descartes, a quien debemos esta extraña separación entre el soma y el alma. Desde tiempos inmemoriales se sabe que por los mecanismos de la hipnosis es posible influir en el cuerpo mediante la sugestión de la palabra. El ineludible Sigmund Freud explica cómo un joven y robusto guerrero, en plena posesión de sus facultades, muere después de que alguien le diga la sentencia de muerte que, basada sólo en las costumbres y las creencias, pesa sobre él.

En sentido contrario, la inyección, bajo diversas formas, de productos dopantes en algunos deportistas de alto nivel lleva a profundos cambios en el comportamiento psicológico, entre otros, ciertos impulsos relacionados con la sexualidad y la agresividad. Lo más extraño es que personas como los indios yoguis, que no tienen otras herramientas de investigación que su cuerpo y su espíritu, hayan encontrado esa relación en los chacras, situados justamente a nivel de las glándulas endocrinas, y que les hayan atribuido componentes materiales, energéticos y espirituales al mismo tiempo. Es evidente que los orientales están por delante de nuestros sistemas de pensamiento, pues hace ya mucho tiempo que han comprendido que la meditación y la visualización que los indios yoguis practican desde tiempos inmemoriales pueden influir en nuestro modo de ser.

Un poco de historia

Hipócrates pensaba que cada enfermo debía ser considerado en su aspecto de unidad cuerpo-espíritu. En la Antigüedad, los sentimientos y las emociones tenían un efecto sobre el cuerpo. El factor psicológico estaba siempre presente, aunque sólo fuese en la actitud del paciente hacia su enfermedad, su origen, su desarrollo o su cura.

En el siglo XIX, el término de *psicosomática* definía la globalidad de las patologías, la aproximación holística del sujeto, habida cuenta de la interacción del cuerpo y del espíritu entre sí. El final del siglo XIX y el inicio del XX estuvieron marcados por los grandes descubrimientos sobre el espíritu humano, y sorprende (a medias) ver cómo quedaron marcados por los descubrimientos más relevantes en el terreno de la psicología moderna: Émile Coué, gran farmacéutico y padre de la autosugestión moderna; William James, que consideraba que no utilizamos más que una pequeña parte de nuestros recursos físicos y mentales; Bernheim; Sigmund Freud, inventor del psicoanálisis, que retomó y profundizó en lo que muchos investigadores habían presentido antes que él; Carl Gustav Jung, S. Ferenczi y Georg Groddeck, padre de la psicosomática, los tres desarrollaron sus propios sistemas y fueron más allá en esa relación invisible entre el cuerpo y el espíritu; Assagioli, autor de la psicosíntesis; Chauchard, Liébault y muchos más, que indagaron en el espíritu humano y que llegaron a conclusiones no siempre bien aceptadas, aunque esenciales para nuestra existencia. En relación con la unidad cuerpo-espíritu, C. G. Jung escribió que era probable que lo físico y lo corpóreo no fuesen *dos procesos que se desarrollan uno al lado del otro*, y humildemente reconoció que existían interacciones entre ambos, pero que su naturaleza escapaba casi por completo a la experiencia directa. Más monista que dualista, Georg Groddeck escribió que la fiebre podía inducirse físicamente, pues, según él, la parte inconsciente del ser no separa el cuerpo del alma, lo que le permite utilizar uno u otro. Anunció también, en su primera carta a Freud en 1917, su convicción de que la distinción cuerpo-espíritu no era más que una *distinción de palabras, no de esencia*, y también que *el cuerpo y el alma tienen algo en común*. A la vez criticado y utilizado en todo momento, a veces incluso de cualquier manera, el principio del método Coué, retomado por R. Centassi y G. Grellet, mantiene su valor eficaz y práctica habitual: *Cada día mejoro en todos los aspectos* es la frase que Émile Coué pedía a sus pacientes que repitiesen. Aquí se impone un paréntesis: como bien recuerdan G. Grellet y R. Centassi, este sistema no tiene acción sobre el exterior, pero puede actuar sobre uno mismo.

Psicosomática moderna

Como recuerda Guy Besançon, hubo que esperar hasta los sucesores de Freud, Alexander y Dunbar, Von Uexküll, Balint y Marty, para considerar la enfermedad psicosomática como la materialización corporal de un conflicto psicológico inconsciente relacionado con la dependencia o la agresividad. Pavlov, cuyos trabajos permitieron un importante desarrollo de la psicología moderna, demostró en el siglo XX que, en el animal, un conflicto intrapsíquico desemboca en desórdenes neurovegetativos. El problema es hacer emerger el conflicto y ver su relación con la patología. Según A. Bécache, el conflicto estaría desde un principio en relación con el mundo exterior antes de convertirse en intrapsíquico; puede manifestarse por problemas mentales o corporales, o incluso, en algunos casos, oscilar de uno a otro. El tema se complica en cuanto aparecen problemas funcionales sin rastro orgánico o psíquico, o problemas corporales y psíquicos a la vez...

Se deduce de esto que la patología no surge por casualidad, como un accidente propio del trayecto, sino que es un acontecimiento lógico en relación con el elemento psicofísico y el continuo espacio-tiempo (N. Sillamy): la relación cuerpo-espíritu, la historia personal y las condiciones geográficas, socioeconómicas o culturales son otros aspectos que se deben tener en cuenta, pues son los que influirán en el significado otorgado a las situaciones dadas, lo que los convierte en causalidad multi-factorial, para retomar la expresión de A. Bécache, y es esa relación con los componentes mencionados lo que genera el estrés. F. Alexander menciona las variables que entran en acción en el fenómeno psicosomático: constitución hereditaria, trauma de obstetricia, acontecimientos de la infancia (enfermedades orgánicas, cuidados primordiales, accidentes, carencias afectivas), clima afectivo del entorno familiar, rasgos específicos de los miembros de ese entorno..., variables a las que se añadirán las posteriores experiencias afectivas, de relación con los demás y las profesionales.

¿Se pueden prever los riesgos de una persona en función de su perfil psicológico, que la hipertensión o el cólico, por ejemplo, tuviesen características concretas, o que la emoción pudiese llevar sus perturbadores efectos a cualquier órgano? Con los trabajos de Friedman y Rosenman se hace la distinción de tres clases psicológicas que corresponden a comportamientos específicos y particulares, así como a riesgos concretos de patologías somáticas, aunque esta clasificación se ha ido matizando. Los sujetos de tipo A, serios y ansiosos, impulsivos y agresivos, tensos y ambiciosos, dominantes e impacientes, bajo presión y en competición permanente, que persiguen el tiempo y quieren controlarlo todo, agotados y obsesionados por el trabajo, irritados y frustrados por la espera, tienen una respuesta al estrés relacionada con la producción de adrenalina y están predispuestos a las siguientes enfermedades: problemas cardiovasculares, colesterol, hipertensión arterial, angina de pecho, sobrepeso, diabetes y hemorragia cerebral. Contrariamente al tipo A, el tipo C está descrito por Jean-Michel Delaroche como aquel que interioriza sus emociones y reacciones al estrés, que no exterioriza sus sentimientos, sufre en silencio e inhibe su agresividad: ese falso calmado, cuya reacción al estrés está relacionada con la producción de cortisol, no deja nunca de darle vueltas a las cosas y tiene tendencia a subestimarse. Los riesgos patológicos son, para este tipo, los estados depresivos, las úlceras y el catarro, las alergias, las infecciones y el cáncer. Capaz de detenerse y disfrutar de su existencia y su entorno, capaz de integrar el estrés sin perjudicar ni a los demás ni a sí mismo y de ser positivo, el tipo B se caracteriza por la *fuerza tranquila*, el control de sí mismo, la seguridad, un buen análisis, la confianza (S. Bensabat), un sentido del humor que le permite disminuir la ira, la ansiedad y la agresividad; es capaz de amortiguar las emociones y controlar su estrés con una respuesta adaptada, sin emoción inútil ni usura física, *con sabiduría y filosofía*, y realismo.

La cuestión de la elección del órgano es delicada, no parece específica, y la vulnerabilidad de una función o de un órgano podría ser predeterminada o concreta. Todas las funciones corporales pueden ser la base de reacciones psicosomáticas: los sistemas digestivo, endocrino, genital y urinario, respiratorio, cardiovascular, cutáneo... La localización de una u otra parte del cuerpo se debería a una fragilidad de esa zona, al beneficio extraído de esa respuesta, a la naturaleza del trauma. La respuesta psicosomática, también llamada neurosis del órgano, no es más que simbólica, al contrario que la conversión histérica que no conoce lesión. Estos dos problemas no toman las mismas vías nerviosas: el problema psicosomático toma las vías neurovegetativas, mientras que la conversión pasa por el sistema cerebroespinal. La somatización es un proceso psico-neuro-fisiológico, y la conversión histérica es simplemente psico-dinámica, lo que significa que, en este último caso, el problema está mucho más cargado de significado que en la manifestación psicosomática, pero que no sufre daño alguno en el sistema neurovegetativo. El problema psicosomático también deberá tratarse en el plano somático.

La medicina psicosomática estudia el significado de los fenómenos del espíritu en la aparición de enfermedades corporales y su desarrollo, pero no pone en duda los aspectos físicos, químicos, fisiológicos, sino que resitúa la solidaridad de las funciones del organismo en la realidad del ser con su afectividad y su posible papel en la determinación de los problemas de orden funcional u orgánico, lo que lleva a N. Sillamy a decir que el organismo es *una unidad que responde, completamente, a las emociones*. Guy Besançon precisa que el aparato psíquico, por su estructura y su función, debe considerarse como *una variable de la salud y la enfermedad*: no se olvidan las causas orgánicas, sino que se otorga algo más de importancia a los factores psíquicos, siguiendo así el antiguo principio según el cual hay interdependencia entre el cuerpo y el espíritu. Este acercamiento se convierte en indispensable en algunos casos clínicos. La busca de la *relación psicosomática* (Widlocher) en cada uno de los problemas patológicos toma mayor importancia, hasta el punto de que la psiquiatría incluye en sus respuestas terapéuticas prácticas relacionadas con el cuerpo (relajación, expresión corporal...).

Aunque las teorías psicosomáticas presentan divergencias según la consideración más bien biológica o psicológica tenida en cuenta en el fenómeno, según la preponderancia física o psicológica, o según la clasificación de las enfermedades calificadas o no de psicosomáticas, lo que puede recrear la separación dualista cuerpo-espíritu, también reconocen que las respuestas corporales surgen a través del sistema inmunitario que protege al hombre de las agresiones externas a través del sistema sanguíneo, y que ninguna elección puede ignorar al otro componente, pues volvería a aparecer la separación cuerpo-espíritu o se olvidaría al sujeto como unidad indivisible.

Psico-neuro-inmunología

Se trata de un retroceso hacia los trabajos de Hans Selye sobre el síndrome general de adaptación, más conocido como estrés, puesto que el sistema psico-neuro-inmunológico está en estrecha relación con el sistema nervioso central, con que el estrés tiene una acción humoral y nerviosa a la vez, y con que su acción puede ser inhibidora o estimulante. El estrés engendra modificaciones funcionales que, de forma repetida, provocan verdaderos problemas orgánicos definitivos, como se ve, por ejemplo, en las esclerosis de las arteriolas renales tras repetidas o continuas contracciones debidas a ese problema.

Hans Selye ha demostrado que el cuerpo moviliza sus defensas para enfrentarse a la amenaza de un agente, sea cual sea su naturaleza: física, química o... psíquica. Eso significa que el cuerpo puede reaccionar ante una tensión o un choque afectivos de la misma manera que si estuviese expuesto a condiciones difíciles, lo que explica en definitiva que los traumas psicológicos puedan provocar manifestaciones funcionales u orgánicas.

Norbert Sillamy añade que en 1942 Mittleman y Wolf observaron que la evocación de situaciones personales difíciles engendraba una secreción y motilidad gástrica superiores, así como una modificación de la mucosa que podía llevar a la ulceración. Tras la asamblea general de la American Cancer Society, el doctor E. Pendergrass declaró en 1959 su deseo de apoyar las investigaciones sobre la existencia, *en el espíritu humano*, de una *fuerza capaz de acelerar o frenar* el proceso de la enfermedad (P. Vachet). El doctor Menninger, citado por P. Vachet, tenía la certeza de que los investigadores sobre el cáncer tomarían conciencia algún día del hecho de que la psique *influye en las células*.

Establecida por Holmes y Rahe, existe una escala de estrés, que recoge más de una cuarentena de acontecimientos de vida, positivos o negativos, que son fuente de estrés y que podrían acentuar los aspectos subjetivos ante las agresiones y en el establecimiento de los problemas de salud. La escala es una indicación de la intensidad del estrés a partir de acontecimientos existenciales: la muerte del cónyuge es el 100, un divorcio el 73, la separación de la pareja el 65, un periodo en prisión el 63, el matrimonio el 50, etc. Pero no puede dar ninguna indicación sobre las distintas respuestas de los individuos, distintos todos en sus reacciones y su capacidad para adaptarse a esos acontecimientos y conservar la igualdad del alma. Hay que añadir los puntos indicados según los acontecimientos vividos, a sabiendas de que es posible darle a cada uno el valor que decida la persona al efectuar ese descuento, lo que da un total de unidades de cambios en la vida (D. Jaffe). Holmes y Rahe demostraron, a partir de un estudio hecho a cinco mil personas, que ese total es particularmente elevado antes de la llegada de problemas de salud serios, y que era proporcional a la gravedad de los problemas. Ese total predispondría también a accidentes corporales.

Jacques Corraze hace referencia al resultado de las observaciones según las cuales se ha podido notar la importancia de la estabilidad del entorno en la prevención de problemas cardiacos o vasculares teniendo en cuenta la equivalencia del régimen lipídico en los casos observados. Kenneth R. Pelletier observa que, si la tasa de mortalidad y la tensión arterial están relacionadas con la densidad de población, un estudio realizado con cuatro mil japoneses en San Francisco ha demostrado la evidente relación entre la aparición de problemas cardiacos y la adopción del estilo de vida americano, lleno de competitividad, agresividad e impaciencia. Por otro lado, precisa también que la calma y el desconocimiento de la ansiedad, de la tensión nerviosa y de la depresión, son un factor importante en la disminución de los riesgos cardiovasculares incluso en una población considerada de riesgo por las elevadas tasas de colesterol.

Condiciones de somatización

El psicoanálisis tiene un punto de vista según el cual la enfermedad psicosomática tendría su origen *en las primeras etapas del desarrollo afectivo* (Besançon). Los traumas psíquicos o las carencias afectivas (cuya importancia en el hospitalismo demostró Spitz) predispondrían a respuestas psicosomáticas que paliarían la incapacidad del sujeto para racionalizar una situación: una débil expresión afectiva, incapacidad para «despegarse» de los síntomas, una vida fantasma, mental, intelectual y oníricamente inexistente, o imposibilidad para verbalizar. Y es en esto en lo que la enfermedad psicosomática no es ni hipocondriaca ni histérica. La somatización se debería a una falta de capacidad para fantasear y describir los estados afectivos. Esta ausencia de libertad lleva a A. Bécache a decir que *el hombre psicosomático*, caracterizado por una falta de originalidad, está *cortado* de su inconsciencia. Según este mismo autor, esa falta de narcisismo deja en la obra la impulsión mortal y la desorganización ante los avatares de la existencia. Podría parecer que cuanto menos se exteriorizan los sentimientos, mejor se conocen las respuestas neurovegetativas y endocrinas. Todo bloqueo de la expresión motriz o verbal de la agresividad o de la ansiedad provoca un desvío en las descargas del sistema nervioso central sobre el sistema vegetativo, lo que engendra varios problemas de funcionamiento orgánico (A. Bécache).

Se adivina ahí el interés de las técnicas de liberación o canalización propuestas por el yoga, la bioenergía, el kiaï y la expresión del buen humor...

A menudo sujetos a bromas de gusto discutible cuando se habla de *somatizar*, los problemas psicosomáticos son bien reales y necesitan un tratamiento rápido y adaptado. De hecho, al ser funcionales en una primera fase, se trata de problemas que pueden provocar lesiones. Sin embargo, hay que evitar considerar al paciente responsable de sus problemas: su enfermedad no se debe a su mala voluntad. Esos cambios patológicos se producen por la intervención del sistema neurovegetativo y de las glándulas endocrinas, e influyen en el metabolismo y el funcionamiento de los órganos. Todo esto conlleva problemas tan variados como diarrea, asma, aumento de la hipertensión arterial, erupciones cutáneas, alergias, afecciones endocrinas, nutricionales y digestivas, afecciones cardiovasculares, dolores gástricos, anginas de pecho, cefaleas, vómitos, estreñimiento, palpitaciones, problemas urinarios y ginecológicos, y otros dolores y desajustes funcionales.

Buen humor preventivo

El descubridor del síndrome de adaptación, Hans Selye, creía que muchas de las enfermedades no provenían de los microbios, virus y otros agentes externos, sino de la dificultad para curar el estrés y, por tanto, de la falta de adaptación del individuo. De ahí podían venir la hipertensión arterial, algunas enfermedades cardiacas, las famosas úlceras y algunos catarros y alergias. Convencido de esta teoría, Selye, que había observado que las respuestas del cuerpo pueden ser demasiado débiles o demasiado violentas, y por lo tanto no siempre adaptadas, pues el estrés es una respuesta única, similar e incambiable, proponía que, si no podemos ni debemos evitar el estrés, podemos intentar adaptarnos hasta encontrarlo agradable. Pero este comportamiento exige una condición: la de conocer bien los mecanismos y adoptar una *filosofía de vida* de acuerdo con esa elección y esa situación. Hay otras posibles manifestaciones: estados depresivos, gripes frecuentes, agotamiento, habla inconsciente, culpabilidad, angustia y males diversos médicamente inexplicables, a las que se pueden añadir las migrañas y las colitis ulcerosas, siempre según M. Fergusson, quien ve en el estrés una causa posible del *encadenamiento de los factores bioquímicos* que se encuentran en el origen de las enfermedades mentales. André Soubiran e Yves Christen citan los trabajos del doctor Bensabat, según el cual el estrés debido al fracaso, la frustración o la coacción dejaría en el organismo rastros como cicatrices causadas por la acumulación de desechos metabólicos llamados peróxidos, subproductos de las reacciones químicas de los tejidos, que provocan el envejecimiento de la piel, las articulaciones y las arterias. Se entiende que el envejecimiento esté determinado por la usura, más que por los años, al saber que la energía de adaptación se nos entrega al nacer y que se debilita según los individuos.

Del terreno psicosomático conocemos sobre todo los aspectos negativos, lo que significa que la ciencia se ha ocupado mucho más de los problemas somáticos provocados por el psiquismo. Pocos investigadores parecen interesarse por la influencia positiva de lo mental sobre el cuerpo y su funcionamiento, lo que lleva a Kenneth R. Pelletier a decir que nuestra cultura no busca la salud. Cita además a M. Kristein, que constata que el mundo moderno posee un sistema para curar enfermedades más que un sistema de cuidado de la salud, y que no tiene en cuenta *el impacto social y económico de una sociedad orientada hacia modos de vida sana más que hacia una saturación material*. K. R. Pelletier cita los trabajos de Thomas, según el cual muchas publicaciones hacen referencia a la mala salud, mientras que hay pocas que constaten que *la mayoría de la gente tiene en realidad una salud perfecta*. Parece que la formación médica se vuelca más en los signos de la enfermedad que en los de la salud óptima, que conocería un 10 % de la población y que no excluye la aparición de problemas graves tras los cuales el nivel de salud es, a veces, superior al que era antes. Cada vez es mayor el interés por las capacidades de cada uno de curar su propia salud. De ahí las nociones de *autocura*, utilizadas por Édouard Zarifian, de *Rire pour guérir* (Curar con la risa) y de *Volonté de guérir* (La voluntad de curar) que Henri Rubinstein ha utilizado como títulos de subcapítulos.

Para que nuestra sociedad evolucione hacia una verdadera transformación debería aceptar mejorar el entorno, considerar con *más atención y seriedad* los factores psicosociales y, en definitiva, *favorecer la salud y la autonomía* en lugar de promover *la dependencia, la explotación y la monotonía suburbana*.

Por otro lado, cuando los cuidados llamados terciarios son los realizados tras una patología seriamente establecida, para evitar que empeore y conduzca a la muerte habría que insistir en la prevención: la llamada secundaria consiste en tratar las enfermedades antes de que se agraven y en detener su evolución, y la primaria consiste en diagnosis y educación preventivas. Este proceso preventivo incluye la prevención de enfermedades debidas al deseo de aprovechar al máximo sin preocuparse por las consecuencias, de *vivir a crédito* y de pensar que eso sólo les pasa a los demás. Una de las primeras lecciones que se deben aplicar es la de recuperar el concepto reparador de la medicina: con el capital de recursos de salud limitado, hay que evitar todo comportamiento autodestructivo como *la superalimentación, el tabaco, la dependencia hacia los medicamentos, la conducción automovilística imprudente, la falta de ejercicio físico o el consumo exagerado de alcohol.* En 1977 Goodfield designó como *enfermedades elegidas* aquellas provocadas por los excesos de nuestro modo de vida o por la contaminación medioambiental. Es increíble que nuestra sociedad deba hacer frente a un gasto enorme para curar las enfermedades que ella misma genera; frente a esa situación, el buen humor no cuesta nada.

Para que ese cambio se produzca, hay que dirigirse a las causas señaladas por Knowles y retomadas por K. R. Pelletier: la publicidad mediática y sus modelos tiránicos, el rechazo del fracaso que conduce a la búsqueda desenfrenada del goce, la esperanza de que el progreso curaría las enfermedades, el rechazo de la imperfección y de la tristeza que llevan a la aceleración del proceso de destrucción, el estado psicológico que exagera el cuidado de sí mismo y la indiferencia del terapeuta.

El concepto de salud tiene una dimensión subjetiva y está condicionada por la manera totalmente personal que cada uno tiene de concebir la felicidad. Esta evolución pasa por involucrar al público en su participación sobre la salud: un estudio de Saraway indica que la tasa de mortalidad relacionada con las enfermedades cardiacas ha disminuido, no por el aumento del gasto en sanidad, sino por la disminución del consumo de tabaco asociada a acciones de educación y prevención. Pero los individuos ¿están dispuestos a pagar el precio de esa medicina preventiva basada en la disciplina personal y social, y en las nefastas recaídas de tristeza, ira y frustraciones? Y sin embargo es más económica y, sobre todo, evitaría muchos sufrimientos y reduciría la miseria humana.

Salud y alegría de vivir

La salud ¿está simplemente en el funcionamiento orgánico silencioso e insensible? Al estado de *bienestar físico, moral y social completo*, que no consiste sólo en la *ausencia de dolencia o enfermedad* según la Organización Mundial de la Salud (OMS), Deepak Chopra le añade *el bienestar espiritual, un estado en el que uno experimenta, en cada momento de su existencia, una alegría y unas ganas de vivir, un sentimiento de extenuación y una armonía que nos une al universo que nos rodea.* Georges Hébert, creador del movimiento hebertista, proponía una visión de la vida y de sus tres pilares, salud, fuerza y belleza, este último definido como la plenitud total del ser, hecho de buen funcionamiento orgánico, *sin problemas ni enfermedades*, con un *espíritu libre y necesidad de acción muscular.* Este conjunto forma *el equilibrio perfecto del cuerpo, la alegría de vivir.* Además de un buen funcionamiento orgánico y de una buena disposición del cuerpo, Gandhi veía en la salud la capacidad por mantener siempre *el dominio de su espíritu, de sus sentidos y de sus pasiones.* Era necesario fortificar tanto el cuerpo como el espíritu.

Entusiasmo y salud

El sistema de diagnóstico chino del Nei-Chia, descrito por Michael Minick, se basa en seis criterios que permiten evaluar la salud y que son los siguientes: el primero es la ausencia de fatiga, pues, como la salud es buena, la fatiga no es exagerada y la acción es sinónimo de alegría y la ocasión para el entusiasmo. El segundo sería la calidad del sueño reparador, dormirse rápidamente y de forma ininterrumpida. Luego vienen el apetito, incluidas unas necesidades sexuales naturales y un carácter adaptado: ni impaciente, ni irascible, ni cruel, ni sarcástico, ni rencoroso, ni avaro; sino entusiasta, indulgente con sus críticas, capaz de aprender tanto de los amigos como de los enemigos, abierto, enfrentándose a las dificultades con buen humor y buena actitud, y conservador de esa capacidad de admiración y fascinación por el mundo que le rodea, todo ello unido a un equilibrio físico y mental. Finalmente, estarían la memoria y la precisión de pensamiento y de acción. Robert Lasserre hace referencia a los mismos signos y añade la voz, que debe ser agradable; la flexibilidad, que engloba una dimensión mental y un juicio sano y equilibrado; y, por supuesto, el buen humor.

De forma más global, André Bege ve en la salud *el triunfo del principio de la vida*, la salud óptima como *la vitalidad máxima*, y la enfermedad como *una infiltración de la muerte en la vida*. Pero hay que distinguir esta infiltración del proceso de involución relacionado con la edad y la usura de su organismo correspondiente. K. R. Pelletier recuerda que la salud era, según un tal Williams de 1934, el estado que le permitía al individuo *disfrutar al máximo de la vida y realizar los trabajos más constructivos*, y, al igual que Ivan Illitch, la consideraba el máximo exponente siempre que el entorno favoreciese *un comportamiento autónomo, personal y responsable*. La enfermedad sería un compromiso entre la liberación del deseo y las obligaciones sociales (P. Vachet), un refugio, una compensación por la existencia incompleta.

Dicho esto, y aunque pueda parecer paradójico, Kenneth R. Pelletier sugiere que la salud óptima sólo es posible cuando uno deja de *inquietarse por saber* si la ha alcanzado o no.

¿Qué relación más precisa podría establecerse entre buen humor y salud? Para Schopenhauer la flor de la salud es el buen humor. De hecho, dice que un 90 % de nuestro buen humor se basa en la salud, lo que se explica por el hecho de que nuestra manera de ver las cosas cambia según nuestro estado de salud. De ahí que nos preguntemos cómo estamos y que *nos deseemos buena salud*. Somos lo que sentimos, vemos y pensamos, y parece que el buen humor es el resultado complejo de varios elementos:

> Un temperamento alegre, gracias a una excelente salud y a una feliz organización; un espíritu transparente, vivo y penetrante; una gran amplitud de miras, y una voluntad dulce y moderada. Estas son las ventajas que no deberían reemplazarse por ningún rango ni riqueza...

La enfermedad es la alteración de la salud debida a la incapacidad de reaccionar ante una infección o un problema psicológico, pero también se ha definido como el fracaso de la
vida ante los planes individuales y de la especie. La vida sigue
siendo un juego de oposición entre *la actividad de una energía
organizativa* y *la fuerza de la inercia...* La vida está allí y el terreno lo es todo, en materia de salud y de enfermedad; de ahí
el principio cuyo origen le debemos a Groddeck de que la enfermedad no es *un elemento extraño para el cuerpo,* un elemento
exterior que invade el cuerpo, sino que hay que considerarla
como un *proceso de la vida misma de ese cuerpo,* un verdadero
acto de creación... Uno no está enfermo, sino que *se convierte
en la enfermedad* (É. Zarifian). Por eso, hay que recordar el
principio de los ancianos maestros que decían que había que
tratar al enfermo y no la enfermedad (P. Tournier). La enfermedad no es lo contrario a la salud, sino otra organización del
ser que ha transgredido ciertas leyes naturales (A. Passebecq):
Groddeck pensaba que el enfermo tiene su acción de dirigir y
que el hombre recuperará la salud *cuando haya redirigido su
vida.* El síntoma tiene sentido, pues habla en lugar del sujeto y
viene a confirmar que se encuentra *en situación de sufrimiento
moral* (É. Zarifian). Este aspecto creativo y expresivo hace
pensar en René Dubos, en el prólogo de la obra de Norman
Cousins, que se curó de una espondiloartritis anquilosante
gracias a un enfoque distinto del comportamiento y psicológico, y que por tanto la cura no está sólo relacionada con el
principio de la homeostasis, sino que es más bien una *adaptación creativa adquirida gracias a una modificación permanente del
cuerpo y el espíritu.*

Las intervenciones médicas no tienen en cuenta al ser en su totalidad e ignoran el estado del espíritu del paciente, considerado
como beneficiario pasivo de los cuidados, como un *mecanismo
descompuesto* (K. R. Pelletier); mientras que el curso de la enfermedad depende también de la manera en que va a integrarla en
su vida, pues no es más que una advertencia. Nos falta añadir
que el hecho de cultivar el buen humor no significa que estemos
completamente protegidos de la enfermedad, ya que esta ayuda
a mantener la salud y la enfermedad no deja de ser una forma de
expresión del cuerpo, tal como hemos visto.

Buenos y malos humores

El lenguaje habitual nos devuelve a esa idea según la cual nosotros creamos nuestros propios venenos, nuestra destrucción y las
causas de muchos problemas de salud. Parece que cuanto menos
se exterioriza, más se predispone uno a las perturbadoras respuestas neuroendocrinas: *hacerse mala sangre, envenenarse la vida*
o *hacerse una úlcera* son algunas de las actitudes que hacen que
uno se arriesgue a *no llegar a viejo*. En el capítulo «De las cáte-
dras de la virtud», Nietzsche da un simple consejo para conservar el sueño, función clave de la naturaleza humana: basta con
reír y permanecer feliz, como mínimo *diez veces* al día; al menos
el estómago no será la causa del insomnio.

Hay muchos gestos o actitudes corporales que expresan un estado de ánimo: los dientes apretados de rabia, la boca abierta de
sorpresa o admiración, la garganta cerrada por la angustia, la espalda curvada o derecha, el puño cerrado por la hostilidad o la
amenaza, o la cara desencajada de dolor. El doctor Tissié, citado
por De Sambucy, decía que *la alegría es extensión y la tristeza es fle-
xión*. Víctor Hugo decía que la belleza del alma se refleja *como
una luz misteriosa sobre la belleza del cuerpo*. La manera de dirigirse hacia una persona depende del estado de pensamiento o
de sentimiento en ese preciso momento.

En principio, el humor designa la sangre, la linfa, la bilis y la
atrabilis, cuatro líquidos orgánicos cuyo equilibrio determina
la salud. Estos cuatro humores cardinales, reconocidos por la
medicina hipocrática y luego la galénica, estuvieron presentes
desde el siglo V antes de nuestra era hasta finales del siglo XVII, y
están relacionados con los cuatro elementos, igual que en la medicina oriental. La bilis se emparentaba con el fuego (calor), la
atrabilis con la tierra (frío), la sangre con el aire (seco), y la pituita
(o flema) con el agua (húmedo). Los sistemas médicos orientales, ayurvédicos y tibetanos conocen una correspondencia similar: Triba o Krishpa, Pitta vont con el fuego; Lung, rLung, Vayu o
Vatta con el aire (el viento), y Pegen, Badkan, Kapha con la tierra
y el agua. El *humor* es una palabra de origen latino, y la raíz también para el inglés «humour». El lector que busca la palabra «humour» en la *Encyclopedia Universalis* encuentra dos significados,
uno en relación con el espíritu (Wit) y otro con el fluido (Fluid).

Se podría ver en este equilibrio íntimamente inconsciente la fuente del Witz, descrito por Sigmund Freud como la palabra del espíritu que sale de lo más profundo de nosotros mismos de manera inesperada y sorprendente.

El segundo significado de humor hace referencia al estado psíquico de un individuo, su moral, su tono afectivo de base, sus sentimientos, que pueden oscilar desde los negativos —depresión, tristeza, pena, melancolía, angustia, abatimiento, desesperación— a los positivos —entusiasmo, alegría expansiva u optimismo hasta la confianza exagerada. Lempérière y Féline describen el humor expansivo como *satisfacción, bienestar, placer, alegría y euforia* pudiendo ir hasta *la exultación, la hipomanía* de un sujeto hiperactivo o la *manía aguda.* En cuanto al afecto depresivo, va desde *la languidez, la nostalgia, la melancolía, la morriña o el desánimo* hasta la más profunda depresión acompañada de *tristeza patológica y de dolor moral.* La depresión es inseparable de la falta de autoestima, el pesimismo, la fatiga, la melancolía o incluso algunos trastornos psíquicos productores de inhibiciones. Para J. M. Robert, lo importante es el equilibrio en lo que él llama el timostato —el humor— manteniéndonos alejados de los estados extremos: *agresividad incontrolada o negativismo, mortal si se prolonga..., agitación eufórica no justificada o la disminución de la velocidad hasta el bloqueo de la acción y la actividad mental, signos de alerta grave en psiquiatría.*

El mal humor

El humor es una disposición afectiva tanto dominante, ligada al temperamento, como pasajera. El buen humor se presenta bajo varias formas y manifestaciones, y lo componen la risa y el humor; es la alegría, el ánimo, pero también un humor equilibrado en puntos más allá de la simple carcajada. Cuando uno está de buen humor, no hace falta preguntarse si hay motivos para estarlo bajo cualquier circunstancia, pues es suficiente en sí misma y vale la pena; es el bien que puede reemplazar a todos los demás, y que ninguno puede reemplazar (Schopenhauer). Éric Smadja cita a B. Golse, quien cree que estar de buen humor es estar *inexplicablemente más feliz de lo que la realidad exterior espera.*

Pero ¿qué hay del mal humor? Para Alain, el humor va según el viento y según el estómago. Las ilustraciones que proporciona oscilan desde el puntapié a la puerta hasta las palabras lanzadas al vacío; pero estos gestos, de otros o de uno mismo, se olvidan por la propia grandeza del alma que sabe perdonar. Para Caraccioli está claro:

> Dejemos que algunos pueblos se vanaglorien de su taciturnidad, y la tomen por la quintaesencia del buen sentido y de la filosofía: uno no es amable si no se comunica, y si la alegría no es la intérprete del corazón. Qué pena me dan los hombres que no saben aprovechar su imaginación, esa brillante facultad cuyo uso moderado destruye las penas y multiplica el alma.

El inconveniente del mal humor es que es tanto causa como efecto, nos dice Alain, pues ese *olvido de la buena educación* es fuente de muchas enfermedades, porque es una *violencia del cuerpo humano sobre sí mismo*. Una de esas manifestaciones es la ira, grande o pequeña, contra los demás o contra uno mismo: Kant ve en ella un aspecto positivo si no está ni retenida ni contrariada y una excelente vía para ayudar a la digestión. Es tranquilizador, pues, si dejamos que se exprese, deja lugar a *una agradable expansión de su energía* en el conjunto del organismo. En algunos casos puede engendrar enfermedad en el momento en el que aparece, y también más tarde, y existen gestos o palabras de ira sin que haya verdadera expresión de ira. Según el punto de vista budista, la ira puede destruir muchas vidas de buenas acciones; pero hay algunas divinidades representadas bajo su aspecto enfurecido. En Laos nadie monta en cólera, pues es señal de debilidad y falta de control, y sería el objeto de burla de todos los demás.

La ayurveda, la ciencia india de la vida, y la medicina tibetana enseñan que la ira está relacionada con el hígado y que puede ocasionar trastornos asociados también al sentimiento de odio. Puede verse, en el hecho de *hervir la sangre*, o de *tragar bilis* o *reconcomerse los hígados,* la expresión de una rabia existente y no expresada: la palabra griega *kholë*, la bilis, ha dado tanto *colédoco* como *cólera*, y la melancolía no es más que la traducción de *bilis negra* (*melas* = negro) y que para los médicos griegos era la causa de la hipocondría. Schopenhauer llama *eukolia* (= buena bilis) al principal componente de la felicidad, que puede traducirse en alegría, buen humor, disposición para reír, para divertirse, y cuyos efectos Caraccioli definió con generosidad:

> Ahora bien, esta especie de vida que llamamos alegría anima el espíritu y el corazón de manera que los sentimientos y los pensamientos parecen vigorizarse. Ya no hay disonancia entre el entendimiento y la voluntad, ni trastorno en la imaginación, sino una alegre armonía que mantiene al alma suspendida entre las pasiones y los sentidos. Las ideas del hombre feliz, como el oro más puro, no tienen ni mancha ni aleación; y las del melancólico se oxidan, por así decirlo, por la acritud de su humor...

La idea de la relación orgánica del humor se mantiene desde que uno *descarga su bilis* sobre alguien después de que se le haya *calentado la bilis*. Y esto se acentuará si uno tiene reputación de ser *bilioso*, es decir, ansioso, inquieto, que ha perdido la quietud y la tranquilidad del alma. Según un estudio realizado en Estados Unidos con 1.122 hombres y 501 mujeres que habían sufrido un infarto, la ira doblaría su riesgo de volver a sufrirlo. El pensamiento, la razón, la reflexión, pueden aportarnos mucho. El control de la palabra, del pensamiento y de los actos puede ser de gran ayuda siempre que nos preparemos con antelación y nos entrenemos con regularidad. El desapego también es una vía desde el instante en que se considera que, con la ira, uno busca poseer algo (y no sólo en términos de objetos materiales).

En la India, la práctica de las tres ascesis —cuerpo, palabra, mente— es una excelente parada para evitar la ira, al igual que el punto de vista de los estoicos enseñado por Epicteto: quiere conservar su voluntad tranquila, como debe ser, y eso para cada cosa, pues quiere actuar según la naturaleza y ejercer su libertad para elegir. Marco Aurelio proponía una actitud preventiva del todo aplicable, que consistía en decirse con antelación, al inicio de la jornada, que podía encontrarse con *un indiscreto, un ingrato, un insolente, un pérfido, un envidioso o un antisocial*. Siguiendo su razonamiento, veía en estas actitudes el resultado del desconocimiento del bien y el mal, y deducía que estar los unos contra los otros es ir contra natura. Debemos pues evitar mostrar animosidad y aversión, donde el lector encontrará una condición del buen humor.

Otro aspecto de la ira es la violencia, que sabemos que es fundamentalmente humana (J. Bergeret): forma parte de la vida y hay que diferenciarla del odio y de la agresividad. Si la psicología moderna incita a vivir las iras y a no contenerlas, expresar la violencia y la agresividad evita o retrasa el cáncer: uno de los factores que favorecen la enfermedad es *la violencia súbita* (H. Rubinstein). No son sentimientos inútiles: Édouard Zarifian remarca que con la ayuda del terapeuta la agresividad se transforma en fuerza y voluntad para luchar contra la enfermedad y ganar la batalla.

La ira, junto con los celos, la envidia, el rencor y el sarcasmo, forma parte de los sentimientos negativos *rojos*, según el doctor Victor Pauchet, citado por P. Vachet, mientras que el miedo, la emotividad, la angustia, las preocupaciones, los tormentos, los arrepentimientos, el pesimismo, los remordimientos y el desánimo constituyen los sentimientos negativos *negros*. Los sentimientos rojos están relacionados con la tendencia destructiva y fabrican más toxinas que los negros, que desgastan el sistema nervioso, alteran las grandes funciones y provocan vejez prematura. Estos tipos de sentimientos agotan al organismo y gastan las reservas de energía nerviosa hasta el punto de constituir *verdaderas enfermedades*.

Buen humor y sensibilidad

La alegría es una dimensión indispensable para la vida. Nuestros sentidos nos transmiten las informaciones provenientes del mundo exterior y las ponen en relación con nuestro mundo interior. El buen humor, como sentimiento positivo hacia las cosas, los acontecimientos y la gente, exige sensibilidad y fuerza al mismo tiempo.

La sensibilidad, la vida intelectual (el alma pensante de Aristóteles) y la actividad (o voluntad) son las tres facultades indisociables del alma humana cuya fuente está en el cuerpo: en el pecho, en la cabeza y en la barriga respectivamente. La afectividad es la parte de ese tríptico que sirve de base para las relaciones con los demás y con el mundo. El sistema que une al ser con su entorno es innato o adquirido, y constituye la expresión de unión del yo con la vida. Cualquier cambio en ese ámbito repercute en el individuo en su totalidad. En general se distinguen los sentimientos relacionados con la pasividad (placer, dolor, emoción) y los relacionados con la acción (deseos, repulsiones, amor, odio). A veces se tiende a defenderse, a callarse, a inhibirse o a ahogar la sensibilidad, ya sea por educación (un hombre nunca llora...) o por decisión personal, por miedo a sufrir, pero el miedo jamás es buen consejero. Esta percepción de las impresiones procedentes del mundo exterior o del cuerpo es una dimensión primordial del ser humano: es indispensable sentir las cosas y las situaciones.

El humor puede tener graves consecuencias: Catherine Clément da a entender, en su prólogo en «Nasamecu» de Groddeck, que la muerte en sí podría ser signo de psicosomática: algunas personas mueren tras pasar por un bache difícil en la vida. Norbert Sillamy cita el caso de grupos enteros de indígenas que se extinguieron en una sola generación en la Polinesia, Melanesia y Tasmania tras la colonización de los blancos: *tras perder su independencia y su cultura ya no les quedaba razón de vivir*. Los cambios sociales pueden también generar patologías: un chamán indio le dijo al doctor Simonton que la mujer india, cuyo papel social estaba muy claro, no conoció el cáncer de pecho hasta hace unos diez años.

Si el hecho psicosomático existe, hay que saber que no somos iguales ante él, pues no experimentamos las mismas reacciones ni con la misma intensidad. Estas variaciones parecen estar relacionadas con una predisposición constitucional, con el entorno, con una fragilidad orgánica, con las experiencias anteriores, con un «beneficio» perdido, o con la naturaleza del trauma originado. La precisión de esas correspondencias sería suficientemente grande para permitir aprovechar lo vivido de una persona a partir de sus manifestaciones psicosomáticas. La relación entre la úlcera y su causa sería el conflicto entre el deseo de huir y el de luchar (N. Sillamy), pero por prudencia se evita ser expeditivo en ese ámbito e interpretar de forma apresurada los desórdenes visibles. N. Sillamy afirma:

La alegría, el placer del éxito liberan las energías, estimulan la inteligencia y favorecen la expansión de la personalidad. Al contrario, las preocupaciones ansiosas, la inseguridad y la angustia, que frenan e inhiben el desarrollo de la persona, son las responsables de muchas inadaptaciones sociales.

La apreciación de la belleza lleva a la admiración de la belleza interior, *de las cualidades interiores o virtudes de esencia superior*, lo que lleva al arquetipo de belleza independiente de la forma (Assagioli). Es la sensibilidad que permite el acceso a los niveles de conciencia más elevados y el progreso espiritual.

La escuela del buen humor

En su obra *Psychopédagogie pratique* (Psicopedagogía práctica), Toraille, Villars y Ehrhard dedican todo un capítulo a *la educación estética*, e insisten en la necesidad de *desarrollar la sensibilidad y la imaginación del niño tanto como su inteligencia*. Se trata de desarrollar en el niño la idea del bien a la vez que *la idea de lo bello*. El sentido del ritmo, la belleza del gesto y la belleza de la palabra y la poesía constituyen las adquisiciones que se deben desarrollar o transmitir al niño para darle las herramientas con las que disfrutar y juzgar por sí mismo, y tener sus propias vías para expresarse completamente, a sabiendas de que lo que diferencia a un niño de un artista, tal como anunciaba Malraux en *Psychologie de l'art* (Psicología del arte), es que el niño está poseído por su talento, y no al revés, que es la postura del artista tratando de sobrepasar su obra. La pedagoga Maria Montessori creó un método de educación propio, basándose en el desarrollo de las percepciones del niño y perfilándolas. Hay que intentar que el niño sea sensible a las formas de belleza visibles en todas las creaciones humanas; formas que están relacionadas con *una voluntad de expresión* de cada creador *que se esfuerza por concretar una imagen ideal* (Toraille, Villars y Ehrhard).

No se trata de encerrar al niño en un dogmatismo anticuado, ni de imponerle reglas o normas, sino más bien de despertar en él *una actitud comprensiva y receptiva*, respetuosa hacia las formas, y sensible con *las nociones de orden y armonía que son el origen de lo que llamamos buen gusto.* Y es que, tal como dice el psicoanalista André Berge, *la emoción estética* es en sí misma *moral,* ya que *introduce el orden y la armonía en nuestros sentidos.*

El desarrollo de la sensibilidad empieza por el aprendizaje del niño a *sentir, organizar y jerarquizar las sensaciones* provenientes del mundo exterior, y *luego a expresar lo que siente, en definitiva, a expresarse.* En el plano educativo, las etapas que se deben seguir son *la admiración, que nos llega de golpe* en presencia de la belleza, *la contemplación,* que es una reflexión y una exploración de la obra, pues, como dice Alain, *una obra bella no tiene fin.* Esta contemplación de la belleza permite *acceder a formas superiores de conciencia* y lleva a la última etapa: *la imitación.* Esto no significa que el niño deba copiar una obra, sino que integre la belleza en su día a día.

Una sensibilidad necesaria

La sensibilidad, compañera de la inteligencia, es un sentimiento plenamente humano pero, como se indica arriba, es indisociable de su complementario para que sea viable, pues parece que el ideal es la capacidad para vivir esta frase de L. Pauwels:

> Un alma en reposo: nada la toca, nada la golpea.

Para conservar la sensibilidad sin sufrir es necesario cultivar otra virtud: la fuerza. Es útil ante la adversidad: en efecto, es importante adaptarse o luchar, organizarse. Aurobindo decía que para seguir la sâdhanâ, que indica el camino, la disciplina y el progreso, es necesario disfrutar de *una vitalidad, de un cuerpo y una mente fuertes.* Michel Coquet definía *al auténtico buscador* según su capacidad para asociar y para combinar con armonía la *fuerza física y el dinamismo espiritual.* Elegir una vía y no otra, optar por la sensibilidad sin cultivar la fuerza, o desarrollar la fuerza sin dejar la sensibilidad libre, acaba por incapacitar a uno mismo y por impedirse obrar plenamente en este mundo donde las vías de percepción y de acción son el origen de nuestros actos. Es la conjugación de la fuerza y la sensibilidad lo que les falta al basto,

al poco delicado, al grosero y al tosco, y que les impide optar
por la única solución, la que propone Pema Chödrön:

> La alegría está ligada al hecho de que podemos ver hasta qué punto
> las cosas son inmensas, accesibles y preciosas.

La sensibilidad es *aistesis*, la *facultad de sentir y comprender*.
Tanto si la noción de estética pone también en juego el arrebato
en cuanto a disfrute inmediato de la obra o como aportación intelectual de su estructura, o si la estética está relacionada con la
época, fenómeno de la moda, de la costumbre, de la norma o del
conformismo del entorno, la *estesis* nos sitúa en relación con la
belleza y nos reenvía a la emoción y al sentimiento de belleza y a
las reglas de su canon. También ha dado lugar a la *anestesia*, que
es la supresión de la conciencia o la ruptura de su lazo con el
mundo exterior, la privación de esa sensibilidad que, sin embargo, es fundamental hasta el punto de que quien la pierde
tiende más a lamentar que a culpar. Ante situaciones difíciles
puede ocurrir que uno desee blindarse para ser insensible, forjarse una carcasa, endurecerse, lo que, contrariamente a las apa-
riencias, es señal de debilidad. La tendencia a encerrarse, a re-
plegarse o a construir ese caparazón protector, aunque sea
comprensible porque permite protegerse, ha de ser una reacción
que se debe evitar: en efecto, aunque la carcasa evita sufrir y no
deja que se sientan los golpes, no los impide. Por otro lado, tiene
el inconveniente de que no sale nada, ni suave ni tierno, ni de
fondo ni de forma, salvo en extrañas ocasiones en las que sale
con tal brutalidad que impide la percepción correcta del mensaje. Como dice Alain:

> No ser duro ni insensible, sino mostrar una amistad alegre...

Blindarse protege de algunas cosas malas, pero el encierro impide la flexibilidad del conjunto, lo que supone un riesgo de explosión por la presión interna e impide la percepción de las cosas
buenas, que no dejan de constituir una forma de nutrición que yo
he llamado caricia, una palabra dulce, un cumplido, un gesto gratificante, lo que uno da y lo que uno recibe; pues, en ese caso,
uno se da a sí mismo con alegría. La dulzura y el calor de la exis-

tencia, del tiempo, de la gente, de los acontecimientos y de los encuentros son una verdadera nutrición. La terrible experiencia de Federico II de Prusia es una elocuente ilustración de ello. La dureza no es la fuerza, pues la fuerza verdadera se compone de flexibilidad, que no es debilidad, como suele malinterpretarse, sino que representa los puntos de articulación de todo nuestro ser, los que aseguran el movimiento y la vida, y evitan que se instale la rigidez.

La naturaleza nos muestra dos tipos de adaptación al mundo: el molusco es un animal que no le teme a los golpes de la suerte gracias a su caparazón... pero es inadaptable. Con la evolución el esqueleto se ha interiorizado: sosteniendo el cuerpo asegura su movilidad. El inconveniente podría ser la exposición de los órganos a los ataques exteriores, pero la naturaleza ya ha previsto una protección activa mediante la predisposición al combate, a la lucha y a la defensa: los miembros que actúan se convierten en los medios para sobrellevar el ataque y realizar los golpes. En el hombre, la mano que puede realizar una caricia se convierte, al cerrarse, en un arma temible y contundente. Las artes marciales son la ilustración de la inteligencia adaptativa del cuerpo, capaz de vivir abiertamente y de encerrarse en cuanto surge una amenaza, de protegerse, de luchar y de defender su vida.

Cultivemos pues la facultad de *aesthetica*, pues cortarse las propias sensaciones es como cortarse del mundo y por tanto morir. ¿Hay que morir por la preocupación de protegerse del sufrimiento de la vida? ¿O hay que prepararse para amortiguar los golpes de la existencia y conservar la agudeza perceptiva necesaria en relación con el mundo? Los medios de comunicación nos llenan de indigestos acontecimientos que no pueden dejarnos indiferentes: las imágenes de accidentes de aviones, de injusticias, de muertes, de guerras y de agresiones no pueden verse sin que nos dejen huella, a menudo olvidada con rapidez y rechazada para que no amenace nuestro equilibrio y nuestra integridad psíquica. Reúne viejos contenidos inconscientes y los refuerza, y el caparazón se endurece. Pero, de esas ciento treinta víctimas de una accidente de avión, elijamos la 5.ª, la 2.ª o la 130.ª de la lista y averigüemos quién era, a quién amaba, quién la amaba, lo que apreciaba, lo que la animaba, sus virtudes, sus creencias, sus convicciones, lo que pensaban de ella su familia, sus amigos, sus padres, sus compañeros, sus hijos... Hagamos lo mismo para cada una de las víctimas y midamos la realidad, sólo entonces podremos decir que la información es real y completa, y veremos que uno no puede hacer otra cosa que ser sensible. Lo que los medios hacen es informarnos de manera incompleta para insensibilizarnos; es un verdadero programa anestésico que nos aleja de la realidad.

La sensibilidad tiene un pariente cercano, la sensualidad, a menudo mal considerada cuando no es más que el carácter de aquello que tiene que ver con los sentidos y el placer que se puede obtener. Considerando su relación con el buen humor, la utilidad que André Berge le encuentra es que siendo un placer no es nocivo ni para uno mismo ni para los demás, y, sin embargo, *es beneficioso para todos*. Se trata de *un valor moral* desde el instante en el que genera *buen humor* pues, concluye, *el buen humor es sin duda una virtud*. Quienes se niegan las alegrías de la vida suelen hacérselo pagar a su entorno, pues la frustración *tiende a despertar la agresividad*.

Emoción y buen humor

En el plano corporal, el doctor Rubinstein describe *dos grandes tipos de emociones respiratorias*. Están las relacionadas con la inspiración (el bostezo o la angustia, con los que uno trata de *renovar el medio interior con un soplo de aire nuevo*, o a liberarse de la sensación de opresión) y las relacionadas con la expiración, entre las que se hallan el grito, el suspiro (*lo contrario al bostezo*, según H. Rubinstein) o la risa, mediante los cuales se vacían los pulmones, lo que es un *golpe máximo*.

La emoción es un movimiento fuera de sí (e-moción): diremos de una emoción que pone *fuera de sí*, que uno *se lleva* en el caso de la ira, y también de la alegría, y de una obra de arte que nos *exulta*. El ser humano conoce cuatro emociones principales (alegría, tristeza, miedo e ira), que a su vez tienen cuatro momentos: la carga, la tensión, la descarga y el reposo (D. Chalvin). Somos distintos ante esos momentos, que son importantes de conocer para evitar el desequilibrio. La emoción empieza por la carga de energía, que se acumula durante más o menos tiempo y que puede desembocar en trastornos de salud si no llega la descarga, indispensable porque permite que la tensión se deshaga y asegura el estado de relajación. Es evidente que hay que rechazar una carga emocional negativa o inútil, que se puede actuar por la carga del reposo y la toma de distancia y, finalmente, provocar la fase de la descarga.

Estrechamente relacionada con la cuestión de las necesidades del individuo y de sus motivaciones, la emoción tiene una relación con la psicosomática: en algunas afecciones se conocen al momento las repercusiones de las emociones. Si el fenómeno no es conocido en el plano psicofisiológico, la emoción se maneja de forma distinta según la cultura, la historia del individuo, su estado físico y mental, sus experiencias y su personalidad. Al mortificar sus emociones, el individuo va *en contra de sí mismo y no sacará nada bueno* (A. Roberti). El carácter durable de la emoción genera la instalación del síndrome de adaptación (H. Selye), o *estrés*, pero los factores emocionales tienen su lugar y su importancia en el acto terapéutico al llevar al paciente a confiar en la acción terapéutica y a la curación (H. Rubinstein).

Desde la última guerra mundial, contra todo lo esperado, los pilotos de bombarderos eran elegidos en función de su emotividad, lo que aseguraba su realismo y buena apreciación del peligro (N. Sillamy). La emotividad permite apreciar la vida, como dice el filósofo, sobre todo si está controlada por la razón:

> En resumen, la belleza debe tener un contenido de sentimiento, entendido como emoción salvaje, lo que supone una emoción que empiece como un tumulto amenazador para luego cambiar a la tranquilidad y la deliberación... Toda pasión participa de la moral cuando es purificada y salvada por la voluntad razonable.

Mientras que se suele considerar esta emotividad como una carga, hay que darse cuenta de su utilidad, de su energía y de ese realismo anunciado.

En la relación entre el estado del alma y el cuerpo, el sentimiento de buen humor necesario para que tenga un efecto positivo en el cuerpo debe ser intenso. Citado por P. Vachet, sir H.

Ogilvie encontraba que la palabra *alegría* era demasiado débil y prefería el estado de ebullición espiritual como el único capaz de evitar ciertas enfermedades. Las únicas palabras que pueden traducir ese sentimiento fuerte son *euforia* o *sentirse en plena forma*. Van acompañadas de una *confianza total y vigorosa*, de una *ruidosa alegría* que se sabe triunfadora; es el sentimiento que uno experimenta cuando está enamorado, cuando se consigue un diploma... El *centro de control* envía un mensaje a las células de rechazo ante cualquier invasión patógena. *Nada es capaz de entristecernos*, termina H. Ogilvie, *si en el fondo de nosotros mismos conocemos la beatitud*.

DISPOSICIÓN PSÍQUICA

Como uno de esos zafiros que derrama su aliento sobre las olas, la alegría remueve el corazón sin trastornarlo, despierta el espíritu sin agitarlo, pasea la imaginación sin desorientarla.

CARACCIOLI

Lo que vamos a tener en cuenta ahora es una vía apenas explorada: si el estado psíquico del individuo lo predispone o no a la enfermedad. Para el psiquiatra Scott Peck, conocemos mejor las razones de la enfermedad que las de la salud, y le basta como prueba que, si somos muchos los portadores de meningococos, la meningitis deja de ser habitual y no aparece hasta que la persona está débil... Pero las personas que mueren de meningitis estaban, hasta entonces, en perfecta salud, igual que los portadores de meningococos que no estaban preocupados por la enfermedad.

Scott Peck saca como conclusión que *las fuerzas que solían protegerlos han elegido no hacerlo esta vez*. Además, aunque las enfermedades son las mismas, sus modos de expresión son distintos, como si algunos organismos tuviesen más problemas para luchar que otros. ¿Por qué es así? La pregunta sigue todavía sin respuesta, pero el autor hace hincapié en que cada vez hay más científicos que piensan que la psique tiene una acción en la falta de funcionamiento del sistema de defensas. Sin embargo, lo más sorprendente para él es que este sistema de defensas funcione tan bien, y le sorprende que no estemos enfermos más a menudo y que nuestra longevidad sea tan grande. *Una fuerza que no conocemos, o que conocemos mal, actúa en la gente para protegerla y mantener su salud física incluso en las peores condiciones.*

Von Uexküll recuerda el experimento realizado por el higienista Pettenkofer que tomó *un cultivo de bacilos del cólera vivos.* Su supervivencia es la demostración de que el agente infeccioso no es el único responsable del cólera. El doctor Bhattacharyyat precisa que algunos microorganismos, bacilos y bacterias, se convierten en patógenos en determinados momentos, aunque son huéspedes habituales y permanentes del cuerpo, lo que excluye que sean nocivos en sí mismos y obliga a buscar otras causas de la enfermedad.

En otro ámbito, Napoleón Hill propone *52 etapas para alcanzar el éxito*, cada una de ellas correspondiente a una cualidad que hay que desarrollar, utilizar y explotar: la esperanza, la paciencia, la flexibilidad, el entusiasmo, la confianza, el sentido del humor, la actitud mental positiva, el optimismo, el pensamiento positivo, la satisfacción..., cultivando siempre el rigor y la humildad y explotando incluso el miedo. Pero, aunque aceptemos que esas primeras cualidades pueden actuar sobre el mundo exterior y sobre la manera de encarrilar la vida, podemos dudar de la relación del miedo en la armonía en la salud del ser, igual que dudaba Caraccioli, que había visto los efectos negativos del humor desagradable y los peligros de la tristeza:

> Echemos una ojeada a esos infortunados devorados por la consunción. Sepulcros andantes, sombras quejumbrosas de sí mismas, sólo sienten su existencia por la impresión de un miedo sordo que les aniquila insensiblemente, y del cual no conocen ni la causa ni la naturaleza. Su espíritu y su corazón errantes parecen separarse para abrir en medio de ellos un abismo por donde se pierda cualquier idea de alegría y esperanza.

Alain ya había mencionado esta *locura lúcida* que suma pensamientos negativos en lugar de cambiarlos, la *ingenuidad hábil de pasiones* que machaca las preocupaciones y las pequeñas desgracias, llegando incluso a comprobar que no se haya olvidado ningún elemento doloroso constitutivo. Uno acaba por imaginar lo peor, a creer que ese presentimiento es justo y se comprueba, y a repetir lo que mata... Una vez planteado el problema, ante los pensamientos negros hace falta *el arte de olvidar* y una *despreocupación estudiada*. Pues no hay que luchar contra ellos, sino *querer que la vida sea buena*, y para ello elegir como norma el optimismo, que llega a veces por querer lo que se quiere... Si no, la sombra va por su cuenta, y todo el mundo sabe que un simple pensamiento oscuro puede viciar una situación. Existen otras soluciones que pueden aplicarse sabiendo que sólo serán eficaces si se confía en ellas:

> Un bonito poema recitado, leído, o copiado, cambiará rápidamente el paisaje de los pensamientos, sí; pero, siempre con la condición de que uno recite, lea, o copie, con seguridad... A otros espíritus, una buena lectura de Marco Aurelio o de Espinoza les darían el mismo auxilio (...)

Confianza

A la ansiedad, que es *una agitación que se alimenta de sí misma*, le basta con oponerle lo que Alain llama una *acción metódica como cortar madera o leña, o incluso hilar o coser*. Seguro de la eficacia de estos procedimientos, propone *contra la ira, copiar..., y contra la tristeza, cantar*. El único problema es el de creer...

Freud hacía referencia, en su correspondencia con su amigo Fliess, que su sola presencia había bastado para que no sufriese y que quizás esto causaba sus dolores de cabeza regulares. A partir del establecimiento de una especie de calendario basado en las *leyes de periodicidad*, inscribió los periodos sensibles, lo que le permitía prever los futuros episodios de dolor; Freud dijo que veía *mal* que sus dolores de cabeza volviesen cada tres días... Catherine Bensaid explica que los pensamientos negativos impiden la emergencia de los deseos, *pruebas de compromiso en el acto de vivir.* En una carta escrita a Fliess en 1894, Sigmund Freud llega a la conclusión de que, en adelante, no postularía más que buenas cosas y añade que serían tan exactas como lo habían sido sus malas predicciones (las referentes en concreto a su salud o su muerte).

La sabiduría popular no se equivoca al pensar que la moral, en un enfermo, es importante; que debe *creer, luchar y conservar la fe*, pues, de lo contrario, el abatimiento y el desánimo pueden interferir seriamente en la recuperación de la salud. William James mencionaba que el evangelio para la curación es *el optimismo a cualquier precio, la perfecta salud del alma, que parte del cuerpo...* Pues *el pesimismo debilita, mientras que el optimismo fortalece*, y puesto que este último es adoptado, no deja imponerse límites con facilidad.

Según Von Uexküll, el miedo y el desánimo hacen *al hombre más vulnerable ante las agresiones.*

En resumen, Caraccioli escribió:

> Todo hombre que se preocupa toca la enfermedad; y todo enfermo que se aflige se acerca a la muerte.

Von Uexküll cita el ejemplo de un ciudadano que cogerá frío al primer cambio de temperatura, pero que irá de caza por el mal tiempo sin preocuparse por su salud, o también el de la guerra durante la cual los resfriados eran raros en el frente y más frecuentes en los periodos de descanso, o aún el de las personas mayores que registran más casos de neumonía después de haber asistido a un entierro. Pierre Solignac precisa que, entre los detenidos en un campo de concentración, las enfermedades psicosomáticas eran raras; durante la Segunda Guerra Mundial, los trastornos neuróticos y... el catarro prácticamente desaparecieron. Se observa que las personas activas están menos enfermas que las demás y que, si tienen un problema de salud, el tiempo de recuperación es mucho más corto. Finalmente, los problemas orgánicos suelen aparecer en momentos de conflicto o crisis en la vida de la persona; las *enfermedades diplomáticas* son las que aparecen justo en el momento para salvarnos de alguna situación (P. Solignac). Como el cansancio y la angustia debilitan el terreno, se produce una especie de decisión de caer enfermo, sin caer en el exceso de tal concepción. Sólo el terreno psicológico puede explicar las distintas reacciones en el caso de una epidemia: aparentemente, si no se tienen en cuenta esos datos es porque no son mensurables.

Estado del alma y salud

Según Bernie S. Siegel, un estudio realizado en 1946 por el doctor Bedell con mil trescientos treinta y siete estudiantes, que debía seguir durante varios decenios, ha demostrado que el perfil psicológico de quienes fueron tocados por el cáncer era prácticamente idéntico al de aquellos cuya existencia terminó en suicidio. Alain había recogido estas correspondencias del humor en el funcionamiento psicológico, lo que él resumía diciendo que el odio *es contrario a la buena digestión*. Por esto proponía tener sentimientos opuestos, que constituyen lo que él llama la buena educación, y mimarlos para que se opusieran a las tendencias del pensamiento y mejorasen el humor: esas reverencias y esas sonrisas hacen imposibles los *movimientos opuestos de furia, de recelo, de tristeza*. De esta manera, la vida en sociedad, con sus acontecimientos hechos de encuentros, ceremonias y fiestas es apreciable porque permite *mimar la alegría*. Así pues, *mimar la dulzura, la benevolencia y la alegría* nos protege del humor y... del dolor de estómago (Alain).

Norman Cousins cita el experimento de Hans Selye gracias al cual se ha visto que sentimientos negativos como la frustración o la ira podían provocar una insuficiencia renal. El caso de Norman Cousins es el ejemplo también de la utilización de las emociones positivas para curar: víctima de una grave espondiloartritis anquilosante que lo paralizaba poco a poco, condenado por la medicina, aprendió que el estrés podía ser el responsable de un debilitamiento del sistema inmunitario. Entonces pensó que si invertía el movimiento podía restablecer una situación normal y decidió abandonar el hospital, dejar de tomar los medicamentos, tomar vitamina C y, sobre todo, cultivar las emociones positivas, aprovechando cualquier ocasión para reír y para creer. La base de su terapia fue la lectura de libros ligeros y cómicos, y ver películas del mismo estilo. Cada vez que el dolor reaparecía tomaba una dosis de esta original terapia que, progresivamente, surtió efecto. Las endorfinas fueron movilizadas, con su efecto tranquilizador contra el estrés y el dolor, y su repercusión en las emociones positivas. Recuperó las ganas y la alegría de vivir, lo que aceleró el proceso de curación, y recuperó la movilidad unos meses después de empezar este original tratamiento. Más tarde enseñó las virtudes terapéuticas de reír en la facultad de Medicina de la universidad de Los Ángeles, California.

Esta experiencia, o aventura, ha hecho escuela y muchos establecimientos hospitalarios americanos tienen salas de proyección de vídeos, lecturas de tebeos y otras obras cómicas o de humor. En Francia se utiliza también esta idea, y en la actualidad se sabe que reír facilita la comunicación y atenúa el sufrimiento empujando al paciente hospitalizado a luchar por la curación. Parece que las defensas inmunitarias recogen los beneficios de este tratamiento fuera de lo común.

El sentido de la enfermedad

Se sabe que el cuerpo expresa simbólicamente un mensaje, porque no lo ha podido hacer de otra manera. La correspondencia entre el sentido y el mal se encuentra también en expresiones corrientes como cuando decimos *estar hasta la coronilla*. Ya en su época Caraccioli escribía:

> Hay que conocer hasta qué punto los miedos influyen en nuestro espíritu, y cómo el espíritu por su parte actúa en nuestros órganos y en nuestras fibras. La mayoría de las enfermedades, cuyas causas nuestros doctores no saben encontrar, nacen de ciertos miedos sordos que nos consumen insensiblemente.

La dificultad, explica el doctor Solignac, es que, para curarse, el paciente debe comprender que no está irritable y cansado porque digiere mal, sino que digiere mal a causa de su fatiga y su irritabilidad. La somatización, una especie de simbolización, no es la única respuesta posible: P. Bugard cita a Mucchielli diciendo que sería posible *manifestar las mismas estructuras patológicas virtuales* y que la respuesta podría tomar forma de *accidentes de trabajo repetidos* o traducirse en un *estado psiquiátrico, o un comportamiento antisocial característico*, a los cuales podríamos añadir los comportamientos autodestructivos (K. R. Pelletier). J. Corraze recuerda la observación de Sexton tras estudiar la evolución de las causas de la mortalidad entre 1900 y 1973: las causas de comportamiento, es decir, las relacionadas con la alimentación, el tabaco, el sedentarismo, el estrés o los accidentes de circulación, y que generan problemas cardiacos, tumorales o cerebro-vasculares, aumentaron. Ahora bien, la prevención del cáncer y la arteriosclerosis moverían los límites de la edad, cuya media podría estar en los 90 años (K. R. Pelletier).

La primera gran diferencia entre el sistema occidental y el oriental reside en el hecho de que ser sensible a un virus o a un germen microscópico destapa la psicosomática. En la actualidad, la ciencia acepta el hecho de que uno pueda ser más sensible a las agresiones de microbios en ciertos momentos difíciles de la vida (Von Uexküll). El estrés y la tristeza debilitarían nuestras defensas naturales y nos expondrían más al insomnio, los trastornos digestivos, las afecciones cutáneas, etc. Durante la epidemia de gripe que se cernió sobre la costa este de Estados Unidos durante el invierno de 1957-1958, las personas angustiadas y deprimidas presentaban una sintomatología subjetiva y un tiempo de recuperación más largo que los otros enfermos que no tenían estos problemas de humor y cuyos elementos objetivos de la enfermedad (virus, fiebre, gravedad de los síntomas) eran idénticos que en las personas del primer caso (R. Dantzer).

La segunda gran diferencia entre el sistema occidental y el oriental está en la dualidad siempre presente en nuestro punto de vista, considerando que, aunque hay una relación entre los dos, siempre el cuerpo va por un lado y el espíritu por el otro. La medicina ayurvédica contempla el monismo absoluto. Sudir Kakar, psicoanalista de Nueva Delhi, recuerda que, para la ciencia de la vida india, existe una identidad del cuerpo y del espíritu, lo que, junto con el proceso de enviciamiento de los humores, cualquier trastorno físico o mental debe manifestarse en el plano somático y físico.

Imagen mental positiva

Esta idea nos devuelve al magnífico Groddeck y a su concepción del «ello», a partir de la cual se puede considerar una salud solamente física y una salud solamente mental. Esto explica que la imaginería mental y algunos test psicológicos permitan prever ciertas respuestas psicológicas. K. R. Pelletier afirma que algunos factores psicológicos anunciarían los *estados de la enfermedad subsecuentes* y revelarían *la evolución y el desarrollo de los trastornos*, aparentemente de forma mejor que un análisis de sangre, que es el reflejo del estado actual. La clínica de Höbernkirchen utiliza la arterapia, que es un alivio para los enfermos y la ocasión para darse cuenta de algunos sentimientos: las producciones de algunos pacientes permiten informar mejor a los médicos que con el enfermo delante.

Utilizadas como complemento de las curas médicas, algunas imágenes mentales evocadas por los pacientes permitirían reflejar la evolución de la enfermedad hacia el buen camino, aunque otros autores lo ven como la simple expresión de la voluntad de vivir del paciente. En cualquier caso, es una forma de placebo y parece que tiene efectos reconocidos. El caso de Ginger Cunes, que asoció las terapias clásicas con la relajación, le meditación y la visualización, es un claro ejemplo: la visualización le permitía no oponerse y abrirse totalmente al beneficio de la radioterapia, que al principio no quería. El silencio y la reflexión formaron parte también de estos métodos mentales de tratamiento. Entre las cosas que no hay que rechazar está también la muerte, que forma parte de la vida: *rechazar la muerte... es refugiarse en el miedo*, decía Ginger Cunes en una entrevista, y se preguntaba cómo podía uno apreciar las maravillas de la existencia y *vivir plenamente la vida* si se la pasaba rechazando la muerte...

La imagen mental utilizada en la visualización puede ser simbólica o incluso fantasiosa; parece que el grado de realidad de la imagen no tiene importancia (D. Jaffe). Se puede pues reemplazar la visualización del modo de cura por un rayo que llene el cuerpo de energía luminosa, pues lo esencial es que la imagen utilizada se parezca a la que haya elegido el paciente y que tenga un significado para él. Dennis Jaffe hace referencia al caso de un paciente cuya imagen mental elegida de una serpiente, que representaba el cáncer, y de millones de perros esquimales blancos, que venían a despedazarla, podía considerarse *un mensaje de su cuerpo y de su inconsciente que indicaba lo que pensaba de la enfermedad y cómo veía la fuerza de su cuerpo para luchar y hacerle frente.* Carl y Stéphanie Simonton adquirieron la capacidad de prever la evolución de la enfermedad observando la de las imágenes mentales. Generalmente es el elemento más fuerte de la imagen desarrollada la que gana el combate. Partiendo de esta constatación, una parte del trabajo consistiría en hacer evolucionar la imagen para que la enfermedad perdiese el *combate mental* (D. Jaffe). Hay que decir que, igual que C. G. Jung, Assagioli y lo que sus psicólogos humanistas posteriores pensaron, el inconsciente no contiene más que elementos olvidados o rechazados, pero es una fuente de energía potencial que permite la realización del ser.

Historias sobre el poder mental

Para el lector que dude del poder y el impacto de su imagen mental, y de sus propias posibilidades de crearla, bastará con considerar su actividad onírica, o incluso las escenas del gato por 3.000 F o la de la orquesta y el niño del limón. Un hombre sufre un pinchazo en plena noche en medio del campo desierto, y se da cuenta de que no tiene gato... pero recuerda haber pasado por una granja unos kilómetros antes. Va andando en la oscuridad, pensando que, con su mala suerte, podrían no dejárselo, sino alquilárselo o incluso querer vendérselo y, como no tiene alternativa, podrían pedirle un precio elevadísimo: 1.000 F quizás, 2.000 F incluso... Sigue andando y cavilando sobre el atolladero en el que se encuentra, y llega a la granja. Llama a la puerta, se abre una ventana en el primer piso y se asoma una cabeza. Se dirige a ella y le dice: «El gato por 3.000 F , ¡te lo quedas tú!».

La historia de la orquesta y el niño del limón, tan querida por André Van Lysebeth, describe a un niño que avanza sin parar hacia una orquesta que está tocando en una esquina. Se detiene ante los músicos y contempla, maravillado, sus magníficos instrumentos de sonidos armoniosos. Encantado con lo que ve, saca un limón del bolsillo y lo muerde, recoge la pulpa que le queda por los labios, da un pequeño gemido por el gusto ácido y vuelve a morder el limón con placer. Uno de los músicos lo ve, y luego otro y después otro, y son incapaces de seguir tocando porque están salivando... Pero quizás esta simple historia también les ha hecho salivar... puesto que, como tal, la imagen mental tiene un efecto del todo real.

En el ámbito del yoga se sabe de la importancia y la utilidad de la imagen mental, que también existe en las artes marciales, cuya representación mental del impacto multiplica los efectos. Yo he vivido algunos momentos en los que esta práctica me ha sido vital y salvadora: ante una verruga enorme, un forúnculo recalcitrante, un perro con malas intenciones y, más tarde, durante mi viaje de estudios en la India, ante un colosal internado de psiquiatría en el All India Institute of Medical Science de Nueva Delhi.

La energía que los indios llaman *prâna* establece dónde se encuentra lo mental, por lo que uno se imagina la posible utilización de la psique. Kenneth R. Pelletier recuerda que, desde los años setenta, es habitual la práctica de las visualizaciones en los deportistas de alto nivel, que integra lo táctil, lo auditivo, lo muscular, lo emocional y lo visual.

La voluntad de participar en su recuperación se convierte en algo tan indispensable como las competencias del médico o la buena elección del tratamiento, lo que ya comprendió Norman Cousins cuando relata que *tenía la convicción... de que la voluntad de vivir, la esperanza, la confianza y el amor son importantes desde el punto de vista bioquímico, y que contribuyen a la recuperación de la salud. Las emociones positivas son portadoras de vida.* Lo que lleva a evocar, naturalmente, el efecto placebo.

El efecto placebo

Durante los desembarcos de 1944, y antes de enfrentarse al fuego, los soldados americanos tenían que superar el agua y las molestias del mareo, excepto en un navío, cuyo capitán Howling se había encargado de dar un medicamento que había probado en la marina canadiense para vencer el mareo. La pequeña píldora rosa hizo maravillas y la travesía por el canal de la Mancha transcurrió sin problemas para los soldados embarcados, explica Jacques Thomas, salvo... para el capitán Howling, pues sólo él sabía que la pequeña píldora milagrosa no era más que lactosa teñida con carmín.

Siempre según Jacques Thomas, se prescribía la *micca panis* (¡simples migas de pan!) para los nervios, como si fuesen calmantes, y se reconocían muchas cualidades al agua destilada. El placebo es un producto sin principio activo, esa *sustancia neutra que se sustituye de un medicamento para controlar o provocar los efectos psicológicos que acompañan la medicación*. El placebo y el medicamento se prueban en dos grupos de pacientes, con la misma prescripción y la misma posología. Enfermos y médicos desconocen la terapia real que sólo conoce el investigador. El medicamento no saldrá al mercado si su acción no está muy por encima de la eficacia del placebo. Aunque el placebo no tiene efectos directos, algunos pacientes se curan gracias a él. Este resultado desemboca en la bioquímica, pues el individuo produce endorfinas con acción analgésica, lo que puede controlarse con un análisis de sangre en el momento de los hechos.

El placebo, ¿eficaz?

El placebo no suele tener buena prensa y quienes lo transmiten suelen ser considerados como charlatanes mientras que actúa sobre todo el mundo con mayor o menor éxito (K. R. Pelletier). Los primeros trabajos se remontan a 1916, cuando Émile Coué curaba a sus primeros pacientes con píldoras de migas de pan y realizaba el experimento directo del efecto de la sugestión. Haas y sus colaboradores concluyeron en 1959 que alrededor de un tercio de las personas son sensibles al placebo. Hay que decir que el placebo tiene el olor y el aspecto de un medicamento clásico, y que incluso se tiene en cuenta su color: el azul para los productos calmantes, el rojo para los medicamentos estimulantes. Hay otros elementos que también juegan su papel en el placebo: el nombre (recuerda P. Vachet que se prescribía *polvos de simpatía y ungüento del alma*), el tamaño (un trozo grande parece contener muchas promesas, una mini píldora lo tiene más bien concentrado), el sabor (si es amargo es más fuerte), la novedad, la necesidad de receta (pues si no puede venderse bajo cualquier condición, significará que es eficaz) y el coste del medicamento (si es elevado es que su poder es proporcional).

El placebo está condenado a no tener efecto, porque no tiene molécula activa, lo que significa que el efecto esperado provendrá del plano psicológico. El psiquismo hace el resto y los resultados van desde la simple relajación hasta la cura... El placebo es una especie de *permiso que el espíritu se da para iniciar la recuperación* (D. Chopra), *un emisor entre la voluntad de vivir y el cuerpo* según la bella expresión de N. Cousins. El agente activo no es el producto, sino el propio pensamiento de quien lo toma.

Si en un 30 % de los casos (a veces mucho más según los trastornos), las personas que utilizan esta terapia ven que sus síntomas desaparecen, más allá de sus efectos espectaculares, el placebo está indicado para muchos casos: la tensión arterial, el ritmo cardiaco, la digestión, el nivel de colesterol y triglicéridos... Édouard Zarifian añade a la lista el insomnio, la ansiedad, la depresión, los dolores varios, o la úlcera gástrica, y concluye que ningún trastorno escapa al efecto placebo. El placebo podría también atenuar algunos síntomas, e incluso a veces tratar eficazmente pequeños desórdenes funcionales o psicosomáticos. Todo el efecto está en el poder de convicción, el mismo que se pone en marcha cuando uno acude a un curandero.

El poder del placebo es tal que, si se da placebo a un paciente, se comprueba su efecto analgésico, y se le inyecta el producto antagónico para contrariar el efecto del producto real bloqueando los receptores morfínicos, entonces, el efecto placebo no ocurre y se interrumpe el efecto calmante, lo que demuestra el papel de los neuromoduladores tras la inyección del suero fisiológico y el poder del espíritu en el cuerpo a nivel de la química cerebral (D. Chopra): la extracción de dientes con anestesia o suero fisiológico muestra que, en ambos casos, hay una reducción del dolor en un tercio de los pacientes (H. Rubinstein). Se entienden entonces las inmensas vías posibles de aplicación del placebo. El mismo autor hace hincapié en que, entre los años 1929 y 1959, el 82 % de los pacientes experimentaron una buena evolución de su angina de pecho tras tomarse un producto cuyo único efecto era el placebo.

Sus efectos son reconocidos porque su empleo médico permite evitar el uso de medicamentos con dosis muy fuertes. Es evidente que una sustancia no activa puede favorecer la cura de algunas enfermedades. La eficacia instrumental médica será máxima siempre que tenga en cuenta los factores como *los efectos placebo, los factores médicos, los parámetros psicosociales y la participación del individuo en su tratamiento* (K. R. Pelletier).

La fuerza del placebo

También hay efecto placebo en el falso medicamento, en los puntos neutros de la acupuntura, en el láser o la radioterapia en la que el enfermo no recibe ningún rayo, sino que es imaginaria, o, en la cirugía, en los casos en los que una simple incisión en la piel basta para lograr los efectos deseados. El placebo sigue estando en la vida cotidiana, en un objeto, una actitud, una mirada... en todos los medios de comunicación en los que el espíritu demuestra su poder tanto en el paciente que está decidido a curarse como en el terapeuta. El doctor Babinski curó así, ante los asistentes y su familia, a una chica de una contractura, con un electrodo suficientemente afilado para actuar a distancia, y colocándolo a 10 cm de la paciente...

Cada ser humano dispone de una fuerza psíquica, dice Édouard Zarifian, que puede identificar, movilizar o fortificar con un objetivo concreto. Esta energía suele llamarse *voluntad, convicción, o motivación...* Su nombre poco importa, pues se trata de *fuerzas excepcionales* cuyo papel es el de llevarnos a la *autocuración*. No lo hacen todo, pero se añaden a las curas clásicas a la vez que a las condiciones culturales, de inserción, de entorno y de bienestar. La curación no es posible si uno no la desea: esta relación de influencia es la base del efecto placebo, y la sugestión lograda es la que corresponde al deseo de su beneficiario. Sin esta fuerza, los esfuerzos de los equipos de cura son inútiles, lo que explica los *caminos sorprendentes* de la curación, y también por qué hay pacientes que *prefieren seguir enfermos*, y también por qué y cómo *otros logran curarse con la sola fuerza de su psique.*

Hay siempre un poco de magia en el acto médico, dice É. Zarifian, así como en la creencia del terapeuta en el poder de curar y en la eficacia del medicamento prescrito. Concluye que, para curar, *hay que soñar que uno puede curar*, y piensa que quien cura debe curar con convicción para *comunicar al paciente su voluntad de participar activamente en su curación.* P. Vachet menciona la confianza de los primitivos en el poder curativo del medicamento prescrito más que en su eficacia real. El producto recibe los hechizos del brujo y se convierte en sacramento real totalmente eficaz.

La demostración viene de la mano de esta observación de Deepak Chopra: tras la prescripción de un medicamento a personas con úlcera hemorrágica, a unos se les dijo que el producto era en la actualidad el más eficaz, y a otros que el medicamento era experimental y que no se conocían bien sus efectos. Los primeros obtuvieron un 70 % de éxito, los otros, un 25 %. Por esto es esencial considerar respectivamente el papel *de los agentes patógenos, del médico, de sus medicamentos y de la voluntad de vivir, del optimismo de los enfermos*, de comprender por qué un excelente médico y un muy buen medicamento no tienen nada que hacer con *un enfermo pesimista y no cooperante* (H. Rubinstein). Este aspecto puramente psíquico, no mensurable, ni cuantificable, ni previsible, puede exasperar a los científicos, escribe Édouard Zarifian, pero seguramente es posible asociar ambos métodos.

El optimismo cuenta con la importancia de la palabra en las relaciones humanas, que *estructura el pensamiento y el psiquismo. Fruto de la cultura, contiene lo que conforma al ser humano en su especificidad: el sentido y el símbolo*, lo que llevará a evocar el formidable poder del espíritu. Somos lo que pensamos. Cuando un pensamiento predomina, engendra un estado de ánimo que lleva a su vez un estado psicológico correspondiente.

Medicina y buen humor

A finales de 1997, mientras animaba una charla sobre *La influencia del buen humor en la salud*,[1] un oyente, visitador médico retirado, nos hizo partícipes de su experiencia: cuando proponía un medicamento nuevo a un médico, sabía de antemano la eficacia en los pacientes a quienes les sería prescrito. Lo que permitía esta premonición no era otra cosa que el recibimiento que el médico hacía del nuevo producto: si no le hacía mucho caso, era fácil pensar que, en efecto, la prescripción que haría tendría poco entusiasmo y, por tanto, con poco efecto en sus pacientes, lo que siempre se acababa demostrando.

Para Groddeck, la personalidad del médico es importante: *el arte exige al hombre en su totalidad* (P. Solignac). La acción del placebo es aún más marcada si el médico da el producto diciendo que es eficaz, y es menor si la medicación la presenta el técnico sanitario. La eficacia del medicamento se acentúa con la actitud del médico, su seriedad, su notoriedad, su fuerza de persuasión... La simple palabra del médico, aureolado por su estatus, se añade al efecto del producto, y más aún si el terapeuta goza del crédito del enfermo. La manera de dar un medicamento influye en su efecto: de hecho, todo medicamento activo comporta un efecto placebo, que empieza por la confianza recíproca del enfermo y el médico. En la tradición médica de Oriente, es esencial tener confianza total en la persona del médico y en sus productos. Es el papel fundamental de la influencia del terapeuta en su paciente, como lo querían Schweninger y Georg Groddeck, que insistían en la relación recíproca de las fuerzas morales del médico y de su paciente, y la utilización del médico-medicamento por parte del enfermo preconizada por Michael Balint. La influencia del médico, con sus títulos y diplomas, en el paciente es capital: debe tener una autoridad absoluta para provocar en el enfermo el proceso de curación, lo que practicaba Schweninger. El efecto de la bata blanca puede provocar un aumento del pulso, de la presión arterial y una liberación hormonal (É. Zarifian)... Parece, por otro lado, que un

---

1. Título dado al presente trabajo durante los primeros años de su elaboración.

médico pueda hacer disminuir el índice de acidez gástrica de su paciente si es lo suficientemente persuasivo, mientras que ese mismo índice puede aumentar si el paciente tiene una mala percepción de su médico. En esta relación entre el médico y el enfermo, Sigmund Freud era consciente de las potencialidades humanas, y declaró en una carta a Adorado Weiss que hay más de un enfermo que *ha recuperado la salud insultando a su médico*.

La función del médico consiste en curar a su paciente, pero también en enseñarle el modo de sortear las dificultades futuras: así, cada uno asume una parte de la cura (SIRIM). El médico debe aportar algo más que su prescripción, pues es la manera de vivir la que crea los problemas de salud (P. Tournier) y el paciente es el único que sabe cómo vive su vida.

La relación paciente-terapeuta no es fácil: la enfermedad es una regresión y el equipo que cura puede sentirse indispensable; sin embargo, si el paciente no se involucra en su curación, desaparece la satisfacción de los cuidadores y la relación puede deteriorarse (É. Zarifian). Además, la agresividad que nutre el paciente hacia su cuidador refuerza su *voluntad de enfermedad* (P. Solignac). A pesar de los progresos, la medicina ha perdido cierta *calidad de atención a la vida*, como si hubiese olvidado que en tiempos de Hipócrates se decía que sólo había *enfermos, no enfermedades*.

Relación médica feliz

Sigmund Freud experimentó esa necesidad que tienen los pacientes de escuchar a los cuidadores dirigirse a ellos con palabras cariñosas. Sometido a tratamiento médico para detener su dependencia a la nicotina, encontró que lo trataban *de forma evasiva y grosera como a un paciente*... mientras que creía que podrían tranquilizarlo haciéndolo partícipe de todo lo que habría que decirle *en semejante circunstancia, es decir, todo lo que sabían*. Édouard Zarifian dice que en Estados Unidos, en 1981, los internos debían demostrar cualidades como un *alto grado de integridad, de respeto hacia el otro y de compasión*, lo que recuerda la tradición hindú que define, en el *Hârîtasamhita*, las cualidades del médico: virtud, pureza, firmeza, discernimiento e inteligencia son indispensables para el que será médico del cuerpo, de las energías, del alma y de la conciencia. La medicina moderna *se aleja del hombre,* y el medicamento, *cada vez más ocupa su lugar* (É. Zarifian). Los recursos sensoriales del médico (visión, palpación, olfato, gusto, audición del corazón) son reemplazados por exámenes complementarios (biológicos, radiológicos, eléctricos). Para deslustrar ese panel realista existe la negación del psiquismo del paciente, que es también la negación de su palabra.

Carl Rogers observó que la eficacia de un médico dependía de sus cualidades humanas de calor, tolerancia y empatía. La intimidad forjada parece ayudar a mantener la buena salud. Paracelso declaró que el *verdadero fundamento de la medicina es el amor.*

Por tanto, *el tacto, la sensibilidad y la creatividad deben estar permanentemente presentes* en la relación con el paciente. El médico debe saber *evaluar y controlar su pesimismo, su ansiedad, su visión negativa o cínica de las situaciones a las que se enfrenta.* El control de las reacciones emocionales no es la indiferencia o la insensibilidad, sino la capacidad de enfrentarse a las situaciones. Para Édouard Zarifian es necesario que haya humanidad en la relación con el paciente: tolerancia, benevolencia, paciencia, sin juicios, respeto del tiempo necesario, comprensión, apoyo, ánimo mesurado, neutralidad... a los que podríamos añadir disponibilidad, atención, calor humano... Para Henri Rubinstein, si el reír no forma parte de los actos prescritos habitualmente, el deber del médico también es el de saber *hacer reír y sonreír a los enfermos*, hacer que recuperen *una actitud optimista, animarlos a recuperar la risa, ya sea con ejercicios impuestos, con lectura, espectáculos o por su propio humor.* De hecho, entre el 80 y el 90 % de los pacientes sólo necesita que alguien despierte en ellos *ese médico que todos llevamos dentro*, según la expresión del doctor Schweitzer, citado por Norman Cousins. Darle la oportunidad para actuar es lo mejor que uno puede hacer. Esto puede hacerse por etapas: dejar que se cree *una espera confiante*, informar con claridad e incitar al paciente a considerar *sus esperanzas y sus creencias,* y a modificar aquellas que no beneficiasen la curación. De esta manera, los *esquemas mentales negativos*, hechos de miedo, inquietud y culpabilidad, deberían transformarse en positivos (D. Jaffe). Permitir al paciente reencontrar el camino de *sus propios poderes de curación* y la *fe en sí mismo* significaría el ahorro de mucho dinero, según estima Dennis Jaffe, sin olvidar el del sufrimiento. Antiguamente, el enfermo, ante todos sus trastornos, sólo podía interrogarse sobre su responsabilidad en la aparición de la enfermedad. El descubrimiento de las causas del sufrimiento se acompañaba entonces de una serie de cambios en busca del equilibrio, pasando por un peregrinaje hacia un lugar sagrado (D. Jaffe).

En cuanto a la cuestión de decírselo todo al enfermo, es el médico quien debe considerar si puede o no, según la resistencia del paciente y su capacidad para encajar el golpe de las noticias. Una de las funciones del médico es la empatía y el hecho de saber ver en su paciente la dificultad para superar su sentimiento de impotencia que no tiene otro efecto que el de sentirse que no controla su vida y que ya no es eficaz (K. R. Pelletier). El paciente debe sentirse cuidado con humanidad y calor humano, y esta relación profunda requiere tiempo. El mínimo gesto, la más mínima atención son importantes para quien, además de su estado de salud deficiente, debe gestionar la soledad y los problemas de toda índole: afectivos, profesionales, financieros... La medicina holística valora el contacto humano, el calor humano, y considera que el aspecto frío y desagradable de la tecnología médica parece haber deshumanizado el arte médico. En su evolución hace presagiar la importancia de una visión preventiva, lo que llevará al médico a ser un elemento al lado del psicólogo, del ecologista y del paciente mismo, sin olvidar las dimensiones espiritual y social. El doctor Pierre Solignac recoge las propuestas de Grinker según las cuales nuestros antídotos más eficaces son *el orgullo, la productividad y la creatividad,* aportadas por *el crecimiento y el desarrollo.* A esos antídotos se le añaden el hecho de *estar bien con uno mismo*, bien con los demás, el placer de vivir y el hecho de haberle encontrado un sentido a la vida.

Evocando la fuerza de vida, Norman Cousins piensa que está mal entendida y que *tanto el cuerpo como el espíritu tienden de forma natural hacia la perfección,* lo que demuestran los numerosos casos de curaciones inexplicables, de remisión espontánea, debidas a la facultad de regeneración del organismo humano. El objetivo de la medicina holística es *reforzar esta fuerza de vida, para el paciente más que contra la enfermedad*, con la colaboración del médico y del enfermo, lo que Norman Cousins ya conoce porque está familiarizado con esta fuerza, la misma que le permitió escapar de una oclusión coronaria grave y de la tuberculosis a la edad de 10 años. Su principio es incitar a los especialistas a *moderar sus diagnósticos* por temor a que los tomen al pie de la letra, y que nadie tiene el conocimiento suficiente para *pronunciar la condena de un ser humano*. Y es que el prójimo es también *fuerza creativa y cumplimiento futuro*, y no debemos olvidar que *la actitud optimista, la capacidad por hacerle recuperar al enfermo la alegría de vivir contribuyen a su curación* (P. Solignac).

Carl Rogers observó que el éxito de algunos psicoterapeutas dependía menos de sus cualidades técnicas o teóricas que de las humanas, como el calor, la tolerancia y la empatía. La intimidad, concluye Dennis Jaffe, *forja un lazo que parece ayudar a mantener una buena salud*.

EL PODER DEL ESPÍRITU

La vida es bella para quienes, cada mañana,
la inventan y luego la cantan.

J. Biebuyck

Según la experiencia del doctor Chalmers, relatada por Norman Cousins, un grupo que tomó placebo creyendo que era ácido antiescorbútico tuvo menos casos de resfriado que el grupo que tomó ácido antiescorbútico pensando que se trataba de placebo... Tras haber tomado placebo, un enfermo de parkinson vio cómo le disminuían los temblores, y luego volvían a aparecer mientras que, sin decirle nada, se había puesto el medicamento real en una bebida sin que él lo supiera. Finalmente, más de tres cuartas partes de un grupo que había tomado placebo en lugar de un medicamento, se quejaron de los efectos secundarios del medicamento en cuestión.

Paul Tournier observó que de dos pacientes con los mismos trastornos, uno podía curarse rápidamente, mientras que el otro parecía *incapacitado por algún tormento secreto que venció su voluntad de vivir*. Consciente de nuestro desconocimiento de los factores que estamos lejos de comprender, el doctor Moody habla del papel del médico que puede alentar la voluntad de vivir del paciente. Es necesario interrogar al paciente sobre su manera de vivir, su actitud moral y su comportamiento, pues el médico se da cuenta de que el progreso técnico puede mantenerse a raya del desorden de la vida, que es tan efectivo como el aspecto técnico médico.

En un plano práctico, Groddeck estima que, si el uso de un bastón puede ralentizar el proceso de curación es mejor echarlo al fuego. Este sencillo gesto simbólico permite consumir la enfermedad y, a la vez, generar un *beneficio moral*. Algunos casos de curación por contacto con un objeto pretendidamente sagrado aportan la realidad al fenómeno, pero aunque la plegaria, la visualización, el amor y la evolución espiritual hayan tenido sus efectos, esto no funciona en todos los casos. Algunas veces falta tiempo y en otras no hay resultado. Lo esencial está en la toma de conciencia de esos mecanismos de autocuración: prepararse para actuar es no sufrir más. Desde que se sabe, según algunos estudios, que el 90 % de los pacientes presentan *trastornos autolimitativos*, para retomar la expresión de Norman Cousins, y que los placebos pueden influir profundamente en las enfermedades orgánicas, se entrevé un ámbito prometedor de explotación de las capacidades del hombre, y se entienden mejor al ver al hombre como una entidad completa, no dividida y animada por el principio vital, y con una dimensión espiritual. Al apoyarse en estas dimensiones del ser es cuando llegan los resultados. Groddeck era de la misma opinión e insistía en las capacidades del individuo frente al *estilo terapéutico* de su época, que parecía querer *minar la confianza de la gente en su propia energía*. Dennis Jaffe menciona el punto de vista de Lewis Thomas, según el cual la dependencia hacia el mundo médico es *la prueba de una pérdida de confianza en nuestros cuerpos*, y denuncia las ideas recibidas y las falsas verdades médicas simplistas asestadas por el sistema médico mismo, basadas en la materialidad de la enfermedad o en la ignorancia del hecho psíquico. Estas informaciones erróneas se convierten en un *sistema de creencias* y por tanto en una realidad basada en la sugestión.

En un hombre ilustrado, añade Groddeck, puede parecer sorprendente que, *por intervenciones psíquicas*, se llegue a cambiar la materia del ello, *el cuerpo del hombre, conducirlo de la enfermedad a la salud o a la inversa...* Pero esta idea existe *desde hace tiempo y será, mientras dure el mundo, traducida en acto.*

«Ello» nos concierne...

Hemos visto, al principio del capítulo, que algunos autores han llevado muy lejos su reflexión sobre la relación entre el soma y la psique. En 1917 G. Groddeck le escribió a Sigmund Freud que *había rechazado de golpe la separación del dolor del cuerpo y el dolor del alma*, y que había intentado tratar *al ser individual en sí, el ello en él...* Jean-Claude Filloux hace referencia al deseo del doctor Delay, en el Primer Congreso Mundial de Psiquiatría en octubre de 1950, de romper con el antagonismo del cuerpo y el espíritu. La oposición entre medicina del espíritu y medicina del cuerpo desaparecía en una medicina llamada holística, cuyo fundamento es que no existe diferencia de naturaleza, sino de grado, entre los trastornos físicos y los trastornos mentales. Lo psíquico y lo orgánico se presentan como la evolución de una sola y misma energía, y la ruptura del equilibrio de las fuerzas sería la responsable de la enfermedad.

Norbert Sillamy se refiere a los trabajos de Kurt Goldstein en Estados Unidos a partir de 1933 sobre las localizaciones cerebrales, lo que le lleva a reconsiderar el funcionamiento del organismo y del sistema nervioso. Su convicción, nos dice N. Sillamy, era que el organismo se comporta como un *conjunto cuerpo-espíritu indisociable que reacciona en su totalidad cuando una parte se ve afectada, y que el todo regula las partes.* La relación cuerpo-espíritu es indispensable para captar bien la intensidad de las energías presentes en el ser y no podrían clasificarse de forma racional en lo corporal o en lo espiritual. La publicación n.° 8 del CDP propone el concepto de *manifestación* y de *esa fuerza invisible que guía y orienta la creación*. De esta manera, el peral manifiesta su potencial *con su presencia y su crecimiento*. El autor menciona la *fuerza invisible que le gobierna, lo pilota, le hace beber, echar hojas, frutos o flores...* Es un *dinamismo específico* e *invisible* lo que ha hecho que una pepita negra se convierta en árbol verde, y que se manifieste de esta manera y no de otra... *para madurar la fruta, para ser exactamente lo que es: un peral*. Añade también que este árbol se ha convertido en peral porque *en lo más profundo de sí, desde su inicio, la fuerza invisible del Gran Mundo en él (Cielo, Astro o el Gestirn* de Paracelso, médico suizo del siglo XVI) *lo ha empujado* a convertirse en peral. Es en esta forma perceptible como *se expresa, puntualmente, la tan secreta naturaleza*. Y la conclusión es que cuanto más se ajusta esta expresión, más se manifiesta la salud. Más que la forma en sí, lo esencial es *la fuerza, la virtud íntima que, a través de ella, llega a manifestarse*. Esto implica para el hombre *la apertura hacia sí mismo*, esta trascendencia exige del ser que se posicione en relación con el *deber-ser que le lleva*, convirtiéndose así en *centro activo*. De ahí la necesidad de ser consciente, incluso vigilante, y estar con buena salud. En efecto, la enfermedad nos impide ser plenamente activos, y es el médico quien percibirá en el orden del ser un instante desorganizado.

Inteligencia natural

El lector pensará que el ser humano no tiene nada de peral, y es cierto. Es necesario no quedarse en la superficie de las cosas e intentar agarrar la fuerza invisible que se encuentra en el origen de su manifestación. Esto se encuentra en G. Groddeck cuando considera que hay que reencontrar, según la expresión de Michèle Lalive d'Épinay, la relación con la naturaleza infantil, *la naturaleza originaria del ser humano*. La fuerza invisible es como aquello que *une al hombre con la naturaleza y el mundo*, y establece la relación entre ella y lo divino retomando la noción de *Dios-Naturaleza* de Goethe... Groddeck era consciente, tras buscar una vía que le llevara a lo impenetrado, a lo impenetrable, de estar muy cerca de los confines de lo místico. Su convicción era que *cada uno posee un subconsciente que le dice lo que debe hacer o no en cada momento*. Una de las vías propuestas por la psicosíntesis es la percepción de la *existencia manifiesta de un espíritu que anima las Leyes del Universo, un Espíritu muy superior al del hombre*, que no hace más que despertar nuestra humildad. Jean Hardy recupera la idea del filósofo inglés Ralph Cudworth de una *fuerza formadora* presente en la naturaleza de forma difusa.

La idea de «ello», que Pierre Solignac define como la totalidad de lo vivo dentro del ser espiritual, está ahí. Recordemos que Groddeck le escribió a S. Freud el 27 de mayo de 1917, que el psicoanálisis trabajaba con la noción de neurosis, término que engloba *la vida humana entera*, y que el «ello», en relación con el eros o la sexualidad, era responsable de la forma de la nariz, de la mano, de los pensamientos, de los sentimientos y de las manifestaciones como la neumonía, el cáncer, la neurosis o la histeria... Lo que significa que toda patología esconde una necesidad psicoterapéutica. Groddeck envía al hombre, de forma concreta y temible, a su simple medida y a recordar *la modestia de su condición, pues incluso sus pensamientos, que constituyen el fundamento de su existencia, no son pensados por él mismo, sino por sus células*. Siguiendo este tipo de ideas, Sandor Ferenczi se muestra convencido de su concepción según la cual las células, aisladas o en grupo, los órganos y el conjunto del organismo son individuos dotados de un psiquismo y preparados para oponerse a cualquier agresión. Estos procesos de defensa no pueden comprenderse si no se acepta la presencia de energías, en las partes que componen el organismo, que actúan *de forma más o menos similar a los procesos afectivos, impulsivos y voluntarios tal como los conocemos en nuestra vida psíquica*.

Deepak Chopra confirma este punto de vista escribiendo que la inteligencia *opera en cada célula de nuestro cuerpo*. El conjunto de la organización de nuestras funciones lo demuestra. No se limita a nuestro pensamiento, sino que la inteligencia impregna *cada partícula del universo*, y nuestros espíritus no son más que *la expresión de esa inteligencia*. De hecho, la inteligencia reside sólo en el cerebro, pero se expresa tanto a *nivel de los componentes intracelulares, de la célula misma y del sistema nervioso central. Enzimas, genes, receptores, anticuerpos, hormonas y neuronas son también expresiones de la inteligencia* (D. Choppra).

Vis medicatrix naturae

El plano organizativo está en nosotros. Gozamos de una salud perfecta cuando el todo funciona con armonía y *una inteligencia natural nos asegura la evolución de la vida* (D. Choppra). Sin embargo, para que esta inteligencia pueda actuar plenamente y podamos aprovecharla del todo, hay que liberar nuestra existencia de tensiones y, para ello, desarrollar *una actitud de confianza y de dar-tomar*. Debemos dejar de querer intervenir. Esta sabiduría nos asegura que lo que Deepak Chopra llama la *conexión psicofisiológica* obre por nosotros y no en contra de nosotros. La clave de la salud está ahí, como lo anunciaba el principio de Hipócrates, que daba, como factor determinante para el restablecimiento de la salud, *el poder natural de curación presente en cada uno de nosotros*. Claude Bernard captó la obra de este *principio de inteligencia presente en toda la naturaleza*. Los pensamientos son *los impulsos de la inteligencia creativa* y aparecen de forma natural, constituyendo la inteligencia creativa y aportando sus efectos tanto en el mundo exterior como en el interior, porque está bien organizada. Esta capacidad de organización es innata; el poder de organización está en cada uno. La filosofía india acepta la existencia de una inteligencia cósmica, Mahat, que interfiere en todo y ocupa el espacio, el quinto elemento de la tradición india. William James pensaba que el universo poseía *un alma divina, un alma ordenadora,* de la cual el alma humana sería una parcela. Su función era también la de *proteger nuestros ideales* y mantener *el equilibrio del mundo*. Quizás encontraríamos ahí la explicación de ciertos fenómenos y efectos relacionados con la práctica de la oración realizada a espaldas de los beneficiarios...

De ahí, según Groddeck, el sentimiento *de ser uno con la naturaleza*, ni esclavo, ni herramienta, sino *indisolublemente fundido con ella, fuerte como ella, divino como ella, eterno como ella...* Y acababa mencionando la idea de ser uno con *Dios-Naturaleza*, de desarrollar la conciencia de pertenecer al *todo creador*, la personalidad del hombre, del yo, disolviéndose y fusionándose con Dios-Naturaleza. De ahí a pensar que cada ser humano es médico por naturaleza sólo hay un paso, que Schweninger, maestro de Groddeck, franqueó mucho tiempo antes de que se pensara realmente en aquello que todavía no se había llamado psicosomático.

Para André Passebecq, la higiene de vida implica una disposición de espíritu basada en la *fe en las fuerzas naturales*. René Dubos, en el prólogo de testimonio de Norman Cousins, cree que la medicina moderna no será verdaderamente científica hasta que médicos y enfermos sepan controlar las fuerzas del cuerpo y del espíritu en acción en la *vis medicatrix naturae, el poder curativo de la naturaleza*.

Por esto Groddeck decía que *nadie puede actuar más allá de la naturaleza*, e insistía en el carácter natural de toda terapia y confiaba en un hombre *lleno de recursos*. El componente oriental que nos interesa está en esta relación cuerpo-espíritu que asocia el poder de lo mental, la elevación del espíritu y el cuerpo fuerte y flexible, elementos indisociables de la vida.

Lo que puede motivarnos a actuar es esta idea de René Dubos, citada por M. Fergusson, según la cual, seguir sometidos *a medidas de defensa hace que cada vez nos comportemos más como el cazador acorralado*. Considerando que existen *candidatos para el cáncer*, ha encontrado que existe un perfil característico de los casos de remisión: todos eran individuos optimistas y con los pies en el suelo, de ahí que se imponga la idea de que una actitud mental bien dispuesta beneficia el cuerpo, y a la inversa.

Sobre este punto, Alain muestra cómo el filósofo se une al fisiólogo: el estudio fisiológico surgido de la inquietud y el miedo llevaría a constatar que son las enfermedades quienes *se unen a otras y precipitan su curso*. Su conclusión es que está en nuestro interés *mimar la salud más que la enfermedad*, y explica que existe una *actitud visceral* que *favorece el combate y la eliminación*, mientras que, al contrario, cualquier otra *estrangula y envenena a quien la ostenta*.

Estas disposiciones teóricas ¿son ideales o tienen un fondo de realidad? Deepak Chopra da la respuesta citando los trabajos de Abraham Maslow, que ha observado que existen algunas personas *actualizadas, las self-actualizing individuals*, que expresan una exultación general, que están contentas de vivir,

positivas, que buscan en sí mismas las soluciones a las dificultades de la existencia. Estas personas, alrededor del 1 % de la
población, habrían encontrado *la conexión psicofisiológica,
podrían vivir en el mundo con éxito* y progresarían en la vía espiritual. Capaces de ver lo sagrado, lo bello y lo eterno en todas
las cosas, conscientes de su *Dios interior*, y de participar de un
conjunto mayor, y amantes de la simplicidad, estos seres están
en contacto con la fuerza y el alma que están en ellos, y tienen tendencia a seguir su *luz interior* más que a doblarse ante dogmas
(J. Hardy). Gozando de un gran conocimiento de sí mismos,
de una gran capacidad de discriminación intelectual, de aceptación y de ética, habiendo identificado algunos de sus mecanismos psicológicos, presentando un comportamiento espontáneo y natural, conociendo pocos bloqueos e inhibiciones
en sus acciones, pocos conflictos intra-psíquicos, capaces de la
simpatía y el reconocimiento de los demás, son autónomos,
creativos, independientes y capaces de actuar en función de
sus opiniones (H. Thörsen).

Al contrario, las personas que no admiten la posibilidad de
evolucionar, de progresar, ni anhelan un plan más elevado, no
sólo encuentran normal el estado de trastorno en el que se encuentran, sino que además evitan a las personas con capacidades
positivas evidentes por *miedo a desarrollarse*. Las personas actualizadas parecen conocer cierto desapego hacia el mundo y hacia
ellos mismos. Para Deepak Chopra, es ese mismo desapego lo
que les permite amar profundamente y hacer gala de una *auténtica compasión y de una verdadera sabiduría*.

Disposición a ser feliz

Pierre Daco no omite el aspecto social del *Homo sapiens*, y para
él la salud está hecha de *intercambios armoniosos con el entorno*.
Esta sencilla frase subraya las complicaciones evidentes unidas
a la capacidad ideal de hacer *aquello para lo que uno está hecho*, y
de encontrar *el trabajo y el entorno que nos identifique*. En el caso
contrario, por desgracia demasiado extendido, existe una distorsión entre lo que uno es en lo más profundo de sí y el modo
de vida adoptado, el lugar de trabajo y la profesión ejercida.

Se encuentra en estas condiciones el acuerdo con el principio organizador presente en nosotros. De esta manera, el hecho de no realizar aquello para lo que estamos destinados nos pone en situación de *carencia de salud*, pues *el cuerpo no está contento* debido a la tensión entre aquello para lo que estamos hechos y lo que estamos forzados a llevar a cabo. Esto no conduce a un estado de enfermedad, sino de *no-salud, no-alegría, no-energía, no-finalidad, no-entusiasmo y no-intercambio armonioso y energético con el entorno*, lo que corrobora Boris Pasternak, que escribía, en *Doctor Zhivago* (citado por K. R. Pelletier):

> Si cada día decís lo contrario de lo que pensáis, si os doblegáis ante lo que detestáis y si disfrutáis con lo que os aporta disgustos, vuestra salud se verá perjudicada...

Los trastornos psíquicos e incluso los problemas políticos son considerados por muchos autores como un desequilibrio entre lo racional y los sentimientos, entre el pensamiento y la experiencia del cuerpo, recuerda Dennis Jaffe: *nuestros dilemas cotidianos vienen de una falta de equilibrio e integración entre nuestros dos cerebros*. Pierre Vachet cita una estadística según la cual el 2 % de la población trabaja con placer, el 20 % lo hace con indiferencia, y el 78 % con una hostilidad más o menos grande. Unas cifras más recientes le daban un 65 % a esta última categoría. La causa sería la mecanización, el ritmo, la cadena, la serie, la disminución de la iniciativa, la sujeción del trabajador, la tensión nerviosa, el estrés en la realización de labores cada vez más complejas —lo que es contrario a los principios de una mejor productividad—, la mala definición de los puestos de trabajo, los conflictos interpersonales, el hostigamiento, la descalificación, la incertidumbre, el entorno físico y todos lo elementos que deberían aportar un equilibrio necesario en la vida del ser, que no puede más que decaer ante el fracaso social.

Tiranía del modelo

Nuestra cultura y nuestra educación facilitan enormemente situaciones como las descritas arriba instaurando los principios de mérito, perfección, deber y voluntad. Estas virtudes cruzadas, según la expresión de André Berge, nos animan a hacer lo que los demás esperan de nosotros, a funcionar como lo pide el entorno, ese que va al encuentro de nuestra libertad interior y que tenemos tendencia, como decía Rabindranath Tagore, a destrozar *en nombre de la libertad exterior*, lo que es contrario al dharma personal, el principio oriental del dharma, la ley justa y natural basada en la realidad humana en cuanto a que se engancha a lo que la envuelve y que está en armonía con la naturaleza. Ahora bien, la libertad condiciona la autonomía, cuya ausencia se convierte en un factor patógeno (SIRIM).

El mérito, máscara que uno se pone para avanzar, está lleno de defectos. Veamos algunos de ellos: el primero es que su principio significa que uno no se aprecia por sí mismo, sino por lo que se supone que debe cumplir o producir. Además, hace olvidar que en este mundo, uno corre otorgándose prioridad a sí mismo —no se debe confundir con un individualismo equivocado—; para esta cuestión conviene ver *La Solitude du coureur de fond* (La soledad del corredor de fondo). Finalmente, ¿en qué se convierten, en sus cabezas, los numerosos déjalo-correr que no tienen el modo de acceder a esta distinción?

Los apasionados de la perfección consideran al prójimo como la manera de fundamentar una gloria totalmente personal. Lejos de poder proliferar virtudes positivas, siembran el pesimismo y la irritación, pues el ideal de perfección, si es rígido y excesivo, desanima los esfuerzos, las iniciativas y las intenciones haciéndolas ver como inútiles. El error está en pensar que uno puede o debe poseer la perfección. La autocrítica, que lleva al *autocastigo, al odio hacia sí mismo*, puede llevar a la inquietud, la depresión, la angustia y la enfermedad física, y no constituye el *sano reconocimiento constructivo de sus límites*. Dennis Jaffe subraya el efecto negador y *mensurable* que tiene en el cuerpo algo que se ha dicho con una *carga emocional negativa*. A partir de aquí, uno imagina los beneficios del reconocimiento verdadero de sus cualidades y de sus buenas acciones, que conducen a una percepción positiva de uno mismo y, por tanto, a una confianza en sus métodos y su futuro. Es necesario encontrar y cultivar el equilibrio, pasando por el rechazo del molde demasiado estrecho en el que uno tiende a encerrarse y por la expresión de los aspectos de nosotros mismos que lo necesitan. En el caso contrario, esos aspectos reprimidos nos traerían mensajes llenos de síntomas y trastornos (D. Jaffe).

En cuanto al deber, inculcado desde muy temprano, nos impide vivir intensamente aquello que tenemos por hacer, pues quienes nos han educado tienen, de tiempos pasados, asociada esta idea a un mensaje de falta de exultación, sino de sacrificio castrador, de autonegación y de prohibición de disfrutar de una felicidad personal. Cada uno cumple con su deber *para ser perdonado de vivir* (P. Daco). Esta creencia de que la vida no puede aportar nada gratificante es la causa de comportamientos sin ganas, sin vitalidad y sin deseo de cambiar la existencia.

Dennis Jaffe relata la observación de Lawrence Hinkle efectuada sobre más de mil empleados de una empresa, que comparó los diez individuos más sanos con los diez que tenían más problemas de salud. La conclusión fue que el grupo con más enfermedades tenía tendencia a identificarse con el deber, la responsabilidad, la ideología, los acontecimientos y las situaciones como si olvidasen incluso lo que es la higiene y el descanso. Generalmente eran incapaces de expresar sus necesidades personales, identificar sus sentimientos y frustraciones, sus iras o sus depresiones, y vivían por los demás (D. Jaffe).

En cuanto a la voluntad, que supuestamente lo puede todo, es poca cosa comparada con la imaginación, la motivación y el deseo, como dice Émile Coué. El deseo existe sin la voluntad, según André Berge, y esta se sostiene por un fondo de deseo. La voluntad es *un deseo reflejo, organizado*, que responde a *un designio detenido*. Para este autor, llamar *buena voluntad* a un hecho paralizante, añade un sentimiento de culpabilidad en la persona a quien va dirigido, y focaliza la atención en ella, lo que le impedirá vencer el obstáculo... Y es lo mismo si lo llama inteligencia, razón y todas las facultades superiores del hombre: esta moralización sólo puede engendrar la regresión de quien espera otros métodos más adaptados para salir de su malestar, y que sólo los recibe del exterior, en términos de ayuda, antes de ponerlos en marcha por sí solo.

La ausencia de autenticidad sólo puede conducir a un comportamiento artificial, a hacer menos, si uno no puede hacer lo que le gusta y amar lo que hace, lo que exige un mínimo de filosofía. La autenticidad también es necesaria entre la expresión del cuerpo y la disposición mental, pues se sabe cuánto puede influir la representación mental en el cuerpo.

Autenticidad y autonomía están relacionadas: ahora bien, la falta de autonomía, igual que el impedimento de territorio por los falsos valores vistos arriba, son dos factores patógenos. Y no será Alain quien me contradiga; pues escribió que, aunque las pasiones están en nuestros estados de pensamientos, sin embargo, dependen *de los movimientos que se producen dentro de nuestro cuerpo*.

A. Passebecq incluye en su sistema la ausencia de miedo a la enfermedad, el optimismo basado en el *Carpe diem*, el evitar emociones negativas, la consideración positiva en cuanto a acontecimientos y emociones, la apreciación de simples alegrías, la pasión por aquello que uno logra, la comprensión del sentido de la vida. Es en razón de este optimismo bien entendido como el doctor Moody constata que la medicina evoluciona *afortunadamente hacia una concepción más amplia de la salud*: sus preocupaciones no tienen que ver solamente con lo físico y lo mental, sino con el *bienestar del hombre en su contexto social* y en el de *su entorno natural*. La conclusión a la que llega es que la terapia por el humor y la risa encuentra su lugar en la evolución de la medicina en el sentido de una perspectiva más amplia.

TÓPICO DEL BUEN HUMOR

> Debemos, cada vez que se presenta, abrir puertas y ventanas a la alegría, pues nunca llega en mal momento, y no dudar, como solemos hacer, en admitirla...
>
> SCHOPENHAUER

Puesto que el buen humor existe, ¿dónde está? La pregunta no es fácil, pues la nueva ciencia llamada psico-neuro-inmunología nos dice, como su nombre indica, que la celebrada y buscada inmunidad, cuya función es prevenir la enfermedad y restaurar la salud, depende de factores tan variados como el funcionamiento nervioso y las fluctuaciones del psiquismo. Podría parecer ilusorio y pretencioso querer lanzarse a una topología fisiológica del fenómeno «alegría»: esta función vital se encuentra en relación con ciertos componentes anatómicos, neurológicos, funcionales o psíquicos precisos, de los que es importante hablar para tomar conciencia de los métodos de acción que hay a nuestra disposición. El humor tiene que ver con el sistema de los humores. Estamos pues ante la presencia de una interacción evidente entre un componente orgánico y otro hecho de pensamiento «inmaterial». ¿No decía Shivananda que el pensamiento es tan material como una piedra?

Anatomía del buen humor

En el plano puramente neurológico, la vida afectiva, las emociones, el humor y los sentimientos son controlados por los centros donde se prepara el combate, la lucha o... la aceptación-adaptación. La función del tronco cerebral es conocida en los estados de vigilia y de sueño, y en la relación entre el sistema nervioso autónomo y el sistema nervioso central, concretamente entre el hipotálamo y el rinencéfalo. Encrucijada de informaciones sensoriales y viscerales, exterceptivas e interceptivas, parte integrante de un sistema de *feed-back* que regula los impulsos nerviosos *en relación con la emoción y la actividad neuroendocrina* (P. Bugard), maestro de ceremonias de las secreciones hormonales y considerado el cerebro de la vida vegetativa, el hipotálamo regula nuestras necesidades fundamentales. En caso de estrés y de situación de urgencia, pone en ruta una respuesta por vía del sistema simpático y por el desencadenamiento de la producción de catecolamina, sobre todo las de la adrenalina a través de las glándulas suprarrenales, producción más o menos elevada, según el grado de emoción. Cada función tiene un neurotransmisor propio en sus sectores nerviosos concretos: la función del placer está ligada a la noradrenalina; el dolor, a la acetilcolina; el humor, a la serotonina (también ligado al sueño: su disminución acarrea depresión).

Los sistemas parasimpáticos y ortosimpáticos de la función nerviosa autónoma, que actúan sobre todas las vísceras; el sistema límbico, que comprende la circunvalación del cuerpo calloso, el septum, la amígdala y el hipocampo, cuya función se conoce por la memoria, también juega su papel. A. Lieury añade al sistema límbico el bulbo olfativo y una parte del tálamo, considerado por Cannon el lugar de las emociones y el actor de la inhibición de la irritabilidad, lo que en conjunto constituyen las partes principales de ese cerebro emocional. El cerebro siente tanto como piensa (grupo Diagram), y ese cerebro arcaico parece controlar la emoción positiva, lo que permite moderar la emoción y otorgarle su justa medida sin exageraciones de comportamiento. El hipotálamo y el sistema límbico colorean las percepciones conscientes de las emociones y les superpondría vectores motivadores: nuestro paleo-mamario controla estas actividades relacionadas con el humor. Cambier, Masson y Den estiman que la motivación, la atención selectiva, las reacciones emotivas y la selección de respuestas dependen de ese mismo sistema límbico en relación con la lógica de recompensa y de castigo. El sistema límbico, cuya estimulación provoca reacciones de tipo ortosimpático, es la encrucijada obligada entre el mundo exterior, el hipotálamo, el neocórtex y los órganos motores (SIRIM). El espíritu crítico, la selección y la motivación se asientan en él, aunque depende de la interpretación del neocórtex. Prolonga, multiplica y afina las posibilidades del hipotálamo.

No sometido a la voluntad, el sistema nervioso autónomo, al cual el pensamiento no tiene acceso, al menos no directamente, y el córtex cerebral, relacionado en ciertos puntos con el sistema vegetativo, regulan el ritmo cardiaco, la respiración, los movimientos intestinales y la temperatura del cuerpo, utilizando dos acciones: la de acelerador estimulador (ortosimpático) y la de freno inhibidor (parasimpático). Los dos sistemas se equilibran: es lo que se llama el *equilibrio neurovegetativo*. Uno u otro domina: el ortosimpático en caso de estrés y el parasimpático en momentos de relajación. El hipotálamo asegura la petición de ese doble sistema tras inervar cada órgano y con una acción respectiva global de aceleración o relajación. La función del sistema nervioso autónomo es coordinar las relaciones entre las vísceras y asegurar la regulación de las funciones vegetativas, las tocadas por el fenómeno del estrés. Con esto se comprende cómo se relacionan el síndrome de Hans Selye y los trastornos psicosomáticos: el papel del sistema neurovegetativo es, además de la regulación del funcionamiento orgánico, reflejar las emociones en el organismo. La inquietud comporta temblores, rubor, palpitaciones y manifestaciones digestivas por la vía del sistema simpático, mientras que la armonía con el mundo desarrolla relajación y bienestar por la vía del sistema parasimpático. Así, el sistema cutáneo, la respiración, el sistema cardiovascular, las glándulas endocrinas, la sangre, la digestión, el sistema genital y urinario se ven afectados por las manifestaciones emocionales, de ahí las numerosas reacciones de desórdenes citados como trastornos psicosomáticos. El problema está en la repetición de estados de tensión que acaban provocando lesiones reales; el aumento de la tensión arterial es un ejemplo. Las arterias se vuelven rígidas y los problemas funcionales se vuelven orgánicos. La evolución se dirige enseguida hacia graves lesiones cardiacas, renales, coronarias...

La estimulación septal del hipotálamo alegra a las personas deprimidas (H. Rubistein), y la del dorso del hipotálamo provoca placer: Olds y Milner evidenciaron, en 1954, la fogosidad de los animales de laboratorio hasta la extenuación al estimularles ese centro con la ayuda de un microelectrodo en el sistema límbico. La autoestimulación frenética del animal provocaba sensaciones agradables y un placer aparentemente superior al que habitualmente conocemos por las funciones naturales.

Además de estas estructuras, Eric Smadja menciona también la participación del córtex frontal (su ablación comporta indiferencia emocional) y temporal, y de los diversos núcleos: tálamo, caudal y lenticular.

Es el sistema emocional, el sistema límbico, el que enferma, y también el que se cura. Las relaciones médico-enfermo, placebo, buen humor, optimismo actuarán en este sentido. La empatía en la relación con el paciente tiene consecuencias en el sistema límbico. Gracias a los trabajos de Mac Lean y de Laborit, podemos distinguir, en la estructura misma del encéfalo, las grandes evoluciones de la vida con la aparición de nuevos centros cerebrales. La teoría de los tres cerebros sitúa la emoción y los sentimientos de amor y odio en el sistema límbico o *rinencéfalo*. Nuestras reacciones temperamentales serían pues comportamientos puramente animales, concretamente ligados a nuestra condición de mamíferos. El límbico derecho, en particular, tiene que ver con los demás: Dominique Chalvin lo define como asociado a las funciones de emoción, contacto humano y expresión, y que tienen capacidades musicales y espirituales. Su activación permite *entusiasmarse por unos valores o un ideal*.

Jean-Pierre Changeux sitúa en el sistema límbico la acción de las encefalinas y otras endorfinas de las que se conocen propiedades calmantes y antidolorosas, particularmente interesantes en cuanto a los efectos del buen humor. La mejor manera de acelerar la producción de endorfinas es con *la risa, las emociones y las sensaciones agradables* (Kerforne y Questin). Partiendo de esto, toda percepción agradable tiene este efecto, lo que llevará a buscar soluciones para arreglar el mundo exterior y cultivar el buen humor, lo que contribuirá a producir catecolamina, las hormonas que estimulan el sistema inmunitario.

El espíritu humano

En el plano psíquico, la emoción o la angustia suponen el despertar de toda la historia afectiva del individuo, cada uno con su modo de expresión, con la flexibilidad ligada a las capacidades de palabra, de reflexión, de actividad, de expresiones varias, de fantasmas. La somatización se producirá cuando no sea posible utilizar uno de estos canales. A la vista de las modificaciones aportadas por el humor, hablamos de psicotoxinas, esas toxinas mentales que destruyen el estado mental de la paz. Todos los estados de estrés e intensa emoción negativa interrumpen el orden del pensamiento. Sigmund Freud describió la evolución de la humanidad desde el animismo hasta la ciencia por medio de la religión, así como las consecuencias de la pérdida del sentimiento de toda fuerza. El hombre *ha reconocido su pequeñez y se ha resignado a la muerte, igual que se ha sometido a todas las demás necesidades naturales*, pero son las huellas de esa antigua creencia animista lo que encontramos en lo que Freud llama la *confianza en la fuerza del espíritu humano*.

Sobre un plano tan fundamental ligado a un acercamiento psicoanalítico, el principio del placer rige el comportamiento del individuo ahuyentando el dolor o buscando el placer, siempre teniendo en cuenta el principio de realidad, principio regulador que obliga a retardar la satisfacción buscada en nombre de las reglas que le impone la vida, y aplaza la busca de la satisfacción, lo que asegura una sustitución socialmente aceptable. La inevitable y deseable sublimación es un mecanismo de defensa inconsciente que orienta la existencia. La representación de los afectos está a instancias del superyó, una especie de censura del yo, y a las exigencias del principio de realidad.

Según Smadja, la risa se sitúa en el sistema de paraexcitación del yo. Es un *instrumento motor, facial-bocal*, es un placer encontrado, un control a la vez que una excitación ligada a la función motriz, en concreto la oral. La regresión en la economía psíquica tendría la función de expresar la presencia del contenido inconsciente sin permitirle la irrupción en lo consciente. La victoria del principio del placer se hace con el control de los afectos punibles, ligado a la victoria narcisista.

La *risa espiritual* es un proceso de *descarga* de una energía psíquica que primero ha sido movilizada por las inhibiciones, los rechazos, y que de repente se encuentra liberada y no reutilizada (É. Smadja). Tras un chiste, la risa es un beneficio sacado de lo consciente que permite dejar libre el inconsciente. Es una descarga y una liberación brusca de la energía destinada inicialmente a reprimir las tendencias indeseables (F. Alexander). El humor sería la liberación de los afectos (la ira, el miedo, la angustia, la tristeza o el dolor) que podría comportar una situación, como una broma. Es un mecanismo de defensa contra el sufrimiento: el superyó (a menos que sea el ideal del yo, según Bergeret) contribuiría a modificar las reacciones del yo, permitiéndole, sobre todo, reencontrar la *fuerza narcisista infantil*, según Eric Smadja. Este mismo autor observa que, para Spitz y Blatz, la risa y la sonrisa podrían ser mecanismos motores que acompañan la resolución de los conflictos tras tener al individuo encerrado en un dilema. El chiste encuentra el humor jovial del niño y los placeres infantiles del juego con las palabras y el pensamiento. En cuanto a lo cómico, la fuente del placer se situaría más en el terreno del equilibrio de *dos gastos de inversión* atribuidos al preconsciente al cual S. Freud le da un papel importante, casi tópico. El fundamento de algunas filosofías parece inspirarse, en proporciones variables, en evitar el sufrimiento: *el sabio evita los males*, dice Schopenhauer.

En cuanto al segundo tópico, representa el interés del concepto de impulso de vida, de autoconservación, a la cual podríamos asociar el buen humor y la vida positiva expresada en *el amor, las tendencias constructivas, el comportamiento de cooperación* (P. Heimann). El impulso de vida presenta una relación con Eros que *tiende a la unión y conduce al individuo hacia los otros*, mientras que, por otro lado, el impulso de muerte, ligado a Thanatos, agrupa agresividad, sadismo, masoquismo, odio, agresión, destructividad, tendencias negativas que convergen hacia la destrucción del sujeto mismo, y que tienden a *quebrar el organismo y la unión entre los individuos, o a impedir que se forme esta unión*. El impulso de muerte, compuesto de fuerzas de autodestrucción, tiende a reducir y suprimir las tensiones de excitación interna, llegando al *estado inorgánico o estado de no-vida*, asegurado por el principio de constancia o de *Nirvana*. Haciendo referencia al efecto de repetición indisociable de la noción de impulso de muerte, Catherine Bensaid habla del descondicionante necesario para encontrar otra lógica de funcionamiento. En una obra sobre el buen humor, es importante decir, y el lector lo ha comprendido ya, que existe una relación entre el sentido del humor y la voluntad de vivir, y que es difícil elegir entre deseo y ausencia de sufrimiento.

El papel del preconsciente

Situándonos en el punto de vista del primer tópico freudiano, el preconsciente, zona intermedia, lugar de paso entre el inconsciente y el consciente, que comparte las propiedades de ambos, el preconsciente tendría un papel preponderante, según el doctor P. Marty. Sus contenidos y representaciones no son conscientes, pero pueden llegar a serlo. El preconsciente sería *la placa que gira en la psicosomática:* cuando funciona de forma conveniente, *con fluidez y aportando una buena capacidad para asociar palabras, ideas, imágenes, sensaciones, afectos, en fin, para imaginar,* escribe P. Marty, *en caso de trauma psicológico importante, el individuo es capaz de hacerle frente...* De ahí la importancia de las terapias de grupo: el médico de la clínica de Höbernkirchen sostiene que las mujeres que hayan tenido cáncer de mama viven más tiempo si participan en este tipo de grupos, cuyo objetivo no es curar, sino aliviar. En el congreso médico californiano de 1953, Max Cutler y Franz Alexander compartieron sus observaciones hechas en cuarenta mujeres que sufrían cáncer: sufrían, en la mayoría de casos, de inhibición sexual, de incapacidad para expresar o controlar la ira, la agresividad y la hostilidad, *disimuladas bajo una máscara de amabilidad.* La expresión de los sentimientos es importante para sobrevivir, y hay que evitar la inhibición de la vida emocional. En este punto, el consejo de Bernie S. Siegel es claro: debemos vivir nuestras emociones, pues los sentimientos inhibidos alteran nuestras respuestas inmunológicas. Se refiere a la observación hecha por L. Derogatis sobre una población de pacientes tratadas de cáncer de pecho, y entre las cuales el tiempo de vida era más largo si eran capaces de expresar ira, miedo, desánimo o culpabilidad, más que si permanecían en su estoicismo. Acaba con la certeza de que el estado del espíritu influye *directa e inmediatamente en el estado de nuestro cuerpo.* Por la acción de nuestras emociones, podemos *modificar nuestro funcionamiento físico;* mientras que inhibiendo la desesperación le enviamos al cuerpo *un mensaje de muerte.* Lo que Rika Zaraï llama *la interiorización crónica* y el disimulo de los sentimientos son fuente de peligros, sobre todo cuando se trata de miedos, ira o tristeza, pues la felicidad y la salud *emanan del interior.* Añade también que nuestro dolor de vivir y el carácter efímero y superficial de las alegrías no cesarán hasta que el individuo no se reúna con su *verdadero yo,* cuando sepa sacar la solidaridad de dentro de sí mismo. Para Ginger Cunes, la ayuda mutua psicológica permite *adquirir los métodos para morir un día en paz y alegría.*

Para Sigmund Freud, el preconsciente tiene sólo una función: *manejar el acceso a la motilidad voluntaria* de la cual *tiene las llaves;* es decir, dispone *de una energía de inversión móvil cuya parte, la atención, nos resulta familiar.* Esta afirmación podría explicar su relación con el cuerpo y, por tanto, su importancia en el hecho psicosomático.

Sin ir hasta las peligrosas simplificaciones, podemos decir que el buen humor que anima al optimista en su visión clara de la existencia tiende a un carácter oral. La oralidad se sitúa en un periodo anobjetal durante el cual la relación con el mundo es simbólica y de fusión. La emergencia del deseo de lo oral engendra la esperanza y, por tanto, también el optimismo, facilitado por un sentimiento de confianza que proviene de un sentimiento de protección experimentado desde la más tierna infancia (C. Morel).

En cuanto a la somatización, es la vía del cuerpo para expresarse, lo que no puede hacerse con las palabras: contenidos que han sufrido la inhibición o su ausencia, deseos censurados o miedos inconscientes harán que el cuerpo exprese ese desbordamiento inconsciente, según la imagen de Corinne Morel. Esta expresión será más o menos importante, durará más o menos, o será más o menos global. La inhibición no le quita al contenido inhibido su actividad, cuyas manifestaciones son tan conocidas como el sueño, los lapsus y otros actos. Este retorno es tan fuerte que el difícil acontecimiento al que se enfrenta el individuo recuerda una situación no controlada, inhibida y siempre presente y activa. Mi experiencia profesional con personas que buscan empleo, o con las que vivieron la explosión de una fábrica en septiembre de 2001 en Toulouse, me ha llevado a observar que sufrir un acontecimiento imprevisto puede despertar una o más situaciones de angustia pasadas. El desmoronamiento psicológico de muchas personas se debe a la vuelta de antiguos dolores inhibidos y no «digeridos»: el paciente se ve en la obligación súbita de gestionar al mismo tiempo dos (o más) episodios dolorosos.

La organización y animación de grupos de terapia sirve para hacer, o al menos empezar, ese trabajo de duelo indispensable para retomar el avance de la existencia. Atreverse a expresar sus miedos, sus temores y sus pavores es parte de la terapia, igual que llorar, reír o chillar. Otra forma de expresión es somática: tras el desbordamiento psicosomático, lo que llamamos la vuelta de lo inhibido, hace que resurjan sufrimientos y emociones desagradables. El sufrimiento psíquico inhibido se convertirá en sufrimiento físico, que influirá en el sufrimiento psicológico. Un choque psicológico puede traducirse en un sufrimiento corporal, en un periodo de tiempo más o menos largo, que puede ir hasta la muerte, como en el caso de ese hombre que siguió una de mis sesiones de formación en técnicas de búsqueda de empleo, que murió unas semanas más tarde. Según uno de sus más íntimos compañeros, que sufrió el mismo despido, no había podido aceptar la situación. La resolución del problema psicosomático reside en el cuidado del síntoma y en la busca de la causa que habrá que tratar.

Subconsciente positivo

Esta presentación de los componentes psíquicos estaría incompleta si no mencionase a Assagioli, psicoanalista de principios del siglo XX, conocido por su concepción de la *Psicosíntesis*. En ese modelo, hay elementos que permiten precisar nuestra definición de un tópico concreto.

Así, el *supraconsciente* permite sentirse en armonía con ciertas fuerzas siempre presentes en *el amor, la belleza, la ternura, la fuerza y el verdadero conocimiento* que uno debe intentar descubrir (J. Hardy). La dificultad consiste en estar en paz con las fuerzas del inconsciente inferior, definido por Assagioli como el que contiene *la coordinación inteligente de las funciones del cuerpo, los impulsos fundamentales y los instintos primarios*, así como un elevado número de complejos muy cargados de afectividad, *de sueños y productos de la imaginación bastante desgastados*. Algunas personas estarían dotadas de una unidad, *que emana de un centro naturalmente dirigido a la felicidad, el optimismo y el esfuerzo hacia la exultación* (J. Hardy): ¿será esta la clave de la *conexión psicofisiológica* mencionada por Maslow?

William James, citado por J. Hardy, presenta sus concepciones según las cuales el modo de vida podría ser sano o enfermizo:

> El optimista y quien tiene una mentalidad sana viven en general en el lado correcto de la línea de la pena, y el deprimido y el melancólico en el otro lado, en la oscuridad y la aprensión. Hay gente que parece que todas las hadas buenas se hayan posado en su cuna, mientras que hay quien parece haber nacido justo en el umbral del dolor y que la mínima irritación puede hacérselo traspasar.

El supraconsciente es un conjunto potencial que inspiraría nuestra vida si siguiéramos nuestra alma más que nuestra personalidad. Hecho de intuiciones e inspiraciones de orden superior en los ámbitos filosóficos, artísticos y científicos, y generando sentimientos elevados, ese sistema aprieta para servir al prójimo.

Assagioli describe la experiencia del «sí mismo» como si tuviese una *calidad de paz perfecta, de serenidad, de calma, de tranquilidad, de pureza*. El sí mismo tiene la *experiencia del universo*, de ser uno con el universo conservando *el sentido de la individualidad*. Pero el acceso a esta dimensión infinita, *llena de fuerza, de belleza y de alegría, una forma de luz y de fuego*, que Assagioli llama su *ser verdadero*, exige el cese del tumulto de las pasiones y los torbellinos de la actividad del espíritu.

Estrés, buen humor y salud

Hans Selye fue el primero en observar que el estrés provoca una hiperactividad de los corticosurrenales que producen el cortisol, una atrofia del timo, del bazo, de los ganglios linfáticos y de las estructuras simpáticas, todo en relación con la producción de agentes de defensa. También observó ulceraciones del sistema digestivo con hemorragia y otros agentes de agresión: frío, calor, infección, miedo, pena, éxito, enfermedad, dolor, trauma...

El estrés crónico, que somete permanentemente el hipotálamo y el sistema límbico a un trabajo inadaptado, comporta infartos, hipertensión y úlcera duodenal o estomacal (H. Rubinstein). Asimismo, Kenneth R. Pelletier observa que el cáncer y los problemas cardiovasculares aparecen tras un periodo de actividad simpático largo que pone en juego los corticosurrenales y el hipotálamo, y que los corticoesteroides fabricados por los surrenales actúan sobre la inhibición de la producción de linfocitos T, que destruyen los agentes patógenos ingiriéndolos, y de macrófagos, cuya función es vaciar el organismo de tejidos usados.

Más allá de la primera reacción de alarma, por la fase de resistencia que puede llevar a la de agotamiento, el estrés, con sus procesos psicosociales, neurofisiológicos, tiene repercusiones negativas sobre el sistema inmunitario y es responsable de inmunosupresión, según los trabajos de 1977 de Monjan y sus colaboradores, citados por Kenneth R. Pelletier, para quien la reactividad al estrés excesivo es la primera responsable de las enfermedades llamadas *de la civilización*. Según este mismo autor, una investigación de Seligman muestra que el 70 % de las enfermedades de orden físico aparecen en momentos en que uno se siente *desamparado o desesperado*; tras un divorcio, uno está doce veces más expuesto a enfermar. Hans Seyle había observado que en su trabajo de resistencia ante una causa de estrés (emocional, por ejemplo), el organismo gasta gran parte de sus capacidades adaptativas, lo que le hace menos apto para enfrentarse a otras agresiones (víricas, por ejemplo). La elección del órgano involucrado está condicionada por varios factores entre los cuales están los hereditarios, la educación y las reacciones físicas del niño ante el estrés. La reacción podrá ser exteriorizada y permitir así la evacuación del estrés, o interiorizada y convertirse en dolores diversos (D. Jaffe).

Preparando el cuerpo para la lucha o la huida, la adrenalina eleva la amplitud y el ritmo cardiaco, y la tensión arterial; asegura un riego sanguíneo cerebral y muscular adecuado, siempre estimulando el hígado, que proporcionará al organismo la energía necesaria para la acción que se avecina. La hipófisis entra en juego en cuanto el estrés dura mucho y se convierte en crónico. Ya sea por acción directa o por la huida o la lucha defensivas, el organismo produce adrenalina y ACTH. Esta producción genera ansiedad y luego angustia. La diferencia está en que por la acción se producen la noradrenalina y la dopamina, dos hormonas *antidepresivas* que generan *un humor tónico*. El ACTH activa un cambio de estrategia, pero provoca la producción de cortisol, tonificante en cuanto hay posibilidad de acción, y aumenta la resistencia a las infecciones y estimula el sistema inmunitario, pues el nivel es bajo; sin embargo, causa debilitamiento, ya que la estrategia es imposible de eliminar: aparece entonces la sumisión y favorece la hipertensión arterial. Este sentimiento asociado a esta producción hormonal activa el sistema inhibidor de la acción, que a su vez estimula la producción de cortisol... El exceso de cortisol disminuye la producción de linfocitos e interferón, nuestras defensas naturales, y la actividad citolítica de los *Natural Killers*, cuya función es matar las células extranjeras y cancerígenas (S. Bensabat). Ahora bien, la inhibición es la acompañante de algunas enfermedades, como el cáncer, la úlcera gástrica, las enfermedades cardiovasculares, y de comportamientos, como la sumisión y el pesimismo, la pérdida de atención, de memoria, de energía... El hecho de tener su lugar disminuye la producción de cortisol. De ahí podemos deducir en primer lugar que el estrés es un elemento indispensable en la vida, pues es un estimulante y, en pequeñas dosis, da energía y genera buen humor, *es la guindilla de la vida*, según Henri Rubinstein, y encuentra su origen en la alegría, el amor, el éxito; en segundo lugar, que el estrés malo, llamado *distrés*, o incluso surestrés, generado por aquello que desagrada, por aquello que va en contra de uno, la frustración o la tristeza, provoca el debilitamiento de las defensas. Después, que su ausencia va acompañada de empatía, de falta de motivación, de falta de deseo, de enfado, de moral baja; y finalmente, podemos deducir que actuar y tener su lugar son dos condiciones de salud que generan, a su vez, la producción de testosterona, que aumenta la capacidad de llevar a cabo una nueva acción.

Según el doctor Friedman, citado por Deepak Chopra, el estrés es una *acción conjunta del espíritu y del cuerpo*, que empieza por la toma de conciencia de un peligro o una amenaza, seguida de una *modulación instantánea de respuesta*. Es la percepción que el individuo tiene de ese peligro, y no su llegada, lo que desencadenará el mecanismo; varía según *el temperamento y la experiencia*. Ahora bien, si la escala de estrés existe, Deepak Chopra la resume en la pérdida de los seres queridos, la pérdida de situaciones, las enfermedades cercanas, la desvalorización. Uno de los efectos del estrés es el aumento del colesterol y los ácidos grasos, igual que *la anticipación de un acontecimiento que uno desea controlar* conlleva una subida del índice de ácido úrico. El estrés puede actuar directamente o modificando el comportamiento de quien lo sufre. Se manifiesta de forma patológica, y los efectos se acumulan en el organismo provocando trastornos psicosomáticos. Las capacidades individuales de adaptación insuficientes favorecen los trastornos cardiovasculares precoces

(K. R. Pelletier). La úlcera no sale por lo que uno come, sino por lo que nos devora.

La última etapa tras la fase de resistencia: el síndrome del *burn-out* y el agotamiento, la reacción al estrés puede conllevar la muerte por agotamiento del sistema inmunitario y la energía. Habrá que regenerar esta energía adaptativa con la diversión, la distracción y el ejercicio. Dennis Jaffe observa que la longevidad de los caucásicos sería debida a la ausencia de estrés psicológico y de cambios importantes, lo que les permite conservar esta energía adaptativa.

Parece que prevenir los golpes estresantes tiene un efecto protector, porque el sistema de defensa no se ve alterado; por tanto, el control psicológico tiene una incidencia en el no establecimiento de ciertos trastornos, lo que lleva a Soly Bensabat a decir que *el hecho de poder controlar el estrés y hacerlo desaparecer cuenta más que el estrés en sí*. Existen sesiones de gestión del estrés para las personas seropositivas, con el objetivo de preservar el nivel de linfocitos T. Es importante defenderse contra el estrés, expresar los sentimientos y desinhibirse.

Buen humor y calma antiestrés

Los problemas psicosomáticos son el resultado del agotamiento del organismo por el exceso del sistema nervioso autónomo en su respuesta de adaptación; ahora bien, por la acción sobre este sistema nervioso autónomo, la risa, que Henri Rubinstein sitúa en el centro de la parte más antigua del cerebro, combate el estrés. En el plano neurovegetativo presenta una primera fase simpática seguida de una fase parasimpática, que se mantiene durante un tiempo y provoca la ralentización del corazón, haciendo bajar la tensión arterial y mejorando la digestión y la respiración. Para H. Rubinstein, la *psicosomática del reír* pasa por esta acción parasimpática, que permite que la risa tenga una repercusión beneficiosa en la salud.

Por su acción sobre lo parasimpático, la práctica de la relajación y la meditación puede tener efectos positivos en este sentido: en 1908 las investigaciones que llevaron a Edmund Jacobson a finalizar su técnica de relajación estaban fundadas en la observación según la cual las tensiones conllevan un esfuerzo excesivo, que hace disminuir la fibra muscular. La otra ventaja de la calma generada por estas prácticas es que se toma conciencia y se escucha el cuerpo y sus necesidades. La noción de *feed-back* es importante aquí: la enfermedad y los síntomas se mezclan: los desórdenes nerviosos son responsables de los síntomas, que a su vez provocan los desórdenes nerviosos... De la misma manera, la hiperexcitación neuromuscular supone ansiedad, que provoca la hiperexcitación... Es lo que Henri Rubinstein llama *los círculos viciosos de la enfermedad*, a los cuales debemos oponer *los círculos virtuosos de la salud*, que cada uno posee: todos utilizan las mismas vías anatómicas y fisiológicas, y los segundos no son más que el retorno de los primeros, pues la enfermedad no deja de ser una inversión de esos procesos vitales. La risa es una de las herramientas de inversión positiva en lo que se refiere a las estructuras de la salud: córtex, sistema linfático, función respiratoria, sistema muscular, que son *lugares de unión*.

N. Cousins pensaba que si el estrés tenía efectos negativos, las emociones positivas como *el amor, la esperanza, la fe, la risa, la confianza y la voluntad de vivir* podrían presentar *efectos terapéuticos positivos*. Su conclusión es que en primer lugar la voluntad de vivir no es algo abstracto, o solamente teórico, sino una realidad fisiológica concreta. En segundo lugar, que el médico debe animar la voluntad de vivir para activar todas las fuentes naturales del cuerpo y el espíritu con el fin de combatir eficazmente la enfermedad. Y el tercer y último punto, que rechazaba el veredicto de la *condena*, lo que le ha evitado la trampa del *ciclo infernal* hecho de miedo, depresión y pánico, que suele acompañar la enfermedad llamada *incurable*. Vemos que estos tres principios son placebos y también que, en otro sentido, el hecho de *sentirse impotente ante los acontecimientos*, lo que aflora el sentimiento de injusticia, lleva a *un estado de depresión caracterizado por tres actitudes: inmovilidad, aislamiento de los demás y sumisión*. Dos factores contribuyen al desarrollo de la enfermedad o a la muerte (K. R. Pelletier): el hecho de considerar el combate como perdido de antemano y el hecho de bajar los brazos; así pues, los individuos motivados y activos vivirían más tiempo que los demás.

Según Carl Simonton, que desde 1956 se dio cuenta del impacto del psiquismo en la evolución de la enfermedad, es por la vía del hipotálamo como el sistema límbico actúa sobre el cuerpo, lo que conlleva que, según el estado mental de esperanza o abandono, el cáncer evolucione bien o no. Henri Rubinstein sitúa el centro cortical del reír en el hemisferio derecho, en el prefrontal, en relación con el sistema límbico, por las respuestas emocionales. Esta localización estaría confirmada gracias a los comportamientos especiales ligados a las lesiones de esas zonas corticales. El córtex cerebral le dictaría al sistema límbico el tipo de respuesta que debe efectuar, mientras que este ajustaría el nivel de respuesta. Más allá de estos aspectos ligados a los centros profundos, se sabe, gracias a las observaciones hechas en el *split brain* o cerebros disociados, que el hemisferio derecho controla sobre todo las emociones y que el izquierdo casi no tiene nada que ver con ellas. Memoria, vivencia individual e imaginación influirán pues en nuestras percepciones. El hecho de que el hemisferio derecho del córtex participe en esta coloración muestra que es posible, por el simple efecto de decidir, actuar sobre la percepción misma de las personas, los acontecimientos y las cosas.

La escuela de Palo Alto, y en concreto Paul Watzlawick, recalcan que el hemisferio derecho no conoce la negación, puesto que los centros del lenguaje no se sitúan en ese lado, y que podría ser el seno del inconsciente perfectamente. Por otro lado, parece que en los pacientes que sufren lesiones cerebrales, su inmunidad se ve modificada de forma distinta según se trate del hemisferio derecho o izquierdo el que se haya visto afectado: la razón sería la función de la visualización y su papel en los fenómenos de autocuración.

Tono y buen humor

En su ensayo psicológico sobre la *Théorie du bonheur* (Teoría de la felicidad), Charles Carbon escribía que, *en el plano nervioso y visceral, un acto pensado es un acto sosegado*. El *posicionamiento hacia una dirección* corresponde a la organización tónica que prepara la acción antes de cualquier movimiento; por tanto, la prepara tal como es pensada, escribe Jacqueline Meunier-Fromenti, quien precisa que el tono existe por su relación con la función neuromuscular. *Controla igualmente toda la vida orgánica, ya que corazón, pulmones, intestinos, riñones y órganos sexuales dependen de él.* La función tónica está en relación estrecha con la vida fisiológica, la vida afectiva y la vida psíquica. Actuaría incluso en la función intelectual favoreciendo la irrigación cerebral, haciendo que *el pensamiento sea más vivo, las asociaciones de ideas más variadas*, y aumentaría la curiosidad intelectual. La formación reticulada recibe estímulos del diencéfalo, donde se encuentran el tálamo, el hipotálamo y la hipófisis, y del rinencéfalo, centro importante de la vida afectiva. El circuito de Papez muestra la relación entre los dos sistemas, diencefálico y rinencefálico, y explica que una excitación diencefálica engendra variaciones del tono, así como manifestaciones simpáticas —sudores, náuseas, palpitaciones...— y reacciones afectivas —risas, gritos, lloros— (J. Meunier-Fromenti). La sugestión utiliza el *ideodinamismo*, mecanismo según el cual *una idea tiende a realizar su objeto* (P. Vachet). Pensar en una persona irritable crea tensiones, pensar en un gesto genera el tono evocado.

El paso de una música suave a un «allegro» o el de una voz dulce y monocorde a una fuerte y con sonidos breves es suficiente para despertar el tono de la persona que escucha, según Jacqueline Meunier-Fromenti, que demuestra así la relación entre el tono muscular y la percepción auditiva.

De las dificultades propias de la relación con su madre, el niño conservará la memoria en el tono. W. Reich observó la relación entre las tensiones musculares y respiratorias inconscientes y la formación de una coraza muscular y de carácter que impedía toda relación con el mundo. Las obligaciones y prohibiciones de la educación se viven *con todo el cuerpo, pues todavía no posee la imagen mental, el lenguaje, la inteligencia*. Desde los primeros meses de vida, continúa Jacqueline Meunier-Fromenti, el niño responde al mundo exterior con tonos. Habrá que esperar hasta que el neocórtex sea operativo para que pueda llevarse a cabo el rechazo, para hacer *olvidar* todo esto, que reaparecerá con la terapia, en situaciones graves o en acontecimientos de nuestra existencia.

Sistema inmunitario y emociones

Maravillosa red de defensa centralizada, la inmunidad asegura, por la acción de los glóbulos blancos y de linfocitos, la defensa del cuerpo frente a los invasores, por las vías sanguíneas y linfáticas, y anima a la lucha (D. Jaffe). El estrés, la depresión y los factores emocionales afectan su acción y la disminuyen. De ahí la posibilidad de reactivar la actividad inmunitaria liberándose de esas reacciones. La *bioquímica de la reactividad neurológica está muy cerca de la del sistema inmunitario*: ambas se desarrollan a partir de las mismas células y sus funciones se parecen por la aportación de *una respuesta específica a un estímulo específico* (K. R. Pelletier). En 1970 Cohen y Ader llegaron a la conclusión de que el sistema nervioso puede condicionar el sistema inmunitario: no sólo la superficie de los glóbulos blancos está equipada de sensores destinados a recibir mensajes químicos, sino que además, como han demostrado Cordón y Degos, los órganos que fabrican los glóbulos blancos reciben los mensajes químicos a través del sistema nervioso, pudiendo modificar el entorno en el que nadan los linfocitos, lo que puede afectarles desde su producción. De esta manera, no hay separación cuerpo-espíritu.

La relación entre lo abstracto y lo orgánico, el pensamiento y lo neuronal, está asegurada por las citocinas, una especie de estafetas químicas producidas por los linfocitos y los macrófagos, que hacen de nexo de unión, informan al cerebro y coordinan y optimizan la defensa. Son más de setenta mensajeros químicos que circulan entre los sistemas hormonal, inmunitario y nervioso, de ahí el nombre de psico-neuro-inmunología. Los órganos productores de linfocitos están ricamente inervados. Podemos pensar que existe comunicación entre la psique, el cerebro y el sistema inmunitario... De ahí a concluir que nuestras defensas están directamente influidas por nuestros pensamientos, nuestros humores y nuestros estados de ánimo, sólo hay un paso: el cerebro puede ordenar al sistema inmunitario que intensifique el combate o lo abandone, como sucede tras un choque psicológico.

Hemos evocado la existencia de *psicotoxinas*. La observación hecha por el profesor Gates de la Columbian University concluye que la ira provocaría la producción de venenos: *recogidos e inoculados a animales de laboratorio, esos venenos los han hecho enfermar*

o los han matado (A. Hunziker). El doctor Vachet cita las experiencias efectuadas en conejos y palomos que sometían a un espanto prolongado. Las muestras de sangre de estos animales presentaban *un terreno favorable para el desarrollo de colonias
microbianas*, en uno de cada dos casos, y nunca en el grupo de
prueba. Si se inocula esa sangre a los dos grupos de animales, los
que sufrieron el espanto morían más rápidamente. En otro experimento se demostró que la lucha de los glóbulos blancos contra
la invasión microbiana es prácticamente inexistente en el animal
que había sufrido espantos violentos. La conclusión de esos
datos es que las emociones deprimentes facilitan la proliferación
de agentes patógenos y disminuyen las reacciones del cuerpo
contra ellos. Galeno observó que las mujeres con temperamento
melancólico estaban predispuestas al cáncer, y el profesor Car-
not, que *las heridas de los vencedores cicatrizan más rápido que las
de los vencidos* (P. Vachet).

En otro sentido, hay que tener en cuenta que una causa orgánica visceral o nerviosa actuaría directamente y casi inevitablemente sobre el humor. Esta idea es la de Schopenhauer, que distingue *Duskolos* (gruñón) y *Eukolos* (alegre). La predisposición
a sentir acontecimientos agradables (que parece disminuir la
de sentir los negativos, y viceversa) se debería al tono y a *la transformación de los órganos de la digestión*. La *duskolia* está ligada a
ciertas *disfunciones corporales que residen casi siempre en el sistema
nervioso o digestivo* y que incluso podría llevar, según el mismo
autor, al suicidio.

Considerada como la capacidad de tener *pensamientos agradables más a menudo*, la felicidad provoca cambios químicos a
nivel cerebral, que tendrían una influencia *profundamente beneficiosa* en el cuerpo (D. Chopra). Igualmente, *los pensamientos
tristes o deprimentes producen cambios que tienen efectos nefastos
en el resto del cuerpo*. El ejemplo del descontento, de la ira y de
los cambios que desencadenan por la vía del sistema nervioso
autónomo, en relación con la tensión arterial, temblores, sudores, etc., es elocuente. Los pensamientos felices de *amor, paz,
tranquilidad, compasión, amistad, amabilidad, generosidad, afecto,
calor humano e intimidad* crean un *estado psicológico* correspondiente a esas emociones y sentimientos positivos por la acción
de los neurotransmisores y las hormonas en el sistema nervioso

central. La mediación y la estimulación debida a los neuro-transmisores suponen cambios profundos en el plano psicoló-gico y otorgan salud... simplemente a partir de pensamientos felices. Conociendo los efectos de los sentimientos negativos en el sistema inmunitario, podemos pensar que estos pensa-mientos felices podrían, a la inversa, *aumentar la resistencia a las enfermedades* (D. Chopra).

El lector deducirá sin duda dos elementos importantes. El primero es que podemos tranquilizarnos: todos estamos equi-pados, en el plano anatómico, humoral, neurológico y psicoló-gico para conocer los humores y vivirlos con intensidad. El se-gundo es que respirar, cultivar el entusiasmo y abrirse benefician el sistema inmunitario. Sin embargo, queda una cuestión pen-diente de tratar: si la disposición natural está ahí, ¿es posible modificarla, mejorarla?

¿EL HUMOR ES INMUTABLE?

> Quien no tiene recursos propios es ace-chado y enseguida alcanzado por el tedio.
>
> ALAIN

El lector puede pensar que es fácil decir que hay que elegir la vía de la felicidad, sobre todo si observa a su alrededor las costum-bres y comportamientos de unos y otros, llenas de exuberancia o frialdad, de alegría, de tristeza o de gravedad, y la regularidad con la que se expresan tales actitudes. Además, tenderá a pensar que hay cosas que son inmutables en el humor, sobre todo cuando las personas implicadas se excusan con: *¡Siempre he sido así!... ¡Mis padres eran así!... ¡Uno no cambia!... ¡En mi familia to-dos somos cascarrabias!...* o incluso el inevitable y muy habitual *¡No puedo hacer nada!... ¡Es hereditario!... ¡Soy así!...* Estas desa-fortunadas y reversibles fórmulas nos llevan a la pregunta si-guiente: ¿el humor es innato? ¿Estamos predispuestos a una forma de humor cuando venimos al mundo? Sea que sí o que no,

¿es posible modificar el comportamiento? ¿Puede uno realmente cambiar su forma de ser? El buen humor ¿está relacionado con el carácter o con el temperamento, siendo el primero de tipo psicológico, individual, y el segundo constitucional, ligado a las condiciones orgánicas? La cuestión surge también porque acabamos de ver los elementos psicobiológicos que sirven de sostén en nuestra vida y que tal exposición puede dar la impresión de una estructura sólida y definitivamente condicionada. El humor *parece ligado a la constitución* y dependería de un mecanismo neurofisiológico controlado por el tálamo encéfalo (N. Sillamy). ¿Debemos concluir que, si se explica con lo psicológico, es imposible modificar las tendencias?

Una cosa es cierta, el humor puede fluctuar. Y este cambio interfiere directamente en nuestra visión del mundo. Hay estudios que demuestran que las personas que hace poco rato han recibido una sorpresa alegre y de buena suerte se muestran mucho más optimistas y entusiastas que las demás.

Por el contrario, en los animales, la transmisión del humor se hace por el canal hereditario y el de la imitación, y aparentemente es este último el que funciona en el *Homo sapiens sapiens.* Es probable también que tengamos tendencia a retomar el modo de somatización al cual estamos acostumbrados y a conocer pues los mismos trastornos que nuestros padres al retomar simplemente las deficiencias de las que ellos se han quejado. El hecho de citar el temperamento como potencial portador del humor no debe hacernos olvidar que nuestro carácter puede ayudarnos a oponernos a esta tendencia.

Hay, por tanto, un factor presente, a pesar nuestro, una especie de tendencia que podríamos calificar de natural desde el instante en que está ligada a lo hereditario, al karma o a la vivencia individual, así como una especie de esperanza en esas palabras de la Bhagavad-Gîtâ (VI, 26) que enseña que, *como lo mental inquieto y agitado se escapa*, hay que intentar *dominarlo y someterlo.*

Construir su vida

Innato y adquirido, así es el humor; lo que significa, para nosotros, enamorados de la vida, que basta con razonar y filosofar para cambiar el curso de la existencia (en el sentido de la representación que de ella hacemos). Porque todo está en la mente y, como se dice en comunicación, un plano no es el territorio, así que somos nosotros quienes vamos a colorearlo según nuestra voluntad. Las tesis opuestas sitúan la evolución del carácter de manera innata o adquirida: el carácter nos viene con el nacimiento o bien se forma con la experiencia, la educación, el entorno, sin olvidar la importancia de la infancia en esta evolución y el papel de los obstáculos.

En efecto, como decía Carl Rogers con su principio de *crecimiento*, en el sentido de desarrollo, el individuo evoluciona toda la vida y sería un error pensar que todo está logrado en el momento de entrar en la edad adulta. Este concepto rogeriano significa también que el individuo *es capaz de dirigirse a sí mismo y que tiene poder suficiente para tratar de forma constructiva todos los aspectos de su vida que pueden aparecer en el terreno de su conciencia* (M. Pagès). Para Rogers, el individuo es capaz de pasar de un *estado de inadaptación psicológica* a un *estado de adaptación psicológica*. El desarrollo se efectúa según dos modalidades: la compuesta por la *tendencia actualizante*, por la que el organismo sigue sus propios fines, y la capacidad de *regulación*, por la cual el organismo es apto para *modificar su propia estructura interna* con tal de llegar a sus fines. La noción de *crecimiento* definida así es una *tendencia universal e innata*, al menos bajo forma de tendencia, tanto en la persona con trastorno como en la llamada *normal* (M. Pagès). La esperanza está pues permitida... y confirmada por Janine Boissard, que dice que la felicidad *es un estado de espíritu a veces natural, a veces construido*, en el que se ve claro que subsiste una elección y que nos toca efectuar, tanto en nuestro interés como en el de nuestro entorno.

El objeto de este capítulo, en esencia, es el de darse cuenta que cuerpo y espíritu son indisociables, por supuesto, pero de una manera que uno no siempre se da cuenta: nuestra vida mental influye directamente en nuestra salud, lo que ya han indicado numerosos pensadores. Es también la idea directriz de la obra de Santa Hildegarda, cuyo contenido está hecho de remedios y actitudes, un modo de ser que hay que asociar a la medicación si se quiere una acción eficaz. Las medicinas orientales (ayurveda y tibetana) se apoyan en los mismos fundamentos. En Occidente, es probable que Carl Simonton tenga razón cuando escribe que de la misma manera que se puede *hacer una enfermedad psico-somática*, se puede también, cuando se está enfermo, *tomar la otra dirección y restablecer una buena salud psicosomática*. Esto es lo que hizo Norman Cousins. Finalmente, recordemos lo que la especialización ha hecho olvidar: en tiempos pasados, los médicos eran también filósofos y psicólogos. Lejos de ser pesimista, esta visión nos anima a volver a una concepción holística perdida.

Métodos felices

Evocando el pavor de las vías nerviosas y los reflejos condiciona-dos de Pavlov, así como la fuerza de la imagen mental bien cono-cida de los yoguis, Paul Chauchard estima que las posibilidades de nuestra organización cerebral son tales que basta con pensar en *una imagen, una palabra, una idea, para iniciar un condicionante sin estimulación externa.* El poder mental de esta *activación de ori-gen puramente cerebral* puede actuar en el sentido de la inhibición de los reflejos condicionados. Por la concentración de su espíritu *en una meditación intensa*, se podría llegar a una especie de *sueño selectivo de lo que no interesa*, entendiendo que esta forma de indiferencia es sólo temporal y no definitiva, que es una de las condiciones para deshacerse de la influencia del estrés cotidiano y que no excluye la acción.

Las prácticas a base de relajación y meditación, acompañadas de calma y silencio, permiten, por su acción sobre lo simpático y lo parasimpático, una regulación sana de ciertas funciones como la relajación muscular, la normalización de la tensión arterial, la ralentización de la respiración (K. R. Pelletier). La consecuencia es la protección contra el estrés excesivo, lo que *determina el pro-ceso de curación*, según Hess en 1957. Los elementos que facili-tan estas respuestas son el soporte mental de la fijación del espí-ritu, la actitud pasiva respecto a los pensamientos parásito, la reducción de las tensiones musculares, el confort del lugar de práctica y la minimización de los estímulos exteriores. Encontra-mos ahí los componentes ligados a la práctica del yoga, algunos de los cuales están inscritos en los textos antiguos del yoga tradi-cional. La ventaja de estas prácticas, que vienen a completar el sistema de curas clásicas, es que son *autorreguladoras, no opresivas y relativamente fiables*. Siempre según K. R. Pelletier, los sistemas meditativos, como la actitud que lleva al ser humano a apreciar el instante presente sin referirse al pasado o al futuro, parecen permitir la toma de conciencia de la integridad del ser, que es la base de la visión preventiva holística.

En concordancia con lo que han podido decir A. Soubiran, Y. Christen y el SIRIM, en referencia a su elección de huir de la realidad en ciertos casos, debemos añadir que estas prácticas deben estar asociadas a la toma de conciencia y a la acción. Además, la práctica de la relajación no quita las fuentes de estrés. Mi práctica profesional se ha desarrollado siempre, no en lugares idílicos y paradisiacos, sino allí donde se encuentran las personas, sin intentar crear condiciones de excepción de poca duración. El entrenamiento en esos lugares permite adaptarse a todas las circunstancias, pues el estrés forma parte de la vida.

Buen humor condicionado

¿Qué es un condicionante? Antes de Pavlov, Edwin Barket Twitmeyer en 1902 descubrió el primer reflejo condicionado a partir de observaciones en el reflejo rotular: la asociación ruido-golpe del tendón-extensión del miembro-medida dio lugar *por casualidad* al descubrimiento del fenómeno ruido-extensión del miembro. A finales de los años veinte, en el instituto Pasteur, Metalnikov asoció un sonido de trompeta a la inyección de un sucedáneo de cólera a un conejo, lo que provocó la creación de anticuerpos. Después de repetir varias veces esta asociación, se dio cuenta de que el sonido de la trompeta bastaba para iniciar la producción de anticuerpos. El reflejo condicionado, que consiste en provocar una reacción concreta en un individuo a partir de un estímulo, puede ver su noción extendida a los hábitos y la voluntad, que podrían formarse como reflejos condicionados, hasta el punto de ser transmisibles por herencia. El interés de estos descubrimientos reside en la posibilidad del hombre para actuar en el sentido de una mejora de su humor.

Las neurosis experimentales utilizan el mismo proceso de condicionamiento y asociación de una emoción y un elemento exterior. Quedó claro un día en que se inundó accidentalmente un laboratorio y los animales que sobrevivieron a la inundación mostraron *fobia al agua, ansiedad y alteraciones del comportamiento* (P. Bugard).

Mi experiencia profesional con detenidos que cumplen largas penas y están en situación de libertad o de semilibertad me ha enseñado el condicionante del encierro: parece difícil, incluso imposible, andar un buen trozo en línea recta, tras tantos años de encierro, pues todo el ser se ha acostumbrado, condicionado, a una limitación en las idas y las venidas. El sentido de la vista se ve a veces afectado también por esta limitación espacial.

Siempre en el mismo sentido del enorme poder del condicionante, estos son los testimonios que me confiaron tres personas con un punto en común: cada una de ellas había perdido un pariente con quien practicaba algún tipo de afición. A la muerte de este, todos interrumpieron su actividad y jamás la retomaron: los bailes de salón, las carreras andando y el alpinismo han perdido así a estos adeptos.

Palabras alegres

Estamos más condicionados de lo que pensamos, y deberíamos desconfiar de las palabras aceptadas, escuchadas o pronunciadas, que pueden, a la larga, aferrarse a nuestros comportamientos: el ejemplo habitual es la costumbre que tenemos a veces de observar las condiciones atmosféricas. Desde el momento en que se miden y se les otorgan nombres y categorías, el viento o la temperatura tienen una influencia directa en nuestra psique. Hasta ese momento el excelente humor aún no había sido alterado, pero decir cuántos grados hay en el ambiente ocasiona seguro reacciones apasionadas. El estado psíquico generado por las condiciones atmosféricas podría explicarse por el hecho de que corremos el riesgo de que nos descoloque el impecable vestido cuando salimos hacia el trabajo o a una cita, lo que genera esa rigidez de cuerpo y espíritu que seguramente propicia el resfriado. Todo pasa como si los cinco elementos fuesen nuestros íntimos enemigos: el barro, la lluvia, el sol, el aire y la distancia se convierten en extraños inquietantes...

J. C. Filloux observa que las emociones afectan menos al equilibrio psicológico y *colorean la trama de la vida psicológica más de lo que la trastornan*. Precisa que si nuestra vida cotidiana se basa en parejas de alegría-tristeza, contento-descontento, afecto-antipatía, se considera que hay un desarreglo cuando estos sentimientos *se exageran y arrastran para su provecho todo el curso de la vida psíquica*. Es en ese momento cuando la pasión se considera como un *desarreglo afectivo*, la consecuencia de la *hipertrofia de elementos sentimentales, un hipertono aparente*; la principal causa es la debilidad de uno mismo. El profesor Moron explica cómo una emoción o un conflicto ansiogénico pueden acarrear un desarreglo neurovegetativo central: al tocar primero el psiquismo, el mecanismo de somatización se pone en marcha. Precisa también que se puede considerar que *toda enfermedad comporta un aspecto psicológico importante*.

Sabemos que algunas emociones se inscriben en el cuerpo: el miedo por ejemplo, además de su efecto debilitador o paralizante, acarrea manifestaciones físicas como la aceleración de la respiración, palidez, nudo en el estómago, etc., provocados por la adrenalina.[2] Un equipo de investigadores de Nueva York observó que los esposos de mujeres afectadas de cáncer experimentaban una caída de sus defensas inmunitarias tras la muerte de su compañera. La relación social, el entorno familiar y el contacto presentarían un carácter protector. La universidad de Ohio concluyó que las defensas inmunitarias de los estudiantes disminuían antes, durante y después de los exámenes, marcando el pico durante y después. Por otro lado, los que mantenían una relación de grupo y de amistades durante las pruebas resistían más que aquellos que, por motivo de los exámenes, elegían aislarse. Kennteh R. Pelletier hace referencia a un estudio californiano sobre el comportamiento de la salud de setecientas personas durante diez años. Aparecía que *la amistad, las relaciones familiares, la pertenencia a un grupo social o religioso tienen una influencia favorable* en la salud y la longevidad. Estas observaciones sobre los humanos ya se hicieron en el laboratorio, donde los animales con el sistema inmunológico más desarrollado eran los que mejor se

---

2. Más allá del miedo súbito, que nos sorprende al mismo tiempo que el acontecimiento que lo causa; se trata de un miedo más esencial.

integraban en grupos y mantenían más relaciones con los demás componentes del grupo. El caso del pueblo italo-americano de Roseto es un ejemplo, pues el índice de mortalidad por crisis cardiaca era 3,5 veces inferior a la del resto del país. También las úlceras y la hipertensión tenían los niveles más bajos. Los investigadores involucrados piensan que es el espíritu de solidaridad, los viejos valores basados en familias unidas y que se ayudan, en una palabra, que la cultura de Roseto era la responsable de este estado de salud. En los años sesenta, Roseto experimentó un recrudecimiento de las patologías hasta entonces minoritarias, cuando los habitantes decidieron dejarse influir más por el modo de vida americano: consumismo —coches y casas—, abandono de los valores y del espíritu de amistad, ausencia de solidaridad. Dennis Jaffe, que relata este ejemplo, precisa que no era el único, y que *la pérdida del contacto íntimo y significativo con la comunidad, el amor y el afecto de los demás con un sentimiento de cohesión interior y la pérdida de todo sentido otorgado a la vida engendraron la enfermedad, que se convierte en algo así como la excrescencia de una crisis social, espiritual y existencial.*

Humor con mimos

La relación es también tocar. Podría considerarse un modo terapéutico, y de hecho algunos experimentos en Estados Unidos han demostrado que las caricias y el contacto hacen bajar el índice de mortalidad de los bebés prematuros. Esta observación recuerda a la que hizo Federico de Prusia. René Spitz ha observado que la privación de la madre conlleva en los niños una sensibilidad mayor a las infecciones banales en relación con los niños de una casa de maternidad donde no había registrada ninguna muerte por estos motivos. El experimento animal ha demostrado la importancia de un lazo afectivo y los desastres producidos por su carencia: Lidell pudo observar cómo el cabrito gemelo separado de su madre durante una hora al día murió, mientras que el que permaneció cerca de ella se adaptó a la privación de luz a la que ambos estaban sometidos.

En enfermos que no pueden moverse, reaccionar o hablar, el contacto cutáneo se convierte entonces en la única vía de comunicación. Pienso en algunos pacientes a quienes les quedaban pocos días de vida y que no tenían la posibilidad de expresarse, masajearles los pies o las manos fue la única manera de proporcionarles un poco de confort. La piel, el sistema inmunitario y el sistema nervioso salen del mismo pliegue embrionario, lo que ayuda a comprender por qué las caricias, los masajes y los mimos son tan importantes para la salud. El tacto es primordial en la expresión afectiva del amor, del beso y del contacto caluroso. Es sabido que la frustración afectiva, difícil de superar, acarrea muchos trastornos: insomnio, nerviosismo, ansiedad, falta de entusiasmo... Como se ve, lo orgánico, lo funcional y lo relacionado con el comportamiento están tan unidos que es difícil decir en qué categoría se encuentra.

Norman Cousins lamenta, en la relación médico-enfermo, la interposición de los aparatos y exámenes; ya que, aunque son necesarios, hace olvidar la presencia y el contacto. No olvidemos que el ser humano es un ser de relación y que aún la necesita más cuando se encuentra en situación difícil. Las necesidades más elementales del contacto físico, de amistad, de plenitud sexual y de estima personal, de compartir los sentimientos, de expresión de energía creativa, de dar y recibir amor son a menudo las más descuidadas (D. Jaffe).

Dennis Jaffe, en lo que considera la actitud ideal, incluye los mensajes dirigidos al cuerpo, sean de agradecimiento o de excusas, en función de si algo ha funcionado como uno desea, y propone los programas de abrazos y de masajes en familia.

William James lamentaba que el miedo y el temor se transmitan de generación en generación, esos *remordimientos de espíritu... inquietudes... pensamientos pesimistas...* El modo de neutralizar este *océano de amargura es a través del amor infinito, la vida y la energía divinas que se derraman en suaves y continuas oleadas en nuestra alma...*

Rika Zaraï nos recuerda que el amor y la alegría hay que cultivarlos:

> Amaos mucho, luego llenad de amor todas las manifestaciones de la vida: las personas, los animales, los árboles, las flores, la tierra, las rocas, los océanos, los ríos, las nubes... El universo entero.

Capítulo 2
El poder del buen humor

> La alegría descubre hasta en la flor más
> pequeña matices imperceptibles: disipa el
> mal humor y el tedio, esas dos plagas del gé-
> nero humano, para sustituirlos con cierto
> bienestar.
>
> CARACCIOLI

En 1999 un equipo de espeleólogos fue finalmente rescatado de una grieta de 100 m de profundidad tras ocho días atrapados. Estos náufragos sobrevivieron gracias a su calma, su sentido de la organización, su rigor y a la certeza de que todo iría bien, pues nada hacía presagiar las consecuencias, sujetas a los imprevisibles caprichos de la naturaleza. Intercambios muy positivos, una visión optimista de los acontecimientos que llegarían, el evitar conflictos y no dejarse llevar por el pánico les hicieron caer sólo en los errores mínimos y les permitieron no dudar jamás. Un miembro del equipo concluyó la aventura diciendo que fueron *las ganas de vivir* lo que le había permitido resistir tanto tiempo. Alain describe los efectos contrarios, ligados a las impresiones negativas que ocupan y se establecen en nuestro espíritu, y considera que los males llamados imaginarios o considerados como tal son del todo reales, y es en este aspecto imaginario en el que el mal es temible: lo alimentamos con nuestros propios pensamientos reconociendo las causas como externas. Pero hay una demostración más dramática del poder del espíritu sobre el cuerpo: un técnico encerrado en un vagón frigorífico murió de frío a... 20 °C, porque estaba convencido de que su muerte sería inevitable por la bajada de la temperatura. Su testimonio escrito relata la lenta congelación debido solamente a su condicionante...

La fe que cura, la voluntad de vivir y la creencia firme están en la base del *proceso de curación*; Sébastien Kneipp ¿se curó gracias al uso del agua fría o por su voluntad de curarse? K. R. Pelletier explica el caso de un hombre que sufría un linfosarcoma avanzado y a quien le fue muy bien un breve tratamiento de Krebiozen, hasta que leyó en una revista médica que el producto era ineficaz, lo que comportó la recaída del paciente, que tuvo que ser hospitalizado. Su médico le pidió que no se lo creyese todo y prometió darle un nuevo Krebiozen más fuerte; le administró un placebo y el paciente se recuperó del todo, hasta que nuevamente el medicamento que le había ido tan bien fue declarado ineficaz por dos asociaciones médicas, la American Medical Association y la Food and Drug Administration. El paciente murió unos días más tarde.

La sugestión

Es sabido que la acción del curandero o del chamán se basa ante todo en lo mental. Este mismo aspecto es el que está en juego en el placebo, la relación terapeuta-paciente, la oración, el método Vittoz, la autohipnosis y la autosugestión, las *sankalpa* (resoluciones asociadas a una práctica de relajación profunda), las visualizaciones prácticas en el yoga, los cantos, y el famoso método Coué que ha sido ampliamente utilizado y exportado hasta el punto de que muchos sistemas actuales se han quedado con lo esencial sin conocerlo realmente. Un objeto, una palabra, una bebida, un pensamiento, un gesto, un sacrificio, un ritual, un encantamiento pueden tener una acción terapéutica.

El efecto Pigmalión (Rosenthal y Jacobson) demuestra cómo lo que una persona espera de los demás puede orientar sus percepciones, sus estimaciones, sus apreciaciones, hasta el punto de encontrarse en total desacuerdo con la realidad. El conjunto del cuerpo social actúa sobre el individuo; de hecho, en muchas civilizaciones llamadas primitivas, el destierro era el castigo supremo, y Dennis Jaffe recuerda que estaba prohibido que la comunidad entablara contacto con quien sufría tal condena. Se entiende entonces que la separación de quienes queremos, por la muerte, el divorcio, la separación física, así como la pérdida de fe, de puntos de referencia, del sentido de la vida, pueden generar muchos trastornos, tanto psicológicos como físicos (D. Jaffe). En su estudio sobre la magia, Claude Lévi-Strauss escribe que quien es desterrado acaba muriendo, pues la integridad física de un individuo *no resiste la disolución de la personalidad social*. En el aspecto positivo, cita el ejemplo de un tal Quesalid, convertido en chamán a su pesar, y menciona una noción importante: Quesalid no era considerado un gran curandero porque curase enfermos, sino al contrario; dado que era considerado un gran curandero, los curaba.

Los trastornos llamados psicosomáticos deben retroceder por medio de una terapia psicológica, pues parece que tanto nuestra actitud mental como nuestras emociones juegan un papel fundamental en el proceso de curación.

La influencia del espíritu era ya conocida por Otto Rank y por Paracelso, quienes advirtieron a los médicos, que por su parte la consideraban una tontería e ignoraban la *fuerza de la voluntad*, pues no tenía nada que ver con la razón.

En su correspondencia con el pastor Pfister, Sigmund Freud admite que una santificación puede curar una neurosis. Pero esto no es nada sorprendente: en 1884 se le aconsejó permanecer en cama durante un tiempo por una ciática que le atormentaba, pero pronto tuvo suficiente y *decidió no tener más ciática*, según las referencias de Max Schur, a pesar de lo que Freud calificaba de *dolores terribles*. Escribe: *Mi furia aumenta sin parar y finalmente ha explotado, y he decidido no tener más ciática, de volver a ser una persona, de renunciar al lujo de estar enfermo*. Max Schur explica que el poder del pensamiento pudo, según Freud, actuar directamente en la transformación de los órganos: serían pues los pensamientos inconscientes los que actuarían directamente en el cuerpo. Además, a lo largo de su propio análisis, Freud destacó que sus problemas cardiacos dejaron paso a problemas gastrointestinales; mientras la evolución de su autoanálisis lo liberó de cierto estado de estrés y de ciertos síntomas (fobias a viajar, preocupaciones sobre su propia muerte, problemas transferenciales), las crisis de migraña se espaciaron, aunque sin desaparecer del todo (M. Schur). Pierre Vachet cita el caso de Margaret Yates que, tras el bombardeo de Pearl Harbour, movilizó sus energías para centralizar las llamadas telefónicas, animar y tranquilizar a los que llamaban para saber dónde encontrar a los suyos, hasta el punto de que olvidó sus propios problemas, sus propios sufrimientos y se volcó en la acción. Declaró entonces haber superado su *estancamiento*, al que ella misma se había sumido a raíz de sus problemas cardiacos.

En resumen, lo importante es estar preparado para la acción y es necesario que el individuo haya estado *entrenado para el dinamismo de una fe a la que aspira plenamente* (A. Berge); una fe no basada y fundada en la coacción, la rutina o el miedo, pues no tendría otro efecto que el de reforzar el sentimiento de culpabilidad. La noción de karma mal entendida podría ir en ese sentido.

Disposición mental y curación

En una conferencia sobre el sentido de la vida y de la enfermedad, Alain Scohy, psicoterapeuta partidario del principio según el cual si uno no es feliz no puede curarse, añadió, además de las biológicas, las condiciones psicológicas procedentes de la fe, en el sentido de certeza absoluta y de felicidad. El compromiso espiritual es aquí tan importante como las condiciones ligadas a la presencia de un ser querido o al éxito profesional, aunque hay que mencionar que los avances espirituales no protegen de los problemas de salud. Son muchos los sabios y los aprendices que han sufrido enfermedades a veces mortales.

A principios del siglo XX, William Osler, padre de la medicina moderna, decía que curar la tuberculosis dependía más de lo que el paciente tuviese en la cabeza que de lo había en su pecho. La teoría del germen, elaborada por Pasteur, vino a contradecir los principios de Claude Bernard sobre el medio interior. La polémica sigue... Algunos voluntarios a quienes se les inyectó el virus del cólera no desarrollaron la enfermedad, lo que lleva a K. R. Pelletier a decir que el bacilo o el virus no parece ser la condición necesaria para la enfermedad, mientras que el índice de mortalidad aumenta en las personas que están pasando por un duelo o a una pérdida de trabajo. Podemos admitir que el catarro está provocado por un resfriado, pero no estamos acatarrados cada vez que baja el barómetro. La causa no está donde creemos a primera vista, a menudo en los elementos exteriores. Con el mismo efecto pero a la inversa, sabemos por Sigmund Freud que un paciente puede alargar su recuperación: la *reacción terapéutica negativa* va en contrasentido con el tratamiento. Freud dice de estas personas que *hay algo que se opone a su recuperación*, y que encuentra en ellas *no la voluntad de curarse*, sino *la necesidad de estar enfermas*. Concluye diciendo que se trata de un factor moral, de un sentimiento de culpabilidad, cuya satisfacción se encontraría en la enfermedad y en el sufrimiento que se convertiría entonces en un castigo.

Así pues, nuestro humor, nuestra disposición mental influirían directamente en nuestra curación, o en la evolución negativa de la enfermedad. En el siglo XVIII, Caraccioli se refirió a los efectos negativos de un humor huraño en el espíritu, la fisiología del organismo y el comportamiento:

> Tan pronto la tristeza se apodera de nuestra alma (¿y cuántas veces no sucede tal desgracia?), el corazón se encierra, el pulso se ralentiza, los espíritus animales se adormecen, la sangre se espesa, los pensamientos se confunden, la imaginación se desorienta, y no queda del hombre más que una especie de fantasma: estos son los efectos de la pena, a menos que cambie a desesperanza; y entonces uno se va apagando, y llama a la muerte con furor, como la única esperanza que le queda. Pero no hay que temer estas impresiones cuando uno es feliz por carácter y por reflexión.

La experiencia parece demostrar que la risa y el optimismo aceleran o favorecen el proceso de curación, sin omitir el hecho de que el sentimiento positivo se autoengendra. Si estamos contentos de vivir, escribe Catherine Bensaid, entonces *recibimos la luz del día con serenidad y entusiasmo*. A lo largo de una entrevista, la actriz Denise Grey reveló los secretos de su dinamismo: llevar una vida equilibrada, evitar los excesos, olvidar las preocupaciones, apasionarse, prestar atención a las palabras y relativizar las cosas, así que una buena disposición mental conserva a quien la cultiva. El ejemplo de Jeanne Liberman, autora de *La vieillesse, ça n'existe pas* (La vejez ya no existe), a la que conocí en París en

1983, es también elocuente sobre este tema: nacida en 1892, obtuvo el cinturón negro de yudo en los años sesenta, y de aikido unos años más tarde.

La relajación, práctica fundamental en los sistemas orientales, de los cuales el yoga es la forma más conocida, permite actuar en el buen sentido en nuestras funciones principales: circulación, respiración y digestión por la vía del sistema nervioso autónomo. Ahí donde va el pensamiento va la energía, el *prâna*. Seguramente es una utilización de este principio natural que se produce en el ámbito de la salud oficial en cuanto la acción mental se preconiza para ayudar al cuerpo a luchar: a veces se le propone al niño con leucemia que visualice las células buenas comiéndose a las malas o dándoles un puntapié.

Dennis Jaffe evoca las visualizaciones de los deportistas de alto nivel que revisan cada gesto, cada movimiento, con el objetivo de dar con una especie de programa de respuestas corporales correctas. De ahí a pensar que esta práctica puede actuar sobre nuestra salud, por la imagen y por las palabras, sólo hay un paso, que el doctor Simonton, radioterapeuta oncólogo americano, franqueó hace casi treinta años. En el ámbito del cáncer, explota los recursos de los pacientes y la fuerza del espíritu a favor del tratamiento y la curación. El tiempo de vida de quienes siguieron una propuesta psicológica se multiplicó por 2,5. En el programa, imaginación y visualización permiten atenuar los efectos secundarios de la quimioterapia o aumentar el número de glóbulos blancos, prueba sanguínea que se realiza para confirmar el resultado. Se ha podido constatar que las personas quemadas, al concentrarse en la cicatrización de sus heridas, aceleran su curación. El doctor Simonton explica en una entrevista su encuentro con un hombre al que con 50 años se le diagnosticó esclerosis en placas, perdió la vista y el uso de los miembros, y la aparición de un cáncer de páncreas acabó de complicar la situación. Se le dijo que era incurable y que ningún tratamiento podía hacerle nada. Decidió entonces visualizar la esclerosis en placas en su sistema nervioso central, así como el cáncer en forma de pequeños puntos negros. En cuanto pudo disociar las células patológicas de los tejidos sanos, se imaginó limpiando esos puntos negros con la ayuda de una manguera de riego y se dedicó cada día a esta labor, lo que le exigía más o menos esfuerzo, según el día. Tras un año con este *tratamiento*, el rastro patológico había desaparecido. Tres años después de acabar el tratamiento estaba en plena forma. Sobra decir que se sucedieron profundos cambios en la vida de este señor y que la visualización no es la única causa de su recuperación.

El poder de la vida

Existe un vínculo entre la enfermedad y el comportamiento. La ira, el duelo y la hiperinversión profesional forman parte de los elementos de riesgo. Si una actitud puede facilitar la aparición de un desorden, entonces otra actitud puede evitarla o influir en la enfermedad surgida. Pierre Solignac hace referencia al punto de vista de Hipócrates que decía que *cuando uno enferma, hay que cambiar el modo de vida*, pues el que se estaba llevando no era el bueno, globalmente o en parte.

Otro ejemplo de poder mental es el de una de mis clientes que, hace algunos años, se quedó embarazada, a pesar de la píldora, en el momento en que murió su padre. Descubrimos que hay, incluso en la esterilidad, una acción de la psique por el instante incontrolable. Algunas mujeres que no pueden tener hijos se quedan embarazadas en el momento en que son inscritas en la lista de espera para un tratamiento de fecundación in vitro, sin tratamiento alguno, a veces incluso antes de la primera entrevista. Se habla entonces de cura incomprensible, pues el número de nacimientos en mujeres a priori estériles por razones inexplicables es prácticamente el mismo con o sin tratamiento. Algunos anestesistas británicos preconizan el uso del placebo acompañado de otras terapias para aumentar los efectos.

La revista francesa sobre la esclerosis en placas expresaba, a través de Stéphane Larbitre, la importancia de la imagen mental en el combate para enfrentarse a la enfermedad y recordaba el ejemplo de Stéphanie, hija del boxeador Jack La Motta, que aprendió el arte de su padre. Más tarde, golpeada por la esclerosis en placas, Stéphanie se acordó de lo que le había enseñado su padre: *Lucha mental y físicamente, ¡lucha!* Trabajando con el saco de arena, recuperó la visión de un ojo y luego la motricidad de la pierna. Si no tenía más fuerza, tenía el saco. Llegó a ser entrenadora de boxeo. Al trabajar el golpe contra el saco, su combate era múltiple: luchaba por la vida, contra la muerte y contra la fatalidad.

Influencia feliz

Mi posición de psicólogo clínico y consultor-formador me ha permitido influir positivamente en algunos de mis pacientes que se atribuían defectos que no tenían. A partir de una acción de formación que convertía en técnica de búsqueda de empleo, y mientras abordábamos la habitual pregunta sobre las carencias y las cualidades, una participante me indicó que me sería imposible encontrar el lado positivo de su carencia, pues ella era *antisocial*. Tras afirmarle que yo no lo creía, le pedí a ella que me demostrara ese defecto y, al grupo le pregunté si estaban de acuerdo con lo que ella acababa de anunciar como su carencia. Mi desacuerdo y el del grupo bastaron para que esa persona pensase que en efecto no era tan antisocial como pensaba. En definitiva, traté de conocer las razones que le hacían atribuirse tal característica. Nos dijo entonces que su marido se lo decía de forma regular, basando su apreciación en el hecho de que, desde que llegaba del trabajo, esta joven quería permanecer sola durante un momento y rechazaba ver a nadie hasta que lograba relajarse y encontrarse a sí misma. Este aislamiento necesario, incluso vital, era considerado, desde un punto de vista externo, como una huida del mundo, un rechazo de los demás, un encierro en sí motivado por la falta de ganas de ver a los demás. Se le había colgado la etiqueta, que siguió puesta hasta esa sesión. Tras esta situación ya no se llamaba antisocial. Otra persona dejó de llamarse misántropa. Debo añadir que estas sesiones se desarrollan siempre con buen humor.

La toma de posición del interlocutor es preponderante y, sinceramente, la congruencia de Carl Rogers es indispensable en estos casos. Alain escribió que algunas enfermedades habían desaparecido por *la incredulidad de los médicos*. Parece que muchos de nuestros pequeños males cotidianos son receptores del simbolismo o la exhortación puestos cuando uno quiere separarse de ellos. Muchos rituales de curanderos pasan por esta práctica. El bastón de Groddeck y el insulto de Freud proceden del mismo mecanismo.

Por otro lado, mi práctica clínica, en concreto con enfermos llamados terminales, me ha permitido ver hasta qué punto la simple elaboración con ellos y a partir de sus ideas de proyectos cada vez más claros y precisos, incluso si tenían problemas para proyectar en el futuro o que estaba claro que no podían planificar a largo plazo, les proporcionaba a la vez ganas de vivir, dinamismo, motivación, fe y, finalmente, energía, pues la energía depende de los proyectos, y no al revés. El caso de Melody (véase el anexo) fue uno de los más remarcados. El espíritu está ahí, las aspiraciones, los deseos y las ganas también, y uno no siempre se da cuenta. A pesar de los conocimientos y los métodos de la medicina, la curación no depende sólo de la acción de los medicamentos. El éxito de la terapia depende también de la voluntad de curación del enfermo, de la confianza en el médico. La curación es un acto de fe, al menos en la vida y en el futuro. En Lourdes se reconocen oficialmente sesenta y cuatro casos milagrosos, se cuentan unos dos mil casos de curaciones sin explicar (E. Kübler-Ross), y existen casos de remisiones sorprendentes...

El doctor R. Moody cita el caso aparentemente frecuente de un paciente hospitalizado, considerado irrecuperable, y que, en cuanto se le anuncia la gravedad de su estado y su muerte cercana, afirma que no morirá y se recupera, contradiciendo así todo pronóstico. Afirma conocer casos de pacientes que *han sobrevivido en varios decenios a médicos que los habían condenado...* Yo he conocido en el entorno hospitalario el caso de una persona postrada en la cama que, gracias al incumplimiento de las instrucciones de dos alumnos kinesiterapeutas, empezó a andar. También conocí a una chica que *debía haber muerto hacía tres meses...* Lo que lleva a Bernie S. Siegel a decir que muchos enfermos mueren por haber creído un pronóstico pesimista, y que el médico debería prohibirse *el enorme error* de predecirle al paciente el tiempo que le queda de vida; pues, de lo contrario, hace que *los enfermos pasivos que quieren a sus médicos* corran un grave peligro, ya que suelen morir en la fecha anunciada por él, *como para satisfacerlo...* Parece que esos cuidadores han olvidado la prudencia del prólogo de Claude Bernard: *conservar la salud y curar las enfermedades*, ya que se arriesgan a precipitar el fin de sus enfermos por la omisión de esta otra regla fundamental recogida por Groddeck: *primum non nocere* (no perjudicar). El silencio debería ocupar el lugar de muchos pronósticos pesimistas que ignoran mecanismos complejos de nuestro ser. Pascal nos advertía de que no conocemos el todo de nada...

En cuanto a la cuestión de saber si el buen humor tiene su lugar en asociación contra la enfermedad, Bernie S. Siegel cita la importancia de la risa y el humor, de la colaboración médico-enfermo, y también del hecho *de actuar con la gente y no sobre ellos*, lo que no es más que la aplicación del principio de Lambaréné, según el cual no sólo es una ciencia, sino que la medicina es también *el arte de suscitar una interacción* entre la individualidad del médico y la del paciente. Hace referencia, finalmente, a la palabra *moribundo*, que no significa nada, pues uno está vivo o muerto, constatación que yo pude hacer en 1992 al titular mi trabajo sobre *el acompañamiento de la vida*: tanto el buen humor como la risa forman parte de la vida.

Actitudes felices

Teniendo en cuenta los efectos del cuerpo en el espíritu, podemos pensar que la activación de ciertas actitudes influirá felizmente en el espíritu. Cultivemos esos reflejos salvadores de la sonrisa y el encogimiento de hombros, descritos por el filósofo Alain como métodos eficaces contra las preocupaciones y que aseguran el cambio *de la circulación visceral*. Nos anima también a recuperar la felicidad del bostezo y de desperezarnos de forma voluntaria, pues son *la mejor gimnasia contra la ansiedad y la impaciencia*. Debemos despertar ese *movimiento liberador*, y simplemente ensayarlo..., pues cuando no podemos dormir estamos mimando la *impaciencia, la ansiedad, la ira* más que *las ganas de dormir y la felicidad de descansar*. De ahí a hacer de la práctica corporal un sistema preventivo sólo hay un paso, que Alain franquea alegremente, ya que considera que contra los trastornos morales y contra las enfermedades nos falta, desde su comienzo, *flexibilidad y gimnasia*... para estirar y masajear los músculos interiores, porque al sufrir están como *esponjas llenas de polvo*. Esta práctica, que considera un remedio, ya sería suficiente; pero menciona y lamenta que nadie se acuerde. No hay magia en esto, como mucho, relaciones simbólicas: cuando abrimos la mano dejamos que escapen los pensamientos irritantes que guardábamos en el puño... En cuanto a encogerse de hombros, es una práctica que permite liberar la caja torácica, no volverla a cerrar y dejar escapar las preocupaciones. Siempre según el filósofo, se trata de abandonar malas costumbres, y nos propone remedios de una simplicidad desconcertante, como la gimnasia y la música.

Estas palabras incitan a seguir una práctica corporal y a pensarla bien, ya que la alegría del cuerpo también está en el movimiento y el uso natural de sus funciones. Era el punto de vista de Groddeck cuando nos proponía optar por el sol y el aire, más que por los remedios químicos. Para Alain es natural, y *la reacción del cuerpo nos sugiere alegría*.

Para Caraccioli, los efectos de una buena elección de actitud son inmediatamente visibles en la expresión de la persona naturalmente feliz y cuyo rostro expresa la feliz influencia de la alegría:

> Es una frente serena que, tan pura como el día más bello, no anuncia ni nubes ni niebla; son los ojos claros y transparentes, que indican la armonía del cuerpo y del espíritu; es una boca sonriente, que expresa toda la alegría del corazón. Es raro que las arrugas desfiguren un rostro acostumbrado a alegrarse.

Existen otros efectos imputables a la alegría y situados en concreto en su conjunción. El ejemplo de la comunidad femenina de Gambia es elocuente en este tema. En este Estado de África occidental, las mujeres que no pueden tener hijos constituyen la comunidad de Kanaalen, que tiene sus propias prácticas y rituales, que consisten en cultivar un humor excelente, reír, mofarse sanamente entre ellas y cultivar una falta de respeto mesurado. Todas acaban por ser madres un día. Simpática idea: según esta tradición, la risa ahuyenta los espíritus, les impide volver y sirve como conjuro contra la mala suerte eliminando las tensiones.

FUNCIONES DE LA ALEGRÍA

> La virtud del espíritu en todas las cosas es descartar las pasiones por una elección y una disposición de palabras que dan a cada cosa su justa importancia y, haciendo pequeñas las pequeñas, dejan las grandes en su proporción sin sorprender.
>
> ALAIN

El lector observará el plural en el título. Compatible con la noción de seriedad, la alegría, *destello divino... e hija de los cielos* (F. Schiller), nos da la libertad interior, según Hellmut Benesch y, al hacernos más fuertes y más luminosos, nos calienta. Su aparición se produce gracias a la presión, esencial en la vida; pero también gracias a la doble condición de no estar demasiado a menudo «bajo presión», lo que podría acarrear un estrés devastador, sino a la suficiente, pues sin ella habría riesgo de depresión. Esta aparición se encuentra en la risa, que puede ser explosiva, contagiosa, loca...

Vemos que, contrariamente a lo que muchos gruñones pudiesen pensar —afortunadamente son pocos estos «aguafiestas»—, la alegría tonifica tanto en sus causas como en sus consecuencias. Capaz, según Alain, de matar *las pasiones y el odio*, es la solución a los sentimientos negativos. Acontecimiento subjetivo, la alegría conoce grados de intensidad y direcciones diversas: felicidad (alegría vinculada a éxitos en los que hemos participado), buen humor (sentimiento más global), risa (ligada a lo cómico, al chiste, al humor, etc.).

Más allá de estas formas, para Richard Wagner, la alegría *no está en las cosas*, sino en nosotros, y hay que encontrarla. Bernard de Fontenelle, que fue también un divulgador científico, y de quien ignoro si el haber sido centenario se debe a su buen humor o a su modo de vida y de pensamiento, sostenía que este destello que todos nosotros poseemos *puede abrir el camino de la curación*. Finalmente, la alegría de vivir es más que un derecho o un simple objetivo. Para Louis Pauwels es un deber, opinión compartida por Paul Claudel y André Gide.

Que la alegría esté con vosotros

La primera cosa que se debe considerar es que el hombre es seguramente el ser vivo que más juega de forma natural del universo y que esta actitud es una necesidad creativa. Incluso adulto, el *mono desnudo*, como lo llama D. Morris, es *un mono a quien le gusta jugar*, lo que está vinculado a su carácter de explorador. Sus juegos son muchos, y pasa muchos años jugando hasta que llega a la madurez: el juego es el trabajo del niño y la actividad lúdica es un gasto de actividad en plano mental y físico, sin objetivo útil definido. El espíritu festivo, y por tanto feliz, nos pone en situación de renovarnos y de permanecer en el lado flexible de la vida. El juego es, por tanto, formador a la vez que fuente de escape.

En cuanto a la *sonrisa interior*, según la expresión de P. Kerforne y M. L. Questin, en su correspondencia con la *pureza de la infancia*, no hay nada de inmaduro ni de irresponsable, sino simplemente algo inocente e ingenuo, ya que, igual que, para Alexander Lowen, el primer tallo del árbol está siempre presente en el corazón del árbol cuando llega a la edad adulta, llevamos con nosotros al niño que fuimos, como lo atestigua el concepto de niño en el análisis transaccional. Negar este niño en nosotros es negar nuestros orígenes y nuestras raíces, es negar nuestro pasado, que conforma nuestro presente. Bergson observó el desconocimiento que solemos tener de *lo que aún hay de infantil... en la mayoría de nuestras alegres emociones*, pues la alegría es *la verdad última de las cosas, su sustancia más guardada, el término de todo esfuerzo y el descubrimiento último de toda lucidez* (P. Marinier). Edmond Rostand evocaba sus risas pueriles *cuyo sonido debe sorprender nuestras almas*.

Conocido por su experimento de Summerhill, el pedagogo A. S. Neil cuestionó a esos adultos con tendencia a rechazar su lado infantil y creía que había una *vaga idea de moral* detrás de la desaprobación del juego, *una idea de que no está tan bien ser un niño*. Encontró el fundamento de sus propuestas en la expresión de un joven adulto: *¡no te comportes como un niño!*, y terminó diciendo que algunos padres han olvidado los deseos que conocieron de niños, así como jugar, e imaginar, y hacen de *pobres padres*. La pérdida de capacidad para jugar es la señal en el niño de que está *psíquicamente muerto* y constituye un peligro para los demás niños con los que se relaciona, porque la alegría es *el verdadero contenido de la felicidad* (A. Comte-Sponville).

Considerando las costumbres culturales y de ocio de sus contemporáneos y que los viejos de Summerhill, o la mayoría de ellos, no iban ni a partidos de fútbol ni a *espectáculos pomposos*, A. S. Neil se preguntaba si, al igual que los aficionados a los partidos de fútbol se identifican con los jugadores y juegan por delegación, estos ancianos buscaban *revivir su infancia detenida con el crecimiento*.

Es insano hacer callar al niño siempre presente en nosotros, al menos en cuanto a su curiosidad, al poder para maravillarse y a la capacidad de creatividad. Albert Einstein, buen ejemplo de espíritu creativo, consideraba que quien se ve incapaz de sentir sorpresa puede considerarse muerto, pues *sus ojos están cerrados*. Georg Groddeck pensaba que, como mortales que somos, no es más que una actitud: la sorpresa, que puede verse como el tema original de la filosofía. Nuestra curiosidad infantil perdura hasta la edad adulta, aunque *el confort del conservadurismo humano* tenga tendencia a frenar esa inquietud. Desmond Morris concluye: *Afortunadamente para la especie, siempre hay suficientes adultos que conservan su espíritu inventivo y sus curiosidades juveniles, y que permiten que la población progrese y se extienda*. Groddeck formuló una opinión parecida.

Alegría y salud

La alegría es causa y consecuencia: está causada por la disposición física y también la cambia, e implica igualmente una modificación del espíritu que la acoge o la elige. He aquí lo que Caraccioli piensa de ella:

> La alegría como una segunda circulación vigoriza nuestro espíritu y nuestro cuerpo. De alguna manera dobla nuestra vida, pues se libra a una jovialidad razonable y continua.

Es una disposición de espíritu ideal, tanto para el cuerpo como para el alma:

La alegría, como los licores que sobreviven al poso, se sitúa por así decirlo debajo de nuestros males y se clarifica de tal manera que se manifiesta siempre sin confundirse. La sangre se vuelve más fluida, el corazón más a gusto, los humores menos hoscos y menos abundantes y el espíritu más libre. Hace renacer a la vez que se va la pena...

Una observación de G. Vaillant, citada por Bernie S. Siegel, muestra que el porcentaje de enfermedades graves y de muertes era diez veces inferior entre los sujetos satisfechos con su vida frente a los menos contentos. K. R. Pelletier recuerda que, en un estudio hecho entre doscientas sesenta y ocho personas de edades entre 60 y 94 años, Erdman Palmore demostró en 1969 las constantes comunes que facilitaban la longevidad de su vida activa: encontró el optimismo de la existencia, al lado de la sensación de utilidad que cada uno sentía en el plano social, el mantenimiento de una buena condición física, la ausencia de tabaco. K. R. Pelletier añade que otros estudios se han interesado por esta cuestión y resume de forma común que *el hecho de obtener satisfacción de sus actividades culturales, profesionales, alimenticias y físicas es una condición primordial para la longevidad.* Caraccioli observó que la tristeza nos entumece y *sin duda perturba nuestra salud* y que:

La alegría, al contrario, como un calor dulce, mantiene el espíritu y el corazón siempre dilatados.

Alegría y prevención

Las propuestas de Alain van en el mismo sentido: la alegría dispone el interior del cuerpo *mejor que la medicina más hábil.* El consejo común de Hipócrates, de Galeno, de Paracelso o Trousseau era que el pesimismo prolonga el estado de enfermedad; Hipócrates les rogaba a sus enfermos que estuviesen de buen humor. Para el médico griego y para Paracelso, el pesimismo no podía más que ser un obstáculo para la curación. Como el psiquismo tiende a la insatisfacción, hay que tener confianza en la vida y en los acontecimientos probables. Rechazar el pensar en las cosas penosas no está mal hecho y tampoco es una actitud insensata. En cuanto al optimismo, es la clave que lleva a la felicidad y a la salud. Ninguna de las medicinas de ninguna época ignoraban esta relación: en la Antigüedad, la opinión de Galeno era que las mujeres alegres se curaban más rápidamente que las tristes. Rabelais, médico jefe del hospital de Notre-Dame-de-la-Pitié de Lyon, cuya reputación lo convirtió en uno de los primeros médicos del reino y a enseñar esta ciencia en Lyon y Montpellier, decía de los alegres que siempre se curaban. Aconsejaba recurrir a la risa y al humor para aliviar los sufrimientos. Uno de los pensamientos, fruto de la advertencia hacia Gargantúa, es que la risa *es propia del hombre.*

El filósofo Berttrand Russel considera el aspecto preventivo de la salud y piensa que, cuando se es feliz hay *menos probabilidades de enfermar.* Maurice Mességué explica que Ambroise Paré, preocupado por el bienestar de sus pacientes, porque tardaban en recuperarse, invitaba a *graciosos... para que les hicieran reír,* y de esta manera sólo viesen *caras felices.* Concluye con el consejo de cultivar la risa, que tiene su lugar en nuestro jardín interior, y también el arte de amar.

P. Kerforne y M. L. Questin recuerdan que muchas sociedades utilizaban la risa y sus virtudes terapéuticas. Desde los indios de América hasta los dogon de Mali, con sus sesiones de risa colectiva, crearon *la alianza catártica* entre las personas implicadas en la broma y los payasos, cuya función era tratar las enfermedades. Aristóteles creía en las virtudes catárticas del teatro que permitían liberar las emociones negativas y cultivar en sí los aspectos positivos. El valor del espectáculo cómico equivale al que podría tener para nosotros La Fontaine o Molière, pues permitía reírse de uno mismo descubriendo a la vez sus propios defectos. Los bufones de la Edad Media seguramente propiciaban una buena digestión y los culebrones modernos tienen muchos beneficios. Un cirujano francés del siglo XIII, Henri de Mondeville, declaró que el médico debe prohibir *la ira, el odio y la tristeza* en su paciente, recordándole que *el cuerpo se fortifica con la alegría y se debilita con la tristeza* (P. Kerforne y M. L. Questin).

Un médico inglés del siglo XVI consideraba la risa como *un ejercicio físico sano* que ayudaba a los melancólicos. Un tal Brambilla sostiene que las emociones son nocivas por las heridas que dejan y se deben curar, mientras que *la risa y la esperanza facilitan su cicatrización*. James Walsh, médico americano, escribió en 1928 que la salud de un individuo era *proporcional a la cantidad de su risa*. Hace cuatro siglos, Robert Burton, y más recientemente Kant, Francis Bacon y William Osler escribieron sobre los beneficios del humor positivo. En la actualidad, Henri Rubinstein explica *el papel liberador de la risa, su acción positiva contra la ansiedad y la tristeza*, y la considera una *desintoxicación moral* que puede hacer desaparecer pequeñas depresiones, inquietudes y angustias. El ejemplo de Norman Cousins es elocuente en cuanto a los efectos del humor que pueden incluso cuantificarse y medirse mediante los análisis clásicos.

Otro ejemplo elocuente de los beneficios del buen humor es la acción benéfica de los payasos en el entorno hospitalario, cuya misión es la de intervenir regularmente en los servicios pediátricos llamados «pesados». El *Rire Médecin* (Médico de la risa) hizo su aparición en Villejuif en 1992. Los doctores Jeep, Coliflor, Beso y Jirafa saben muy bien que es el niño quien encuentra *en sí mismo la fuerza y el coraje para luchar*. Esta acción beneficia también a los padres y al personal sanitario, y está estructurada, al menos en Estados Unidos, donde existe la *Clown Care Unit* (Unidad de cuidados de payasos), donde uno aprende a reírse de una herramienta terapéutica. En el hospital Clínico de Toulouse, apoyados por el *hospital Sonrisa*, los doctores Zaza, conejo Napoleón, Philemón Diésel y Fortuna visitan los servicios de pediatría y actúan para los niños hospitalizados. El confort aportado por estos personajes de nariz roja es evidente: los servicios médicos y de enfermería, así como las familias, apoyan estas intervenciones. En Japón se organizan sesiones de buen humor cotidianas para enfermos terminales.

El congreso del humor

El muy serio IX Congreso Internacional del Humor, que tuvo lugar en Alemania en mayo de 2003, proponía como temas de seminario: *Payasos en el hospital, Risas y disciplinas: motivar a un equipo en el buen ambiente, Descubre al payaso que hay en ti...* La risa no es la finalidad, sino crear una relación de cuidados. También en las empresas han hecho su aparición los payasos, y la risa se cuela en las reuniones más serias, permitiendo que el personal relativice sus funciones, papeles y actitudes. En un artículo publicado en *The Independent*, Charles Arthur y Michael Paterson hacían referencia a esta nueva moda americana. Bajo el título "Laughing is a serious business" (Reír es un negocio importante), los autores centraban la atención en el aspecto financiero de la cuestión. Esta novedad cuajó en Gran Bretaña, impulsada por el bienestar generado por la risa. El aspecto social ocupa un lugar de elección, pues la práctica consiste en reunir a un grupo de compañeros en una sala para proyectarles una buena película de humor que les provoque buenos momentos de hilaridad. ¿Podemos tomarnos en serio esta propuesta realizada por un gran especialista en... bostezos? El artículo acaba con la conclusión de que la risa es contagiosa. C. G. Jung había observado este aspecto y dijo que no hay nada más contagioso que los tics, el tartamudeo, los movimientos anormales, los signos emocionales y, por encima de todos, la risa (C. Bonzom-Bosc). La risoterapia ya forma parte del paisaje moderno del buen humor y de su influencia positiva.

En su prólogo al libro de Norman Cousins, René Dubos explica cómo nuestras capacidades físicas y psicológicas son indispensables para prolongar la vida. Hay que tener, desarrollar y cultivar *la voluntad de vivir que moviliza los mecanismos naturales de resistencia del organismo a la enfermedad*. Serían las mismas vías que el organismo utilizaría en los procesos de curación, como la *imposición de manos, la meditación, el* biofeedback, *la práctica zen y de yoga, la fe en un santo, una persona o una droga, una buena relación enfermo-médico*. Según sus ganas de vivir y su rechazo de la enfermedad, o bien su estoica aceptación y su desesperación, las mujeres tratadas de cáncer de pecho han conocido mejores resultados entre las que tienen el primer comportamiento, según un estudio londinense (Ceccaldi, Diricq, Bagieu).

Algunos estudios de 1974 y 1976 citados por Kenneth R. Pelletier demuestran la preponderancia de la alegría de vivir en cuanto a *condición previa a la longevidad*. Esta actitud incluye el rechazo del estrés vinculado a los *esfuerzos fútiles* y a la aceptación de *las cosas tal como son*, si no es posible cambiarlas. Un buen humor constante es el primer componente del síndrome de longevidad, en opinión del centenario Joshua Green. Por esto el

Kaiser Hospital de San José en California define las condiciones de la salud desde un punto de vista preventivo: la primera de esas condiciones, antes de la cuestión de los recursos personales, la facultad de adaptación y la disminución de estrés, es *un sentimiento de optimismo ante el futuro*. En 1971, Mc Keown recogió los factores que habían generado una mejora de la salud en Inglaterra y en País de Gales: al lado de los datos materiales o sociales, preventivos y terapéuticos, encontramos la necesidad de *un entorno físico más feliz*.

Orígenes de la risa

No se puede hablar de buen humor sin hacer referencia a la risa. Es sorprendente que se los confunda tan a menudo. Sin embargo, hay risas que no están causadas por el buen humor, y este tiene otros modos de expresión aparte de la risa. Muchas personas que sabían que estaba preparando este libro creían que estaba escribiendo sobre los beneficios de reír, punto de vista que quedaría incompleto, pues nuestro tema principal es el buen humor. La risa en cuestión es la que es sana, benevolente, que no hiere ni humilla, ni rebaja; la risa que ni es cínica, ni hace burla, ni es sarcástica *con valor de odio*, según Kant. Aunque *quien no ríe es gruñón y pedante*, no todas las risas son de calidad, como la que llama *risa mecánica*, que se define por su falta de *principio espiritual*. Esa risa, *sosa, hace que la compañía de quien ríe sea insípida*.

Aunque nace en el sistema límbico, la risa está controlada o reprimida por el córtex, así como por el cuerpo social. Según Henri Rubinstein, si, entre las 5 y 6 semanas, la sonrisa del bebé responde *a las sonrisas maternales*, las *carcajadas* aparecen hacia los 4 meses. Entre los 18 meses y los 4 años, la periodicidad de la sonrisa es de uno a seis minutos. Observamos que esta manifestación no tiene un carácter de superioridad en el niño y que la noción del *humor del juego* es necesaria para que nazca la risa: sin ella, un chiste da miedo. La génesis del reír estaría en el miedo del niño ante un entorno desconocido, que se convierte en reconocimiento de ese entorno, lo que Desmond Morris traduce como: *hay peligro, pero no hay peligro*. La emoción aparece en el *alivio* que siente cuando *el peligro cesa*, y la risa tendría el origen en la relajación de nuestro lejano ancestro que, tras un combate o una caza difícil pero fructuosa, relajaba las tensiones del esfuerzo físico (H. Rubinstein). Para el vencido, se supone que es el llanto lo que aseguraba la misma función de alivio. Muchos deportistas conocen el momento tras el esfuerzo corto e intenso, y durante el cual cuerpo y espíritu expresan una apertura total.

Desmond Morris observó lo cerca que están estas dos funciones tan humanas de reír y llorar, contrariamente a lo que se suele pensar. Sabemos que el humor puede hacer llorar o reír, y que puede ir lejos en el intercambio. Sin perder el hilo de lo mencionado anteriomente, sabemos lo agresivo que puede ser el humor, incluso corrosivo e invencible, y que puede dejar desarmado a quien lo sufre. El humor empieza en uno mismo, y hay que poder reírse de uno mismo, lo que es señal de buena salud mental.

La risa y los pueblos

Los pueblos utilizan la risa y el buen humor desde tiempos inmemoriales. La función de nuestros payasos también es la de hacernos reír, y Bataclown recuerda que el payaso sigue siendo un *personaje vivo en el imaginario de nuestra sociedad, alimentado por las fuentes del juego, el teatro, la fiesta y lo sagrado*. Precisa que las investigaciones etnológicas han permitido darse cuenta de que existen en América del Norte, en África y en Oceanía payasos cuya función es hacer reír, más allá de ceremonias rituales. Al provocar hilaridad, los *payasos curanderos* de América del Norte ahuyentaban *los malos espíritus responsables de la enfermedad...* El norte de América conoce concretamente el *trickster,* que tan pronto se transforma *en dios como en bufón* (Balandier, citado por Bataclown). Este *trickster* aparece como *un personaje cómico, jugador, farsante y guasón, que obtiene un maligno placer transgrediendo las normas, desafiando el orden social, cometiendo actos prohibidos y profanando las cosas sagradas*, lo que recuerda el Kanaalen y el pueblo guayaquil de Paraguay, que deja lugar para la risa y lo risible con una fiesta donde permite la transgresión de lo prohibido. Eric Smadja lo define como una forma de *crítica cómica, social y política.* Existe un sorprendente parecido en los modos de expresión de los payasos de las sociedades llamadas primitivas y de nuestras sociedades modernas (Bataclown). Pero habría, tras la acción primera del payaso, una función escondida, la de un *perturbador ambivalente, evocador y activador de contradicciones.*

En su libro sobre la risa, Éric Smadja hace un inventario detallado de los lugares donde la risa es importante: en Brasil, la tribu de los nambikwara designa su líder por sus capacidades para divertir al grupo, a generar la risa, que se expresa durante las tareas cotidianas. La risa colectiva es igualmente practicada en los indios amazónicos, que dedican un gran espacio al humor, la alegría y la broma; los negros de Sudán cultivan también la alegría de vivir, la felicidad y la broma. Los hopi del Arizona, entre los cuales encontramos payasos, hacen coincidir la fiesta y la risa con las lluvias y, cuando llegan, giran sus cabezas hacia los dioses para que vean que están contentos. En las islas de Samoa, la danza de los bufones ocupa un lugar importante; la risa y la broma están privilegiadas entre los beduinos de la Arabia del Sur. También ocupa un gran lugar la risa entre los iks del noreste de Uganda. Éric Smadja observa que, a pesar del hambre y las epidemias de cólera, estos pueblos resisten y sobreviven. *La vida es más fuerte en los iks,* y se pregunta si será la risa lo que hace que sobrevivan, pues es un pueblo en peligro de extinción.

Historia de la risa

Le debemos a Éric Smadja un interesante y enriquecedor manual de la risa a través de la historia del hombre, empezando con Platón, que no parecía apreciar la risa, dado que la consideraba incompatible con la dignidad y la estima del hombre. El concepto de belleza de los antiguos filósofos (Aristóteles y Platón) no dejaba lugar para la risa por miedo a las convenciones que obedecían a reglas de utilidad, orden, funcionalidad, justa medida, control y pudor, donde lo risible tenía que ver con el desorden, la falta de armonía y de control. Más tarde, durante la Edad Media, se oponen dos actitudes: la de la Iglesia, que consideraba que Jesús no estaba descrito riéndose —téngase en cuenta el esfuerzo de Didier Decoin en «Jesús, el dios que reía» de mostrar que la risa no puede eliminarse de una vida consagrada a la curación y a la esperanza, y la opinión de Henri Laborit sobre *quien vino a traer, no la tristeza, sino la alegría de la buena nueva*—, y la de los filósofos antiguos para quienes reír forma parte de lo humano. De la risa considerada diabólica (por su relación con la boca, el cuerpo, el placer erótico), se ha llegado a la prohibición de la risa como limpieza bucal. Para San Jean Chrysostome, reír no es un pecado, pero es la antecámara y conduce a él. Según C. Bonzom-Bosc, el concilio de 1456 tachó de anatema cualquier sacerdote cuyas palabras generasen risa.

Hay que esperar hasta el Renacimiento y a Rabelais, que prescribió *que lo risible genera placer y risa, y lo instituyó como un instrumento terapéutico y de higiene mental que mantiene la salud individual y social por medio de la obtención de un placer complejo, psíquico, sensorial y corporal* (É. Smadja). Según Henri Rubinstein, una obra aparecida en 1676 sobre *L'Apologie de la vraie divinité chrétienne* (La apología de la verdadera divinidad cristiana) consideraba que la risa no formaba parte de *las actividades cristianas*. Lord Chesterfiel veía en la risa *el placer de la plebe a quien sólo le gustan las cosas vulgares*. Los primeros inmigrantes americanos raramente autorizaban la risa, y en la época victoriana estaba *prohibido reír en los salones*. En el siglo XVII, mientras Descartes evocaba la asociación de la risa con la agresividad y pensaba que la disposición del espíritu a la alegría servía para que *el cuerpo se portase mejor*, Espinoza veía la risa y la broma como una *alegría pura*, beneficiosa para el cuerpo y el espíritu. En el siglo XVIII, Voltaire insistía en el carácter sano de reír, negándole todo sentimiento de superioridad, y decidió ser feliz *porque era bueno para la salud*. Para Kant, la carcajada sería *una expresión mayor del sentimiento de salud* y le atribuye a la risa *un valor terapéutico e higiénico*.

El siglo XVIII dejó que surgieran las sociedades de la risa: una cofradía de mosqueteros se atribuyó el derecho de leer en público ciertos pensamientos insolentes acerca de uno u otro ministro. Más tarde surgieron grupos de aficionados y aficionadas a las historias graciosas. Hace sólo unos doscientos años que está *socialmente aceptado reír en público*, aunque tenga siempre un ligero vínculo con la culpabilidad; en este sentido, solemos decir: *acabemos con las risas*, o incluso *pasemos a cosas más serias*, para explicar una situación más difícil, más delicada y que requiere más atención o compromiso.

Varias formas de reír

La risa puede ser la expresión de la alegría, del placer, de la excitación general o de lo cómico, pero también de la agresividad y de la angustia, o incluso de la benevolencia, la autosuficiencia, la hostilidad o la burla. Hay que excluir el ridículo y la mofa, donde la risa se mezcla con el dolor. Nos quedaremos con la risa que se caracteriza por el aspecto espiritual, en los dos sentidos de la palabra. La risa de alegría es distinta a la risa de mofa o de burla, de lo placentero y de lo cómico. La Biblia contempla dos palabras para la risa: *sâhaq* para el primero, *lâhaq* para el segundo; igual que los griegos: *gelân* para la risa de alegría, *katagelân* para la de mofa (Éric Smadja).

Podemos distinguir muchas risas: la risa silenciosa, con vocalizaciones internas no exteriorizadas y espiraciones nasales; la casi risa marcada por la apertura de los labios y vocalizada; la risa de intensidad media que deja los dientes al descubierto y con vocalización; la risa a carcajada, ruidosa, la boca muy abierta y la cabeza hacia atrás; finalmente la risa loca, intensa, explosiva y duradera, siempre incontrolada, que puede llegar a las lágrimas. Incluso podríamos añadir la risa maniaca con tendencia agresiva, la risa senil debido a problemas neurológicos, la risa entre dientes que disimula los sentimientos, su vecina la risa forzada, la burla desdeñosa, la risa tonta, la risa poco simpática o la risa triunfante acompañada de un sentimiento de superioridad.

Las teorías clásicas de la risa se basan en varios elementos: sentimiento de superioridad y de degradación, intelectualismo apoyado en las nociones de contraste y de incongruidad, psicofisiología de la descarga, función homeostática y dimensión social y cultural, según la teoría de Bergson. Conviene también distinguir las distintas formas de risa en función de lo que la provoca: alegría o comicidad, aunque no son sólo estas dos causas. C. G. Jung definía la risa como una expresión emocional muy importante, y decía que se aprende mucho de la gente a través de la observación atenta de sus risas *tal como las oímos cuando queremos escucharlas* (C. Bonzom-Bosc). Distinguía así la risa de defensa, desfigurada, desigual, y la risa de liberación, de alegría, generosa y calurosa, imposible en los enfermos mentales.

Pueden observar que la risa constituye un tema suficientemente serio como para dedicarle un gran espacio en el IX Congreso Internacional del Humor de 2003 y que exista el neologismo de *gelotogía*, el estudio o la ciencia de la risa. Para Guy Corneau es evidente la relación que existe entre risa y alegría, y escribe que *la alegría puede reír a carcajadas, pues la música preferida del corazón es la risa*. La risa permite desbloquear las energías que tenemos a nuestra disposición: es una herramienta de desarrollo personal fácilmente accesible que tiene, además, la ventaja de *fabricar nuestros propios remedios bioquímicos internos* (M. Messegué).

Pero, aunque la risa sea terapéutica, no nos olvidamos de las personas con buena salud, pues tiene una dimensión preventiva, y Henri Rubinstein enumera sus efectos: *la risa desarma... hace fundir el hielo, disuelve el formalismo, exime de convenciones y crea complicidad y connivencia*. En la India se reúnen cada mañana unas cuantas personas alrededor de Madan Kataria, médico generalista de Bombay, y, en grupo, se dedican a reír de todas las formas posibles, asociando movimientos, entonaciones varias, gestos, desplazamientos, comunicación y... buen humor. Esta práctica, presentada como una nueva técnica de yoga, el *Hasya-Yoga*, ya existe en Occidente, igual que empiezan a aparecer los clubes de la risa. La idea no es nueva, pues P. Vachet, que recetaba la risa para algunos de sus pacientes, escribió en 1960 que había que *dedicarse a reír*, de la misma manera que se practica la cultura física. Cita el caso de una paciente, de salud delicada, que decidió reír tres veces al día de forma voluntaria, lo que iluminó a toda la familia y extendió el buen humor hasta las relaciones más lejanas con esta simple práctica.

Esta *virtud francesa*, según la expresión de Rika Zaraï, que cree que *la risa es seria*, tendría beneficios reales en la salud, mientras que una alarmista estadística señalaría una triste realidad, según la cual reímos menos a medida que nos hacemos mayores (veinte veces menos), y tres veces menos que nuestros antepasados hace sesenta años. Habríamos pasado de diecinueve minutos de risa al día en 1939, a seis minutos en 1980, y a un solo minuto en 1984.

Melancolía, tedio, ausencia de objetivo en la vida y soledad serían las causas principales (C. Bonzom-Bosc). El sociólogo G. Lipovestky evocaba en 1987 el... *empobrecimiento de la risa*, la marca del olvido del proverbio hindú que dice que la risa es, *junto con Dios y la locura humana, una de las tres únicas realidades.* Pues las consecuencias positivas de la risa son tan importantes en cuanto a cantidad como a calidad. Es una pena que el DSM III (manual diagnóstico y estadístico de los trastornos mentales) no la considere un criterio de salud y de cura de la depresión, cosa que sí han hecho los canadienses (C. Bonzom-Bosc).

Los clubes de la risa no explotan el humor, percibido de forma desigual por cada uno, y que llega demasiado rápido a sus límites de expresión, aunque por este medio el doctor Cataría inició sus experimentos en 1995. Se insiste en el nacimiento espontáneo de la risa, su carácter natural, la que expresa el niño, sin motivo, sin miramientos, antes de que la madurez de la edad adulta cambie esta disposición. Los detractores de este método ven en él una risa forzada. Se trata de una risa voluntaria, que aparece libremente, como la invitación de Alain a *reír y sobre todo sonreír voluntariamente*, pues esos movimientos son, para el filósofo, los más fuertes contra las pasiones. La sonrisa se presenta como *el mayor símbolo de querer...* e incluso, de la propia razón. Creemos que uno no ríe porque esté alegre, sino que está alegre porque ríe. El lector acertará si se pone en manos de esta práctica natural, pues uno de los mayores efectos de estas reuniones no privadas de interés está en el hecho de que permiten encontrar la risa y dejar que se exprese más libremente y más a menudo, lo que es una enorme e incontestable ventaja. Sobre todo si le añadimos el fondo del mensaje que Madan Kataria y su mujer Madhuri tratan de trasmitir: *hay que reír para la paz en el mundo*.

Los beneficios de la risa

Daniel Sibony propone, en la obra de A. W. Szafran y A. Nysenholc, una visión del fenómeno de la risa y evoca su *materialidad... su carácter físico...* La risa se explicaría por un *espasmo de identificación seguida rápidamente de desidentificación... tras sacudidas sin cesar, tenemos la respiración entrecortada, luego la recu-*

peramos para volverla a perder, nos creemos otro (que estaría como muerto, sin respiración) y nos reencontramos otra vez, y todo con espasmos y sacudidas de unos cuantos segundos. Y podemos añadir que la risa es una descarga y que, como pensaba Freud, *es también una viva recarga de contactos con el inconsciente, una recarga de simbolismo*.

La risa, *respuesta física involuntaria a una emoción agradable*, es un reflejo. Ahora bien, nada es inútil en la naturaleza, y todos nuestros reflejos tienen una función salvadora. Si la risa existe, entonces tiene un sentido y una función. Su necesidad estaría inscrita en el desarrollo de nuestra especie, en el del individuo, y sería también un elemento importante en las relaciones sociales. P. Vachet la describe como *una alegría del cuerpo, con la alegría del alma, donde se muestra y se renueva el canto de la vida triunfante*. Las reacciones a las que está vinculada expresan *la fuerza, la libertad y la alegría de vivir*.

Todo el cuerpo participa en la risa sin que podamos controlarlo, como si el córtex estuviese desconectado. Este fenómeno humano implica a la vez lo psíquico, el sistema nervioso, las principales funciones, el diafragma y la musculatura del individuo, esta última adquirida cada vez con más fuerza por esta especie de onda: podemos soltar un objeto o sentir que los esfínteres se sueltan, la cabeza pierde el equilibrio, las manos se abren, las piernas se relajan hasta el punto de tener que sentarse. Esta onda muscular permite una relajación profunda, y la disminución del tono muscular repercutiría en la disminución de la sensación del dolor. Este punto es muy interesante, ya que algunas cefaleas se deben en parte o completamente al aumento de la tensión muscular.

Los efectos de la risa son tales, como fenómeno *esencial para la salud* a la vez que mecánico, relajante, ansiolítico y antidoloroso, que Henri Rubinstein presenta algunos casos clínicos de personas afectadas de trastornos a veces graves que han visto cómo se atenuaba el mal con esta nueva práctica del buen humor. Sus principales efectos son la relajación de nervios y músculos; el aumento de la producción de catecolamina, que actúan en la inmunidad y son antidepresivas; la secreción de endorfinas naturales, que actúan contra el dolor y que, junto con las enquefalinas, son neuromoduladores que controlan la actividad de los neurotransmisores —en concreto en las funciones del dolor, la memoria y el aprendizaje—; el masaje de vísceras, y la activación de la circulación sanguínea. Se estimula el sistema nervioso autónomo: vasodilatación de la cara, estimulación de las funciones lacrimal y salival, producción de anticuerpos y secreciones gástricas y digestivas completan el cuadro con la acción en lo parasimpático, el colesterol y la espasmofilia, el estrés, el insomnio y el asma si se llega a hacer sonreír a la persona que lo sufre. El sistema inmunitario se ve forzado por el aumento del índice de inmunoglobulinas, descarga la energía contenida y las tensiones se liberan... *De esta manera, la alegría es en sí misma una defensa contra las enfermedades infecciosas* (P. Vachet). La risa equilibra la actividad del sistema simpático en acción bajo el efecto del estrés, afectado también por el aumento de la frecuencia cardiaca, precedida de una estimulación duradera del parasimpático, que desencadena una bajada del ritmo cardiaco y de la tensión arterial, una dilatación de las arterias, un aumento de la motricidad y del peristaltismo intestinal.

Se observa también la apertura de los pulmones y los bronquios, la dilatación de la caja torácica, la regulación de la ventilación, la liberación de las vías aéreas superiores y las contracciones del diafragma. Se vacía el aire de reserva: los cambios respiratorios pueden ser hasta tres y cuatro veces mayores que estando en reposo y la espiración se intensifica, provocando dolores en la barriga o las costillas... Los músculos oblicuos y trasversos trabajan mucho y, como en la práctica de yoga, la respiración se ralentiza. El conjunto del sistema digestivo se beneficia de un buen masaje, un verdadero batido natural del abdomen y las vías digestivas, lo que favorece la digestión, la eliminación y los problemas de tránsito: los intestinos, el estómago, el hígado, el páncreas y el bazo sufren unas contracciones beneficiosas que hacen que funcionen mejor. El estreñimiento se combate con la contracción abdominal y la aerofagia se vería claramente beneficiada. P. Vachet observó el éxito de varios terapeutas ante los trastornos digestivos, cuya influencia en el humor es enorme. La alegría restablece el equilibrio de esta función y facilita el trabajo de eliminación del riñón. Ya Kant reparó en *el movimiento saludable del diafragma y en que la expulsión del aire reforzaba el sentimiento de la energía vital.*

Su conclusión fue que la risa *es siempre el juego de los músculos de la digestión y que la favorece mucho más que cualquier sabiduría médica*. La risa crea un masaje facial (se contraen alrededor de quince músculos faciales), la boca se abre y el resto de músculos se relajan. Su acción se notaría también en el sistema neurohormonal, la eliminación de las toxinas, la lucha contra las inflamaciones y la producción de serotonina.

Un remedio natural y gratuito

Una risa franca aporta tantos beneficios que algunos la considerarán un ejercicio físico, presentándola como *correr en la cinta estática* o un *ejercicio muscular dulce y profundo a la vez* o incluso un *jogging del espíritu*. Podemos añadir que este remedio maravilloso y natural no cuesta absolutamente nada y no presenta ningún efecto secundario indeseable, aunque es mejor que las mujeres embarazadas y las personas con problemas cardiacos moderen sus expresiones de hilaridad. Cuando se estimula la alegría de vivir, todo el funcionamiento fisiológico recibe los efectos beneficiosos por el crecimiento del influjo nervioso que lo mantiene (P. Kerforne y M. L. Questin). En concreto, la risa supone también un modo de desviar la atención del sufrimiento y las preocupaciones.

Si el protóxido de nitrógeno tiene un efecto hilarante y anestesiante, el doctor Rubinstein no descarta que un día se encuentre la *molécula de la risa* y así *curar la tristeza*. En cuanto a los efectos de la risa en el comportamiento, remarca que construye una *barrera moral de optimismo* y desarrolla *la facultad de reaccionar*, porque el optimismo y la voluntad de vivir están estrechamente relacionados. El otro interés para nuestra investigación está en el hecho de oponer, como preconiza Raymond Moody, la risa a ciertas emociones negativas (ira y deseo de venganza, por ejemplo). O. Stoeber menciona sus efectos en la desesperanza y recuerda que es una manera de considerar la existencia permitiéndonos *simplificar* una situación y tomar perspectiva.

La risa, asociada al alivio, y la emoción positiva que genera liberan de la ansiedad, la tristeza, la angustia y el estrés. La risa aporta un sentimiento de fuerza y alivio, suprime las impresiones vagas y penosas, la pereza y las preocupaciones egoístas, despierta la sensibilidad, vivifica la inteligencia y la percepción. *El corazón se abre al soplo generoso de la simpatía universal, adorando la fuerza misteriosa de la vida en la flor que se abre con el resplandeciente sol de las mañanas...* (P. Vachet).

Excelente ejercicio de reeducación respiratoria, según Henri Rubinstein, la risa reduce el dolor por la relajación muscular, por la actitud más positiva que tendremos ante él y por la producción de endorfinas. Raymond Moody le reconoce también efectos anestésicos. Como una *tormenta beneficiosa*, la risa libera las tensiones nerviosas y psíquicas en este espacio entre el córtex consciente y el subcórtex que controla las emociones y reacciona ante el estrés: esta relajación de las tensiones facilita el sueño. *Primer paso hacia un estado de espíritu optimista*, la risa participa de la segunda etapa de la alegría de vivir. Un minuto de risa equivaldría a una relajación de cuarenta y cinco minutos según algunos, o a *un buen bistec* según otros, lo que resulta interesante... P. Vachet observó que la receta de la risa tenía siempre efectos positivos y felices y que llevaba a la curación. R. Moody cita a Mark Twain y su punto de vista sobre la terapia de la risa:

> El viejo estalló en una carcajada que le sacudió de pies a cabeza; luego, tras recuperar la calma, dijo que tal dosis de buen humor valía su peso en oro y que no conocía nada más eficaz para reducir las facturas del médico.

Aun estando relajado, quien practica la risa respetuosa controla sus pensamientos, sus gestos, sus palabras, lo que le permite exteriorizar al *ser alegre, radiante y equilibrado* que lleva dentro, según la bonita expresión de P. Kerforne y M. L. Questin. Según Didier Hervé,[3] una cosa es segura:

> Las emociones positivas, como la risa, el amor, el placer, tienen repercusiones físicas y biológicas que movilizan entre otros los sistemas de defensa natural.

---

3. Didier Hervé, proyecto «Rire c'est vivre» (Reír es vivir), de la asociación Soins Santé de Angers.

Las lágrimas, humor líquido salado...

Como la risa tiene buena prensa, sucede que *lloramos de risa, reímos hasta llorar o tenemos lágrimas de alegría... Para algunas emociones*, escribió Kant, *la naturaleza favorece mecánicamente la salud*, y situaba la risa y las lágrimas en esta categoría, estas últimas con *un papel dulcificador y de precaución de la naturaleza para nuestra salud*. Según si vienen de la expresión de la emoción o de pelar cebollas, las lágrimas tienen una composición distinta. Pueden encontrarse enzimas, proteínas, enquefalinas y toxinas relacionadas con el estrés. Podríamos considerar las lágrimas desde un punto de vista positivo y hacer de ellas un motor, lo que trató de hacer Julos Beaucarne, cuya tristeza le había puesto *en necesidad de reír*.

Cuando nace, el bebé chilla, pero no derrama lágrimas durante los primeros meses. Para Desmond Morris, el acto de reír aparecería después del de llorar, cosa que confirman los momentos en que ocurren estos dos modos de expresión del niño. Encontramos en los dos fenómenos de reír y llorar las mismas constantes de tensión muscular y apertura de la boca, de movimiento de labios y cambio de plan respiratorio con el acento puesto en la espiración y un ritmo diferente. Encontramos también, en algunos casos de risa intensa, un *enrojecimiento de la cara y un lagrimeo en los ojos*. Sólo difieren los signos vocales: el sollozo es más corto, más picado que el estallido de la risa.

El hecho de cultivar el buen humor no protege de los momentos de toma de conciencia del espectáculo que el mundo nos ofrece. La organización del supraconsciente prevé lo que Assagioli (y los orientales también) llama el ello, que es *el espectador de la tragicomedia humana*. Podemos entonces experimentar un sentimiento de *tristeza cósmica,* a raíz de ese mundo y de los errores cometidos por los hombres, hacia los otros hombres que engendran sufrimientos que sin embargo parecen evitables.

Alegría y pena no son más que dos aspectos de una misma cosa, como lo enuncia Khalil Gibran, que nos invita a elegir siguiendo la filosofía de Caraccioli:

> Cuando uno es feliz, las penas no le afectan más que ver una mosca volar... Las lágrimas son preciosas para las almas sensibles y tienen buen color y no alteran la alegría que la Filosofía hace nacer.

¿Debilidad o flexibilidad?

Teniendo en cuenta lo que hemos dicho hasta ahora, creo que es importante detenerse a veces en los momentos de debilidad: no hay que preocuparse por esos momentos en los que uno se arrodilla o inclina la cabeza o se siente sumido en la depresión, el desánimo, la tristeza, el mal humor, la nostalgia... ¿Son momentos de debilidad? ¿O de flexibilidad? Pues, bajo riesgo de sorprender al lector, no creo en el hecho de poder ser positivos en todo momento. Es una utopía creer que podemos ser *eternamente* felices, de la misma manera que *una persona eternamente infeliz es un caso patológico* (A. Roberti). La tendencia de nuestro intolerante e irrespetuoso mundo moderno es imponernos modelos, como el de aceptar siempre todo lo que nos ocurre con una sonrisa. Utilizándolo como subtítulo de una parte de su obra: *De l'optimisme trompeur au légitime desespoir* (Del optimismo erróneo a la legítima desesperación), Sam Keen precisa con certeza que la desesperación es una *emoción primaria enraizada en la honesta toma de conciencia de nuestra impotencia a cambiar el drama cósmico.* Con lo que acaba de leer, el lector no debe tener ningún complejo cuando tenga un sentimiento de decepción o de tristeza, pues todo esto forma parte de la vida de los mamíferos que somos. Pero sabrá, a raíz de las páginas de esta obra, que conservar el buen humor es posible y que hay métodos a su disposición que no necesitan más que ponerse en práctica.

Finalmente, la expresión de las emociones nos protege de trastornos mucho más graves, los que clasificamos como trastornos psicosomáticos. En efecto, la experiencia de la emoción va acompañada de una descarga de tensión y del despertar psicofisiológico (D. Jaffe). ¿No nos sentimos mejor después de expresar nuestra ira? Calmados, relajados. Y sin embargo, la sociedad tiende a sancionar o al menos a inhibir cualquier expresión de las emociones, incluso las positivas. Como subraya Dennis Jaffe, la persona afectada por algún trastorno psicosomático es *incapaz de verbalizar sus sentimientos.* Es como si, en lugar de seguir la vía simbólica de las palabras, los sentimientos estuviesen traducidos a *una especie de lenguaje orgánico* (D. Jaffe).

La resistencia de un individuo no debería reducirse a lo que dura, sino a un conjunto inteligente y complejo de fuerza y flexibilidad, alternadas una y otra. En la filosofía taoísta, el agua es la imagen misma de esta asociación. El Tao Te King LXXVI enseña que *solidez y rigidez son las acompañantes de la muerte y que la flexibilidad y la fluidez son las acompañantes de la vida*. Así que, a veces, hay que aceptar someterse a los acontecimientos, no de forma pasiva, sino más bien inteligente, esperando resurgir de nuevo y reencontrar todos los medios asociando fuerza y sensibilidad. Los puentes más fuertes tienen sus puntos más débiles, los edificios concebidos para resistir a los seísmos tienen bases flexibles y no rígidas, los coches modernos tienen zonas débiles en relación con el resto, lo que permite amortiguar los golpes y preservar el habitáculo. El lector me recriminará, con razón, que el hombre no es una máquina, y es cierto, y es aún mejor, pues basta con tomar el ejemplo de las artes marciales y de su eficacia fundada en la aceptación y la utilización de la fuerza del otro para darse cuenta de esta realidad. La fuerza del carácter no es incompatible con cierta debilidad de carácter. Otra gran diferencia es que la máquina no evoluciona por sus propios métodos, no se repara sola, no piensa y no tiene un estado de ánimo; en fin, todo lo que hace que el ser humano sea un ser completo. En cuanto al optimismo, conocemos la vía que hay que seguir, que se confirmará más adelante.

Finalmente, no puede haber femenino sin masculino, ni masculino sin femenino. La armonía está ahí.

La sonrisa, *perfección de la risa*

La sonrisa se manifiesta desde las primeras semanas de vida y vendría a ser el *vínculo vital* con la madre (D. Morris). Para Alain, en cada sonrisa *hay un niño*, y sus virtudes saludables se deben al hecho de que la respiración y el corazón *trabajan mucho y sin interrupciones, de ahí ese color de vida y ese aire de salud*. Su acción es comparable al bostezo, pues libera la garganta, los pulmones y el corazón. *El médico no encontraría, en su botiquín, algo que actúe tan rápido y de forma tan armoniosa*.

El departamento de psicología de la universidad de California ha realizado un estudio serio sobre la sonrisa y el destino de quienes la tienen. Treinta años más tarde, quienes sonreían presentaban un cuadro de vida más satisfactorio que los demás, excepto los divorciados y los que tenían problemas de salud (psíquicos y físicos), y mucho más quienes tenían éxito profesional. A partir de ahí, se establecen tres conclusiones: en primer lugar, que la sonrisa es la expresión de una personalidad equilibrada; luego, que tiene efectos positivos en las capacidades de reflexión, de acción y de compromiso social y de relación con los demás; y finalmente, que permite superar las pruebas de la vida con más facilidad. Los viudos que evocan a sus esposas manteniendo la sonrisa superan el duelo con mayor facilidad. Para Alain, la sonrisa refleja nuestro estado de ánimo: es bonita porque *la forma se extiende entonces según un equilibrio interior*. Sobre todo no hay que pensar que la sonrisa es una manera atenuada de la expresión de la alegría, sino que tiene su propio significado, como la anuncia este texto:

> Una sonrisa no cuesta nada y produce mucho. Enriquece a quienes la reciben, sin empobrecer a quienes la dan. No dura más que un instante, pero su recuerdo es a veces eterno. Nadie es lo suficientemente rico para poder prescindir de ella, y nadie es tan pobre como para no merecerla. Trae alegría al hogar y es señal de amistad. Una sonrisa da reposo al cansado y da coraje a los más desanimados. No puede comprarse, ni prestarse, ni robarse, pues es algo que no tiene valor hasta el momento en que se da. Y si alguna vez encontráis a alguien que ya no tiene sonrisa, sed generosos y dadle la vuestra, pues nadie está más necesitado de una sonrisa que alguien que no puede darla a los demás.

Desde el punto de vista social, expresa la comprensión acompañada de una atracción recíproca, de una intención amistosa y no agresiva. Sonreír a un agresor puede disuadirlo, pues la sonrisa es siempre símbolo de buena predisposición hacia quienes la reciben, lo que lleva a Alain a decir:

> La sonrisa llama a la sonrisa; tranquiliza al otro sobre sí mismo y sobre todas las cosas que le rodean. Por eso quienes son felices dicen que la vida les sonríe. Y se pueden curar las penas de alguien a quien no se conoce con una sonrisa. Por eso la sonrisa es el arma del sabio, contra sus propias pasiones y contra las de los demás.

Aunque ayuda a la estética, raramente se veían sonrisas en los cuadros durante los siglos anteriores al XX; sin embargo, siempre expresa benevolencia, amabilidad, simpatía, maldad, placer, y genera en el cuadro y en el autor indulgencia, tolerancia y amor.

Risa y buen humor

Muchos pensadores han dado su opinión sobre la risa. Chamfort creía que un día sin reír era un día perdido. El pensamiento chino considera que, de manera general, la felicidad va *hacia los que saben reír*.

Más bien pesimistas, La Bruyère prefiere reír *antes que ser feliz, por miedo a morir sin haber reído*, y Beaumarchais prefiere reírse de todo *por miedo a que lo obliguen a llorar*. ¿Pretendían con eso que las ocasiones de relajación son pocas? ¿Y debemos esperar a que se presenten las ocasiones para relajarnos o encontrar nuestro buen humor?

El ensayista y moralista rumano E. M. Cioran tiene una visión poco optimista en cuanto a la evolución de la risa en los próximos años y prevé que, dentro de algunas generaciones, la risa estará reservada a unos pocos y estará tan prohibida como el éxtasis. Esto es olvidar el otro aspecto que menciona Alain, el importante *feedback* que hace que un signo alegre *predisponga a la alegría a aquel que lo realiza*. Es una razón más para fomentar a nuestro alrededor esta expresión de alegría, pues la risa es también un *lubricante de las relaciones humanas* (H. Rubinstein). Ese médico, que propone el programa Gélos, compuesto de relajación, bienestar, disminución de la ansiedad, del nerviosismo y de las ideas depresivas; que receta la práctica de la risa de forma cotidiana (treinta minutos al día, en series de diez minutos), de ejercicios de readaptación al humor, de sesiones colectivas de risa, y que propone una casa llena de risa, de cultura, de juegos, etc., definió su visión de la terapia de la risa en relación con el buen humor, que habrá que concretar en primer lugar.

Debemos cambiar nuestra visión del mundo y encontrar la capacidad de tomarnos las cosas por el lado bueno. Este humor de broma, el mismo que el del niño, está siempre presente en nosotros, pero tendremos que encontrarlo.

Existe un vínculo entre voluntad de vivir y reír, pues el yo rechaza el sufrimiento de las realidades exteriores. Hay una relación entre la risa y la duración de la vida, que no es la calidad de vida. Si sobrepasamos los efectos puramente fisiológicos o sociales, la risa sería una *herramienta* para la vía de la elevación: habrá que practicarla como una vía que lleva a la *no-atadura, a dejar pasar, a la elevación de la conciencia, incluso al despertar* (P. Kerforne y M. L. Questin).

LA FUNCIÓN DEL HUMOR

> Es casi seguro que participar activamente en el tratamiento, aunque sólo sea por la risa o la afirmación de la voluntad de vivir..., ayuda a activar los mecanismos de defensa naturales del enfermo, agentes indispensables de la curación.
>
> R. Dubos citado por K. R. Pelletier

Es difícil hablar de risa sin decir ni una palabra del humor y de su función de *defendernos de nuestras ansiedades* (A. Ziv y J. M. Diem), pues las cosas parecen menos amenazadoras cuando uno logra reírse de ellas. De esta manera, el humor negro permite reírse de la muerte o de la enfermedad, y la autoburla (saber reírse de uno mismo) es un objetivo que se debe alcanzar. La función del humor es rechazar de forma socialmente aceptable *los impulsos hostiles*, así como *los pequeños agobios cotidianos* que hemos dejado que se acumulen (H. Rubinstein). Como la risa expresa el humor, esa risa que Paul Diel califica de *liberadora*, aporta a la *naturaleza humana y a sus debilidades..., la tendencia a inhibir, a enmascarar y a idealizar las debilidades.*

Por otro lado, el sentido del humor es inevitable, pues lo serio desaparece. Para conservar el sentido del humor hay que desarrollar la facultad que Chogyam Trungpa Rimpoché, autoridad espiritual del Tíbet, que reside habitualmente en Occidente, llama *la ironía fundamental de la yuxtaposición de los extremos*. De esta manera, es imposible tomarlos en serio y salimos *del juego del miedo y la esperanza*. De forma más cotidiana, un temperamento optimista le da menos importancia a los sufrimientos y genera menos angustia y depresiones. Por otro lado, *reírse con ternura de uno mismo y del otro es una buena práctica* (D. Chalvin). Para D. Sibony, el humor es *el arte de crear en nosotros la instancia simbólica que nos consuela al reírnos de nosotros o al hacernos reír de nosotros mismos en silencio*. Szaz considera que la capacidad para reírse de uno mismo es como volver ese sentimiento hacia sí, y nos pone en alerta diciéndonos que, si no somos capaces de reírnos de nosotros, entonces es hora de que los demás se rían de nosotros. En su tratado sobre el humor, R. Escarpit dice del hombre sin humor que vive *una vida de larvas, dentro del capullo de seda, seguro de un futuro corto, semiconsciente, incambiable*. Al contrario, y por fortuna, el humor *hace que el capullo se abra a la vida, el progreso, el riesgo de existir*. Es cierto que la dificultad está en dejarse contagiar del humor, que pasa por la aceptación y la participación (F. Bariaud). Hay que pasar la etapa de la comprensión intelectual del *juego del humorista* para *entrar en su juego*, y así *convertirse en cómplice*. Actuando así, el humor permite escapar, al menos unos instantes, *de la esclavitud* del pensamiento racional, según Ziv y Diem. Reír es tomar distancia, y si la risa aparece temprano en la vida de un niño, no ocurre lo mismo con el humor. El humor y la risa, como distancia de sí, no pueden revelarse antes de la adolescencia. El humor aparece más tarde; es la más frágil de todas las formas de inteligencia, y la primera en desaparecer en un enfermo mental (F. Bariaud).

Norman Cousins recuerda que el doctor Schweitzer consideraba que, fuese cual fuese el trastorno, el remedio era el de ser consciente de lo que había que lograr, *a lo que se añadía un sentido del humor muy pronunciado*, añade N. Cousins, diciendo de Schweitzer que la enfermedad lo abandonaba rápidamente porque consideraba que su organismo era *muy poco acogedor*. El humor es pues una herramienta con enorme potencial. Si creemos en el título de uno de los seminarios del IX Congreso Internacional del Humor de 2003, el humor sería *la mejor arma contra la violencia*. Según el director científico de ese congreso, el humor parece ser el mejor modo de librarse de las emociones, sobre todo en los países donde hay una cultura puritana marcada de cierta rigidez.

El humor ocupa un gran lugar aquí, pero exige a la vez distancia y relajación, pues es una actitud fundamental en la que es importante la fe en el ser y en la vida.

Para Freud, el humor no va en contra del principio del placer, contrariamente al síntoma; pues su gran manifestación está en la capacidad para presentar *como placenteras las situaciones más dramáticas*. Al contrario, anuncia Sigmund Freud, el humor *desafía*; es la marca del triunfo del yo, que rechaza dejarse herir o que la realidad lo hiera y le imponga el sufrimiento, y del principio del placer que se afirma y se impone a pesar de las circunstancias y las situaciones exteriores desfavorables. Del humor, que Boris Vian definía como *la educación* o *la amabilidad de la desesperación*, Freud dice que es *una de las más altas realizaciones psíquicas* y que está vinculado a las ganas de poder y de *jugar con las leyes asertivas de la palabra*. El yo demuestra que incluso las circunstancias externas desfavorables pueden convertirse en momentos de placer. Evocando *El humor que cura*, y *Humor y salud*, el doctor Moody subraya el vínculo entre el sentido del humor y la voluntad de vivir en lo que el padre del psicoanálisis clásico llamaba *el triunfo del narcisismo*, el rechazo a resignarse y *la invulnerabilidad del yo que se afirma victoriosamente*.

Por eso A. Roberti da como último consejo no perder jamás el sentido del humor y aprender a reír.

Si el humor es *un modo de obtener el placer*, a pesar de los afectos desagradables que van en su contra, eso significa que el placer cómico sólo puede venir de las personas que no se encuentran en esa situación difícil. El humor no necesita la presencia de otras personas, es posible disfrutar solo de esta *propiedad moral y cotidiana del espíritu*, como decía Jules Renard, sin comunicarlo, y esa es la diferencia con lo cómico. Finalmente, lo que hay que deducir de todo esto, como dice Bernie S. Siegel, es que, afortunadamente, *el rigor y el humor no son incompatibles*, y que son igual de indisociables que la fuerza y la dulzura, el yang y el yin según los principios del tao, lo masculino y lo femenino.

El sentido del humor

Al humorista Pierre Desproges le gustaba decir que podemos reírnos de todo... *pero no con todo el mundo*, puesto que el humor tiene siempre un lado difícil de aceptar cuando nos hiere o nos concierne. Se puede reír de *lo terrible, lo horrible, lo tierno*, de todo, pero con la condición de situarse por debajo (Alain), lo que no es fácil. Entre los temas para reír encontramos: los extraños en un grupo de bromistas, los marginados, los poderosos, el orden, la autoridad, la sexualidad, el idioma... El humor da a cada cuestión de la existencia humana su dosis de seguridad: muerte, incapacidad, extremismo, dinero, mala suerte, defectos, catástrofes, sentimientos, todos estos temas tienen su repertorio de historias divertidas, cuya función es la de relativizar la existencia y sus dificultades.

Del humor, en cuanto a expresión de la creatividad humana, R. Escarpit observa que a veces sólo surge *un mito vulgar y sin interés*, pero que otras provoca un estallido de risas multicolor parecido a las risa de los dioses, o incluso *deja entrever la sombra del despliegue misterioso de las alas de alguna mariposa nocturna*. A ese humor cargado de creatividad podríamos añadirle la ternura y la compasión. Para Kurt Tucholsky, el humor empieza por comprender y luego amar el mundo antes de reírse solo y siempre de forma amable. El humor asociado a la risa evita que se gaste: Adolphe Hunziker, en el capítulo «Apprenons à rire de nous-mêmes» (Aprendamos a reírnos de nosotros mismos), anima a cultivar esta cualidad divina que es el sentido del humor y que parece que ni los pesimistas, ni los negativos ni los miedosos tengan:

> ¡Qué don de Dios cuando el viento del humor sin sarcasmo y de la risa sana amaina las nubes de las quejas y las dudas! Cultivemos el humor sano y no permitamos que nadie nos lo apague con la excusa de seria santidad. Aprendamos a reírnos de nosotros mismos.

Adrienne Oury, psicoterapeuta con quien trabajé en psicopedagogía y relaciones humanas en 1983 en la región de París, llamaba al humor *la chispa de la inteligencia*. En efecto, humor e inteligencia van de la mano y son inseparables, como dice el poema de Addison, citado por R. Escarpit:

La verdad fue la fundadora de la familia y engendró el sentido común. El sentido común engendró el espíritu (Wit), que se casó con una dama de otra familia cercana llamada alegría y de quien tuvo un hijo: el humor. El humor es pues el más joven de esta ilustre familia y, descendiente de padres con predisposiciones distintas, es de temperamento inconstante y diverso. A veces toma un aire grave y un porte solemne, otras se hace el desenvuelto y se viste con extravagancia; por lo que, en ocasiones, parece serio como un juez y otras, bromista como un saltimbanqui. Pero se parece mucho a su madre y, sea cual se su estado de ánimo, nunca deja de hacer reír a quien le acompaña.

El buen humor del terapeuta

Alegría y *buena salud psicológica* van de la mano y se conservan gracias a *dos remedios naturales*: un buen sueño y... sentido del humor (O. Stoeber). El ejemplo de Norman Cousins muestra que, cultivando el buen humor, podemos facilitar la recuperación, incluso imponerla, aun cuando es impensable y los pronósticos son del todo pesimistas. El doctor Moody propone que se incluya el humor en los programas de estudios de medicina; pues sería, junto con la risa, de gran ayuda tanto para el diagnóstico como para la terapia. Siguiendo su lógica hasta el final propone el uso verdadero de una forma de terapia más eficaz: la que incluye el humor. Esta terapia consistiría no sólo en hacer reír al paciente con chistes, sino en ayudarle a encontrar o recuperar una visión humorística de la existencia. La dificultad reside en la trasmisión de esta enseñanza, pues, tal como observa el doctor Moody, el sentido del humor parece venir de un *factor creativo espontáneo*, así como de elementos vinculados al desarrollo anterior, dos elementos inaccesibles para el consciente.

La primera condición de una iniciación así sería que uno hubiese explorado ya esta vía. La segunda es que el terapeuta tenga fe en el hombre y sus potencialidades, y que adopte el credo de Georg Groddeck:

Ser fuerte por la confianza en el futuro. Sin duda, el espectáculo del mundo y el estudio del hombre nos dan fuerza y confianza... hay que creer en uno mismo y en el mundo, hay que gozar de un optimismo indestructible, o mejor, de un entusiasmo. Y este entusiasmo, este sentimiento de saberse en armonía con Dios anima sobre todo al médico auténtico...

Otra ventaja de una terapia por el humor es el sabor que deja, más agradable al menos que el de las pastillas, pociones e inyecciones. El humor forma parte de las cualidades que se han de desarrollar para encontrar la alegría permanente, con el coraje, la confianza en uno mismo, la disciplina, la disponibilidad, la asiduidad, la voluntad (P. Kerforne y M. L. Questin). El sentido del humor es el antídoto del orgullo y permite allanar las dificultades, pues la seriedad puede engendrar bloqueos que impiden avanzar. Ahora bien, la elevación de la conciencia, la confrontación con uno mismo y las nuevas ideas implican apertura de espíritu, benevolencia y aceptación. El yoga tradicional da una idea general de la actitud mental del adepto al yoga hecha de benevolencia, simpatía y alegría. Alain anima a adoptar un comportamiento humano que consiste en *ser bueno con los demás y consigo mismo*, que él llama la verdadera caridad hecha también de ayudarse uno mismo a vivir; pues, concluye, *la bondad es alegría... el amor es alegría*. Según Paul Diel, a cada sufrimiento le corresponde un remedio natural que supone un trabajo exterior precedido de un trabajo interior, siendo este último el símbolo *de una fuerza esencial más grande, de un valor individual más grande*. El inicio de la sublimación y la espiritualización cambia la imaginación perversa en imaginación creativa, *productora de valores auténticos*. Una idea fundamental que se debe tener presente parece ser la de Freud, según el cual *el primer deber del ser vivo es hacer la vida más soportable*. El buen humor está ahí para eso.

Vigilando que nuestro sentido del humor sea aceptable y respetuoso, que no se acerque a la burla, al sarcasmo, a la mofa, al desdén, al desprecio, a la ironía, al cinismo o incluso a la tomadura de pelo, cultivémoslo. De nosotros depende el convertirnos y ser lo que Alain llama *el hombre verdadero* que *reacciona y construye el futuro*, y que sabe crear buen ambiente: primero en él y después a su alrededor para que los demás lo aprovechen.

LA FUNCIÓN SOCIAL DE LA ALEGRÍA

> No desear nada es ser rico, y es una locura
> vivir de forma incierta. La alegría, como un
> delicioso bálsamo, calma todos los males y
> nos hace ver que no hay más que temor en
> los males que nos acechan.
>
> CARACCIOLI

La relación con el entorno influye en el estado de salud. Podemos sentir cómo nos entristecemos al lado de una persona triste, nos agitamos al lado de una persona víctima de una injusticia, y la sola presencia de una persona fuerte y alegre basta para diluir la inquietud que pudiésemos sentir y recuperar la calma y la confianza. Lo mismo sucede con la expresión facial de una terapeuta cuando piensa que su paciente está perdido, lo que resulta suficiente para que este último se sienta abatido antes de tiempo y abandone la lucha antes de siquiera haberla empezado. Uno de mis pacientes enfermos de sida, al que atendía en su domicilio, me hizo observar un día cómo un visitante le hacía sentir miserable enviándole, sin saberlo, la imagen de un enfermo al que no apetece ni mirar y al que no le queda mucho tiempo...

Con el ejemplo del *nanismo psicosocial*, provocado por un entorno afectivo insano que interrumpe la evolución del sujeto, Bernie S. Siegel observa que las personas que se hallan en paz consigo mismas y con su entorno inmediato presentan menos problemas de salud que las demás. Para André Berge, la alegría es contagiosa. Alain ya había reparado en la acción fisiológica y social de otra función natural no siempre bien aceptada por la sociedad: el bostezo, *compensación de la vida*, que no es más que *una recuperación de salud*. Apunta también que se comunica *por el abandono de lo serio* y como una *enfática declaración de despreocupación... Esa señal que todos esperan*, dice Alain, es *como la señal para romper filas*. Anuncia también que la alegría es *contagiosa* y ve generosidad en el buen humor en el sentido de que da más de lo que recibe, lo que confirma la idea simple y magnífica de Georges Canguilhem: *vivir es irradiar*. He aquí lo que P. Vachet pensaba acerca del *condensador de energía* que es la persona que goza de buen humor:

> El alegre es expansivo, multiplica a su alrededor los motivos de su euforia física y mental; mediante la sugestión de su ejemplo, suscita la alegría, la fuerza y la generosidad de los otros hombres.

En las obras de Dale Carnegie, donde encontramos *Techniques de base pour analyser les soucis* (Técnicas de base para analizar las preocupaciones) o *Comment garder votre sérénité face aux critiques* (Cómo conservar la serenidad ante las críticas) y *Six moyens d'éviter la fatigue et les soucis, de garder énergie et courage* (Seis modos de evitar el cansancio y las preocupaciones, y de conservar la energía y el coraje), se trata el desarrollo de los sentimientos positivos hacia uno mismo, los demás y los acontecimientos. Sus principios son también la clave para el buen humor, pues aconsejan no criticar, no condenar, no dejarse sorprender por la ingratitud, sino animar, respetar las opiniones de los demás, felicitar con honestidad y sinceridad, y generar alegría a su alrededor, no quejarse y considerar las razones para ser feliz más que las penas, hacer un llamamiento a los sentimientos más elevados, rezar, saber anticipar y aceptar lo peor y lo inevitable para sacar lo bueno, no actuar por algo que pertenece al pasado, sino vivir *al día*, inquietarse sólo un poco por las cosas que no tienen importancia haciendo un cálculo de probabilidades para seleccionar las preocupaciones, pues siempre le pasan factura a la salud. Propone, finalmente, llenar el espíritu de *pensamientos de paz, de ánimo, de salud y de esperanza*, y... sonreír.

El aspecto social de la risa

La alegría se trasmite. La *risa benevolente* tiene un valor *social* (Kant). Bergson decía de la risa que necesita un *eco* y recuerda que ese *gesto social* inspira el temor en el sentido de que no deja pasar ninguna excentricidad: mantiene en vilo las actividades que serían rutinarias o aisladas, y finalmente *suaviza todo aquello que puede quedar de rigidez mecánica en la superficie del cuerpo social.*

Testimonio de relaciones humanas, si la risa llega de impro-
viso, no es su consistencia lo que la determina, sino más bien la
forma que le habrá dado el *capricho humano*. La risa tiene también como objetivo prevenir la rigidez, la inadaptación y el auto-
matismo humano, así como la prevención de una sanción inhibiendo la agresividad de los demás. Es también instrumento de
buena educación, de defensa contra la angustia, de exclusión
social, de seducción y de conquista afectiva.

La risa desafía y genera un vínculo social, expresa la alegría
de forma contagiosa, la cohesión social, la seguridad psíquica,
la convivencia y la complicidad social, lo que explica que algunas sociedades cultiven el buen humor y la risa colectiva (É.
Smadja). En la relación con el público, la risa y el humor permiten trasmitir mensajes, hacer que la relación sea más humana, desdramatizar. El sociólogo Robert Ebguy piensa que la
risa es un *factor de reintegración social, que nunca excluye*, pero
encontramos casos documentados por Éric Smadja de exclusión de elementos marginales en grupos, reforzados por el narcisismo social. Propia del grupo, la risa no se comparte con
aquellos que no forman parte del clan. Seguramente el grupo
actúa en la risa: en su duración, su intensidad, sus momentos,
su prohibición o no, en la sensibilidad hacia uno u otro cómico... El refuerzo de normas que conservan el orden social,
la crítica social o política, la adquisición del prestigio, la homeostasis psíquica de una sociedad son elementos que pueden
tener como causa la risa.

La risa es también la sanción social simbólica de las desvia-
ciones, como encontramos en los pueblos del mundo y en Bergson, consciente del aspecto correctivo de la risa sobre nuestros
defectos y que Molière y La Fontaine sabían utilizar. Este filósofo conocía el paralelismo entre la intención que anima a quien
castiga porque ama y la función reparadora de la risa, y creía
que la risa es *el remedio específico de la vanidad*, que es *el defecto
esencialmente risible*. Decía, de forma más general, que al reprimir la manifestación de los defectos, la risa se convertía en el
modo de burlarse de ellos, así como de aquello sobre lo que no
tenemos poder: es la salvadora de la humanidad entera, y la
comedia es a menudo considerada como una especie de *terapia
social* (R. Moody), la existencia de una sociedad que depende

estrechamente de la capacidad de cada persona para conservar *una actitud flexible y creadora de la vida.*

En nuestras sociedades, constata Henri Rubinstein, la risa sirve para reforzar lazos, disminuir, liberar o aliviar tensiones. Las empresas japonesas ponen en una sala la efigie del jefe, y todos pueden ir a burlarse de ella, o pegarle, o liberarse como quieran. Raramente nos reímos solos y, a pesar del exceso de moral, la risa ha tenido siempre cierta importancia en los comportamientos sociales de nuestra especie, así como *los festejos, las fiestas y todas las ocasiones de comunicar con alegría* (H. Rubinstein).

Ejemplaridad del buen humor

Aunar humor y actividad intelectual es un logro especialmente conocido entre los pedagogos, quienes, en todos los casos, han elegido mantenerse serios sin tomárselo en serio y seguir siendo profesores simpáticos y atrayentes. Alain escribió que la alegría expresada con el rostro *es buena para todos*, de ahí la propuesta de hacer que el rostro exprese alegría. Jacques Prévert proponía ser para los demás fuente de alegría o de felicidad, o en cualquier caso, de intentar dar ejemplo.

Esta ejemplaridad, asociada al aspecto contagioso del buen humor, permite que la alegría se intercambie y se comparta, se muestre. Raoul Follereau piensa que no tenemos derecho *a ser felices solos*. La Bruyère insiste en esta solidaridad diciendo que *los grandes corazones* no pueden disfrutar de una alegría total, pues les falta *la alegría de los demás*. La filósofa Simone Weill, poseedora de una distinción, puso en duda su alegría en un momento concreto en el que había pueblos en el mundo que estaban sufriendo... considerando la inmensidad de la miseria, el desamparo, la escasez y el horror humanos, Gide pensaba que el hombre sólo puede avergonzarse de su alegría, aun reconociendo que es indispensable ser feliz para poder contribuir a la felicidad de los demás.

Entre estas constataciones y la acción sólo hay un paso, y la actitud que consiste en mejorar el humor de los demás es una fuente de alegría: André Gide observó que su alegría hacía aumentar la de los demás y que necesitaba la alegría de todos para ser feliz él mismo. Denis Diderot pensaba que el hombre feliz es aquel que hace feliz a muchos otros y Boris Vian aportó una noción que muestra la magnitud real de la labor: no le interesaba la alegría de todos, sino la de cada uno... Georges Bernanos encontraba *su alegría en la alegría del otro*. Se riza el rizo con Víctor Hugo cuando dice que somos los primeros beneficiados por esta actitud, pues la alegría que desprendemos no se debilita sino al contrario, *nos vuelve más radiantes*. Tampoco el placer olvida a los demás y, para La Bruyère, lo más delicado *es hacer felices a los demás*, lo que parece fácil cuando uno lee ese viejo cuento: un mandarín partió un día hacia el más allá. Llegó primero al infierno, donde vio a muchos hombres sentados ante platos de arroz, pero todos morían de hambre, pues tenían unos palillos de dos metros de largo con los que no podían comer. De allí se fue al cielo, donde también vio muchos hombres sentados ante platos de arroz, y todos tenían buena salud. Sin embargo, también tenían palillos de dos metros, pero cada uno lo utilizaba para dar de comer a quien tenía delante.

La observación de E. Renan da lugar a otra cuestión: *si la alegría de los demás es una parte de la nuestra*, podemos preguntarnos si es nuestra alegría la que hace irradiar a los demás, si es la alegría de los demás la que nos hace felices, o incluso si es nuestro estado de ánimo el que nos hace ver nuestro entorno feliz. R. W. Emerson utilizaba una metáfora para expresar la dinámica de la alegría y comparaba la alegría con un perfume que, inevitablemente, vuelve un poco sobre quien lo esparce a su alrededor. Le debemos a E. W. Wilcox esas admirables líneas, llenas de realismo, de sensibilidad y de una feroz lucidez:

> Reíd y el mundo reirá con vosotros. Llorad y lloraréis solos. Pues el triste viejo mundo debe tomar prestada su alegría. Pero bastantes son sus propias preocupaciones.

Alain insiste en el aspecto contagioso y social de la alegría, de la sonrisa y de sus efectos inmediatos: nuestra sonrisa beneficia a los demás, y su simple imitación *los hace menos tristes y menos aburridos*. Es lo que él llamaba la buena educación, una *gimnasia contra las pasiones* que se afana en definir claramente:

> Ser educado es decir o significar, con todos los gestos y todas las palabras: «No nos enfademos, no malgastemos este momento de nuestra vida».

P. Kerforne y M. L. Questin recuerdan que, para el terapeuta M. Mességué, la risa y el humor alegres tienen lugar en cuanto que son el modo que nos permite apreciar el entorno, pues nos permiten abrir nuestros sentidos al mundo y a sus bellezas.

Al situar la alegría en el primer rango de las reglas humanas, nos comprometemos a exaltar la vida en sus aspectos positivos y a optimizar sus aspectos, tanto en el plano personal como en relación con el entorno. Una práctica de meditación tibetana impulsa a disfrutar de la felicidad y las virtudes de todos los seres. La meditación de Chidambaram Swami, propuesta por André Van Lysebeth, comporta el deseo sincero de alegría para la gente de nuestra casa, nuestro barrio, nuestra ciudad, nuestro país... hasta los confines del universo, sin olvidar el resto de criaturas vivas, y también las que han vivido y las que vivirán, deseos que animan a dejar que la alegría actúe en nosotros, simplemente, y a utilizarla para nuestra elevación. Del mismo modo, y sobre todo, cuando la situación no es muy feliz, como Alain nos invita a hacer:

> Es sobre todo en tiempo de lluvia cuando se ven rostros felices. Así que, al mal tiempo, buena cara.

La risa tiene una dimensión social, pero depende también de la madurez cognitiva y psicoafectiva, y de la socialización, conducida por el juego social para volverse más matizada, más controlada. Por eso seguramente el lector adoptará esta profesión de fe de Alain:

> Hay que expandir la esperanza, no el miedo, y cultivar en común la alegría, verdadero tesoro humano. Es el secreto de los grandes sabios y será la luz del mañana.

Buen humor y vida económica

¿Influye el buen humor en la vida económica? La respuesta está quizás en la manera en que los medios de comunicación evocan la recuperación económica a partir de la *moral del ahorro*, como si los consumidores pudiesen, por caprichos, sobresaltos, arrebatos impulsivos, ganas, depresión o buena predisposición influir directamente en la economía de una nación entera.

Hemos podido ver que las condiciones de vida en las empresas son muy importantes y que están lejos de ser óptimas. Sin embargo, son esenciales, e importa que, en todos los niveles de la empresa, las condiciones para proporcionar buen humor se vean favorecidas por el entusiasmo de cada uno, una mejor participación profesional, una mejor productividad, menos absentismo, menos problemas de salud y una buena armonía socioprofesional. La reducción de la escisión social empieza ahí, y no sólo desde el punto de vista político.

Avancemos más todavía y veamos que el buen humor influye en los intercambios de la vida económica: muchos principios de la comunicación preconizan la armonía entre vendedor y comprador, proveedor y cliente, prestatario y solicitante. Por tanto, podríamos prever, en las empresas, la colocación de un punto de escucha donde cada uno pudiese ir y encontrar las claves de esa vuelta al buen humor: toda la organización obtendría beneficios.

Esto podría dar lugar a una visión a largo plazo de la colaboración y los intercambios profesionales, más que una economía fundada en los comportamientos predadores donde el consumismo gana adeptos hasta el punto de que las sociedades se devoran entre ellas... y olvidan que en el centro sobrevive, si puede, el ser humano, lanzado a esta guerra económica y víctima de este sistema al final del cual se perfila la sombra devastadora de esa plaga moderna, esa enfermedad llamada desempleo.

Quizás un día, en las empresas, veremos al lado del despacho de contabilidad y el de recursos humanos, el despacho del buen humor y, en el ministerio encargado de la calidad de vida, un departamento de bienestar individual en el cual la alegría de vivir tendrá un lugar predominante...

Capítulo 3

Alegría y tradiciones

> Un filósofo naturalmente alegre lo embe-
> llece todo, incluso los horrores, incluso la
> muerte, que presenta de una forma menos
> deformada.
>
> CARACCIOLI

Sería simplista pensar que la mente lo puede todo. El dharma, propio de los sistemas hindú y budista, es la ley que sostiene y rige el
universo entero, la norma de todo lo que existe, la conformidad
con el orden cósmico, la disposición natural y normal de las cosas,
lo que constituye nuestra verdadera naturaleza, la equidad. Aurobindo pensaba que cada parte de nosotros *tiene una disposición natural para preferir la ley que le es propia*, su dharma, más que un
dharma que no sea el suyo, aunque sea superior, y se agarra *al dinamismo propio de su ser, a su propia manera de realizar la delicia de
la existencia*. Este dharma permite desarrollar *la alegría, la totalidad
y la salud* (D. Chopra). Su actuación establece *el confort* en la relación del cuerpo y del espíritu, generando así *satisfacción y felicidad*.
No respetar este proceso de evolución y desarrollo produce un
dolor físico y emocional que puede convertirse en *fatiga crónica*.

Las nociones de karma y de dharma influirían en los pensamientos y comportamientos individuales, de forma comparable a
como lo hacen los principios de realidad y placer, para S. Kakar,
que piensa que *el rechazo de estas reglas imperativas puede crear
tensiones y enfermedades*. La aceptación de nuestro estado (ya sea

situación social o estado de salud) depende de las concepciones clásicas totalmente en concordancia con lo que F. Laplantine llama *la enfermedad-castigo*, consecuencia de lo que el hombre ha provocado, una *sanción que resulta directamente de la trasgresión de una ley*, de la negligencia *de las prescripciones, de una falta que concierne al orden social*. Se trata, por tanto, de un *castigo merecido*.

En consonancia con los estoicos, Séneca evoca la pertenencia del hombre a la Naturaleza y a la Ley que los une: el hombre no debe alejarse de ella, es la sabiduría. Vida feliz equivale a vida equilibrada con su naturaleza, lo que significa que el alma sea sana a la vez que *valiente y ardiente, bella y paciente, en concordancia con su tiempo, cuidadosa sin exceso del cuerpo y de todo lo que le concierne*. Los chamanes y los sistemas médicos antiguos parten de este punto de vista del equilibrio y dejan un gran espacio a la integridad plena del ser en su entorno. Comprendemos entonces que su acción pueda ser eficaz, y la importancia de la consideración filosófica del ser. Por eso es fundamental abordar lo que otros antes que nosotros hayan pensado del fenómeno de la «alegría» en su participación en las grandes corrientes del pensamiento humano.

¿Tradición feliz?

La visión que tenemos de la tradición es más bien rigurosa, austera, severa, poco simpática, sin sonrisa ni alegría. Se trata exactamente de una visión... y no de algo fiable o exhaustivo, ya que podemos, por qué no, trasmitirla con el rostro desprovisto de humanidad, y de una voz sin vida. Que yo sepa, no hay ninguna tradición que promueva la tristeza, ni la melancolía, y quizás sólo algunos gruñones, probablemente por interés, han podido empañarla y darle un aspecto inhumano de sumisión y de explotación. Por otro lado, me parece que los guías espirituales no siempre son referencias (¿es necesario recordar que ellos también son, simplemente, «humanos»?) y nosotros, hombres y mujeres modernos, a veces ávidos de sus enseñanzas, debemos tomar conciencia del siguiente hecho: debemos asegurarnos cada día una serie de tareas y compromisos de los que depende nuestra vida, cargas de las que están liberados estos guías. No debemos tener ningún complejo ante esos «privilegiados», ni ningún sentimiento de inferioridad.

Además, vivimos en un mundo difícil, sin piedad, sin compasión, en condiciones que están lejos de ser humanas, con horarios, solicitudes, una hostilidad a menudo cotidiana, de carencias, de obligaciones, de deberes, a veces mayores que los derechos, y un consumo de ocio alejado del fundamental y esencial para encontrarse a sí mismo y a aquello y aquellos que queremos, fundado en el máximo beneficio con el mínimo gasto energético. En una palabra, el ocio nos prepara y nos repara, preventivo y curativo a la vez, es *recreación*, o sea, *re-creación*. Esta idea está en concordancia con el punto de vista oriental, según el cual un comportamiento positivo acarrea cambios neuroquímicos. Deepak Chopra cita algunos comportamientos deseables, las *rasayanas*, que favorecen el alivio, como *el respeto, el servicio, la compasión, la tolerancia y el amor*, que corresponden a la prioridad otorgada a los aspectos positivos de las situaciones y al abandono de lo negativo. La construcción de la alegría y el trabajo que conlleva, propios de estos rasayanas, están presentes en los preceptos de Franklin, más cercanos a nuestra cultura (véase el capítulo 4).

Los chamanes tienen en cuenta lo que la programación neurolingüística enseña: el mundo es aquello que uno cree que es. En el mismo orden de ideas, Gary Doore anuncia que creamos *nuestra propia realidad* sabiendo que esta realidad es flexible y que depende de nosotros que la llenemos de los puntos de vista de quienes, antes que nosotros, han pensado en el mundo y en la vida y han participado de cierta tradición de pensamiento e incluido la cultura del buen humor.

SABIO BUEN HUMOR

> Toda alegría es esencialmente poesía, y poesía significa acción. No queremos demasiado una alegría que nos viene dada, queremos haberla hecho.
>
> ALAIN

Las opiniones de los filósofos y de otros pensadores llevan a considerar de forma natural las grandes tendencias filosóficas en el terreno de la alegría, así como a darse cuenta de la importancia de un avance personal para enfrentarse mejor a la existencia. Si, para Montherlant, la desgracia no es más que *una falsa interpretación de la vida*, podemos elegir hacerle un gran hueco a la alegría, en nosotros y a nuestro alrededor, de manera que no dejemos espacio para la desgracia y la tristeza.

El proceso preventivo, el sistema de protección que nos resguarda de las recaídas emocionales negativas, podría bien ser la filosofía, pero ¿es una ilusión? ¿Utopía? ¿Idealismo? ¿Especulación gratuita e inútil? ¿Egocentrismo? ¿Pérdida de tiempo? *Amor a la sabiduría*, la filosofía es la ciencia *general de los principios y las causas*, que desarrolla las capacidades de argumentar, razonar, discutir sobre un tema en el terreno de la ciencia, la psicología, la lógica, la moral, la metafísica, el arte... Tiene *la vida como objeto, la razón como método y la alegría como fin* (A. Comte-Sponville). La actitud de Sócrates, cuyo arte se basa en dar a luz a las almas, la mayéutica, hace más referencia a la reflexión que al saber del que el filósofo griego decía que estaba privado, reconociendo él mismo ser *estéril en cuanto a sabiduría*. Pero aunque tenía permiso de los dioses para dar a luz a los espíritus, no podía engendrar, y quienes se le acercaban no aprendían nada de él, excepto la posibilidad de encontrar en sí mismos y dar a luz cosas bellas.

Filosofía y buen humor

Práctica de la sabiduría, la filosofía es también esa especie de igualdad de humor (que es el buen humor), de calma, de valentía ante los imprevistos. De ahí que *ser filósofo* signifique enfrentarse a los acontecimientos de la vida con serenidad, igualdad de alma, buen humor; es ser sabio, tolerante, sereno, apoyarse en la experiencia personal de la vida y de sus enseñanzas. El lenguaje común define al filósofo como aquel que elige *en cualquier ocasión el mejor discurso y el más activo* (Alain), pues la filosofía es una fuente de informaciones prácticas y concretas, sin olvidar intentar antes filosofar (A. Comte-Sponville).

De la filosofía, Schopenhauer decía que, aunque no nos aporte nada, es probable que nos ahorre mucho, y cita a Aristó-

teles, para quien la vida filosófica es la más feliz. Es el modo de
ser *feliz, o menos infeliz,* y se le reconoce cierta *calidad de alegría*
pues, según André Comte-Sponville, filosofar favorece *la salud
del alma y aprender a vivir.* En un plano concreto y palpable, este
es el punto de vista de Caraccioli:

> El filósofo acostumbrado a vivir en sí mismo hace que su alegría
> no dependa de las modas, los acontecimientos, los años: sólo co-
> noce el presente, que ya le basta, sin preocuparse por el día si-
> guiente, que le parece imaginario; se contenta con la sociedad que
> encuentra, sin desear los lugares donde no puede estar; convierte
> sus ocupaciones en placer, sin pensar que las hay más entreteni-
> das; se eleva en fin por encima de las miserias humanas, sin despre-
> ciar la humanidad.

La sabiduría de François Rabelais, conocida como *pantagrue-
lismo,* se define como *alegría de espíritu* junto con cierto *desprecio por las cosas fortuitas* y enseña a vivir *en paz, alegría, salud.* El
filósofo no predica una austeridad temible y propone:

> Una vida que es iniciación a sus misterios y revelación perfecta debe
> estar llena de una alegría recogida.

En cuanto a la sabiduría, a veces sinónimo de filosofía, no es
sinónimo de tristeza ni abatimiento, y no tiene como objetivo de-
rribar al hombre. No se trata de deshacerse de la locura (André
Comte-Sponville), sino de tener más sabiduría. La sabiduría es el
objetivo de la filosofía, y diseña la prudencia, la moderación y
el control de las pasiones. Es lo que falta cuando lo tenemos todo
para ser felices y no lo somos. Muestra la dirección de *la máxima
alegría con la máxima lucidez* (A. Comte-Sponville). El sabio es
feliz porque no le falta nada, y no le falta nada porque es feliz;
no espera nada y sus compañeros son *la sabiduría, la serenidad y
la ausencia de temor.*

La sabiduría debe ir ligada a la alegría que nos ocupa en este
libro. El comentario de Lagarde y Michard precisa lo que es la
sabiduría perfecta: ni austera *ni tensa, sino al contrario, afable y
graciosa.* En ese sentido, lo que hacen es poner en práctica lo
que enseñaba Montaigne (*Ensayos,* I, 26):

> La mayor expresión de la sabiduría es el disfrute constante: su estado es como el de las cosas en la Luna, siempre sereno.

La propuesta de sabiduría de André Berge no puede ser más concreta:

> Soportar la incomprensión sin rencor y sin buscar un consuelo en el enternecimiento de sí mismo, mantener intactas la frescura de su sensibilidad y sus posibilidades de simpatía hacia los desconocidos, ser capaz de preferir lo que uno cree justo y con lo que se ganan los corazones, y que la retirada del amor al prójimo no detenga su avance hacia delante...

Tiempo y buen humor

¿El tiempo influye en nuestro buen humor? Para Caraccioli...

> [...] sólo afecta a las personas alegres, pues ellas dependen menos que las demás de sus caprichos, sus revoluciones y sus desgracias.

La actitud filosófica ¿nos protegería de este devenir ininterrumpido e irreversible? Si no podemos recuperar el tiempo perdido, se debe en parte a ese motivo que propone el viejo tópico *Carpe diem* como la solución humana: *disfrutar del presente sin querer averiguar demasiado sobre el futuro*, decía Plutarco, que invitaba a celebrar la *plenitud del instante presente*, que *lo abraza todo y se confunde con la eternidad*. El *Carpe diem* tiene, al menos, dos sentidos: por un lado, el que anima a hacer acopio de los placeres de la vida, saborear la existencia, a comérsela entera, a pasar un buen tiempo, *todo esto que te llevas*, como diría un hedonista; y, por otro lado, lo que pensaban los indios navajos, que el sol sale, nuevo, y no tenemos derecho a malgastar esa energía y ese tiempo, sino que tenemos que ocuparlo de forma útil. Fue el credo que un millonario hizo gravarse en la tumba, a raíz de la obra de K. O. Schmidt sobre «el secreto de la felicidad» que llama a no perder ni un instante y que el trabajo es *la primera fuente de felicidad*. No envidiar, sino hacer el bien toda la vida, vivir *en la simplicidad y la moderación*, tratar a los demás como nos gustaría que nos tratasen y, finalmente, saber reconocer lo que la vida proporciona de belleza y bondad.

Una buena manera de vivir es *reconociendo que cada día es precioso*, lo que nos pone en relación con *nuestra alegría fundamental* (P. Chödrön). Janine Boissard explica que su madre les decía a los niños, cuando los despertaba, que pensasen *en la pequeña luz que os espera en vuestro día*. La novelista añade: *Y si es posible, creadla*. Montesquieu tenía esta predilección:

> Me levanto por la mañana con una alegría secreta y veo la luz con una especie de arrebato. Estoy contento durante el resto del día.

Podríamos darle al *Carpe diem* un tercer sentido al iniciar las prácticas de conservación del buen humor: se trata de no atormentarse por las cosas que todavía no están presentes. El poeta Omar Khayyam tenía razón:

> Sé feliz un instante, ese instante es tu vida.

Meditemos esta visión de Caraccioli:

> No hay nada como la alegría que, como verdadero elemento de los espíritus, viene a disipar las alarmas y a darles su justo valor. Entonces pasamos los días con tranquilidad y llegamos insensiblemente a la vejez, sin darnos cuenta de que envejecemos. Las personas que se lamentan de forma voluntaria, o que ignoran el arte de disfrutar, no viven ni la mitad; mientras que los hombres alegres disfrutan de una existencia completa y sienten en todo momento el placer de ser y de pensar...

Duelo y buen humor

Otra referencia al tiempo, a veces difícil de olvidar; se trata de la huida hacia delante sobre ese mismo eje que permite esfumar y apaciguar el dolor moral y, por tanto, devolver la alegría: *sobre las alas del tiempo la tristeza echa a volar*, escribía felizmente La Fontaine. La leyenda hindú de Yama y Yami ilustra este vínculo con el tiempo: Yama, el primer hombre, muere, y Yami, su hermana gemela, se queda sin consuelo a pesar de los ánimos de los dioses. Ella les contesta invariablemente que él acaba de morir. Fue entonces, explica Louis Renou, cuando los dioses crearon la noche, que desapareció al día siguiente. Después de esto, dice la leyenda, olvidó a Yama.

Podemos igualmente olvidar practicando el modelo filosófico y ritual por el que, al repetir ciertos actos concretos en un espíritu particular, alejamos el aspecto temible de la muerte por la costumbre: el ritual del agua, a orillas de los ríos indios, forma parte de estas ceremonias. Ya sea por la fuerza de los acontecimientos o por la aproximación filosófica, el trabajo de duelo se realiza y no tiene nada de triste, al contrario, *el objetivo del duelo*, escribe André Comte-Sponville, *es la alegría*. Alain nos anima:

> Todo el mundo sabe que hay que enderezarse y mirar a lo lejos, por encima de las penas. No tumbados, ni de rodillas, la vida es un trabajo que hay que hacer de pie.

Para Caraccioli, la duración de la vida se adapta al humor alegre, pues las personas que llegan a edad avanzada son generalmente *de humor dulce y jovial*. La explicación es simple:

> El júbilo, verdadero elixir de vida, viene a reanimarnos: nos desnuda de nuestras flemas y de nuestros humores para comunicarnos cierto bienestar que sentimos en nosotros mismos...

Para Plutarco, en ese mundo que consideraba como un templo, la vida es *una fiesta perpetua para el hombre de bien*.

Contrariamente a lo que podríamos pensar, es fundamental acostumbrarse a la idea de la muerte. Sigmund Freud, en cuya vida la muerte ocupaba un gran lugar, propone que transformemos el adagio *si vis pacem, para bellum* en *si vis vitam, para mortem*, que significa que, para poder soportar la vida hay que estar preparado para aceptar la muerte. No nos equivoquemos: esta aceptación no tiene nada de fatalista, sino que, al contrario, es una prueba de lucidez, de sabiduría mezclada de esperanza y de fe. En el siglo XVI, Montaigne pensaba que la felicidad estaba ligada a *vivir alegremente*, y no a *morir alegremente*, así que, impregnado de estoicismo, animó a pensar en la muerte: filosofar es aprender a morir, actitud en la que no debemos ver pesimismo, sino simplemente realismo ante una situación ineluctable, y la inteligencia de la preparación de su propio espíritu ante este

vencimiento para que no nos tome desprevenidos cuando llegue.
La visión imaginada y simpática del poeta libanés Khalil Gibran
sobre esta etapa de la vida es que morir es como *desnudarse ante
el viento y fundirse con el sol...* y dejarse elevar y abrirse hacia lo divino. En referencia al miedo y al peligro inminente, Kenneth
R. Pelletier cita la autobiografía de Tristan Jones, campeón de
vela, que dice que llega un momento en que el miedo desparece
aunque los peligros están siempre presentes. El miedo...

> [...] interfiere en el pensamiento lógico y no resuelve nada. Habéis
> hecho todo lo posible para evitar la catástrofe, ahora mismo estáis en
> manos de Dios. En ese momento, el hombre siente la paz de espíritu
> más grande que jamás conocerá. Sabe que la muerte no es tan terri-
> ble, incluso aunque sea inevitable, y se da cuenta de que ha vivido su
> vida tan bien como puedo. Si es el final ¡perfecto! Ha vivido su vida,
> ahora le toca la siguiente. Después tendrá algunos lamentos, no por
> la idea de perder la vida, sino porque se encuentra en esta situación
> imposible. Está decidido a sobrevivir... la supervivencia es el resul-
> tado de la ira que vosotros mismos aprobáis...

¿Buen humor = virtud?

La moral está relacionada con las costumbres, de ahí su vínculo
con el modo de vida, de comportamiento, la manera de llevar su
existencia cotidiana, la elección de una filosofía de vida, lo que
es una prueba para los sistemas de salud orientales. Inseparable
de la inteligencia, la moral nace de las obligaciones y del amor,
es el esqueleto del hombre: ambos evolucionan juntos hasta
alcanzar la vida. La madurez moral supone la *madurez afectiva*,
la que *permite un impulso auténticamente generoso* (A. Berge).
Puede existir cierto vicio en las virtudes, lo que puede hundir la
moral. Pascal decía que la virtud de un hombre vale lo que es de
ordinaria, a excepción de los momentos en los que hace un esfuerzo. André Berge ve la moral como una vía que nos permite
sacar lo mejor que tenemos y contribuir al progreso moral de la
humanidad. Es en esto donde el buen humor es una virtud. La
moral no excluye la estima de uno mismo y es positiva, *mira al
futuro y es capaz de mantener nuestros pasos en lugar de hacernos
retroceder*. Debemos saber primero lo que somos y conocer

nuestras tendencias naturales para participar mejor en la organización de nuestra vida.

Previniéndonos de los riesgos que presentan *las enfermedades de la virtud*, André Berge hace la distinción entre *virtudes huecas o formales, y virtudes plenas o sustanciales*. En las primeras, que tienen prestigio, cataloga la energía, el gusto por el esfuerzo, la obediencia, la valentía, la fidelidad... pero es importante saber por qué se practican estas virtudes. Son poco discutidas, admitidas por todos, mientras que la bondad, la sinceridad o la justicia, que son algunas de las virtudes del segundo tipo, son cuestionadas constantemente y en evolución. Alain veía la *alegría íntima y propia* como una virtud, pues esa bonita palabra, dice, significa energía. La alegría es una virtud plena y tiene un papel en la salud. Georg Groddeck, *el curandero del cuerpo y el alma*, como lo llama Catherine Clément, piensa que la terapia empieza cuando médico y paciente descubren recíprocamente las fuerzas morales de que cada uno dispone. Es necesario pues, para conservar la salud, seguir a Alain, uno de cuyos secretos de la felicidad residía en la capacidad de permanecer *indiferente a su propio humor*, a movilizar el control sobre sí y *a decretar la alegría* en sí mismo. Gide preconizó que, más que dejarse llevar por la tristeza, era mejor *conquistar la alegría*. En *Ma leçon de bonheur* (Mi lección de felicidad), Georges Moustaki observaba una regla parecida al declarar *el estado de felicidad permanente*.

Buen humor, seriedad y aburrimiento

Existe un consenso irreflexivo según el cual el buen humor excluiría lo serio o lo grave, y lo serio sólo puede ser aburrido. De hecho, vivir significa estar preparado tanto para lo serio como para la broma. Para el doctor Moody, aprender a no tomárselo todo en serio es la característica de una sociedad sana y en armonía. Por otro lado, Nietzsche y B. Shaw se muestran inflexibles ante el exceso de gravedad: la seriedad es, para el primero, *el síntoma evidente de una mala digestión*, y para el segundo, *el último refugio de la gente superficial*. Nos tomaremos en serio al ineludible humorista Alphonse Allais cuando dice que *la gente que no ríe nunca no es gente seria*. La gravedad era para Montesquieu *la alegría de los idiotas*. En efecto, la alegría y la seriedad van juntas si seguimos a Caraccioli, o al político y poeta senegalés Léopold Sédar Senghor que veía en la verdadera alegría un matiz de *seriedad y austeridad*.

El aburrimiento, esta pereza mental, esta falta de interés, este sentimiento desagradable causado por una contrariedad, una preocupación o la eliminación del deseo, es el eje de lo que estamos tratando, pues esos sentimientos se oponen a un humor agradable. El aburrimiento comporta... aburrimiento, y el humor de sus víctimas es a veces difícil de mejorar. Alain observó que quienes son incapaces de ser felices y activos por sí mismos, nadie puede hacerlos cambiar. La característica importante, compuesta principalmente de seriedad o gravedad, no se abandona cuando aparece el buen humor, lo que viene proporcionado por la amplitud del sentido de este buen humor. Para W. Reich, citado por Thérèse Bertherat, los dos polos están necesariamente asociados, y placer y alegría de vivir no pueden concebirse sin lucha, sin *experiencia dolorosa y sin conflictos desagradables con uno mismo*. *Vivir significa luchar*, escribía A. Roberti, *y ante todo luchar contra uno mismo*.

Si debemos rechazar el aburrimiento, que tiene dos aspectos que no hay que ignorar en relación con el deseo debilitado y la tendencia a la automutilación que a veces lo acompaña, como vemos en los mamíferos encerrados y privados de libertad, podemos e incluso debemos asociar el buen humor a la gravedad y a la seriedad. Sólo bajo esta condición es posible presagiar ciertas situaciones difíciles con los mejores auspicios. La gravedad y la seriedad asociadas al pesimismo conducen al derrotismo.

Buen humor en la cotidianidad

En el año 2002, durante una larga estancia en el polo y a pocos días de volver a la civilización, Jean-Louis Étienne propuso que tomásemos conciencia *de la suerte* que tenemos de *vivir en un país con libertad*. Constató el pesimismo permanente con el que vivimos y preguntó sobre lo que se esperaba para *recuperar la alegría de vivir*. Alain confirma la actitud interior: somos felices cuando poseemos la alegría, no cuando la buscamos fuera. Jean de La

Fontaine, utilizando como ejemplos al zapatero y al financiero, ha demostrado que las condiciones exteriores en apariencia favorables pueden ser fuente de preocupaciones, mientras que una vida simple genera alegría. Cuando el confort material está asegurado, *queda por lograr la alegría* (Alain). De hecho, la solución es simple: tenemos muchas razones para maravillarnos y amar la vida, y podemos encontrar alegría y felicidad en el solo hecho de existir, de respirar, de estar bien... saberse contentar, estar aquí y ahora, y conocer el bienestar subjetivo, término de la psicología moderna. Antoine de Saint-Exupéry proponía encontrar la felicidad en *el calor de los actos*, así como en *la alegría de la creación*. La felicidad es repetirse, cada mañana al despertar: *hoy he decidido ser feliz* (P. Vachet).

En sus *Entrevistas*, el esclavo liberado Epicteno evoca el reconocimiento que deberíamos manifestar para dar gracias por todos los medios de que disponemos: nuestras manos, nuestros órganos, nuestras funciones fisiológicas. El jefe indio de Shawnee, Tecumseh, nos anima a dar las gracias, desde que nos levantamos, por la luz del día y por la vida y la fuerza que hay en nosotros, y por *la comida y la alegría de vivir*.

La felicidad no depende pues de las circunstancias externas, aunque a veces contribuyen: en relación con el cielo, Epicteno pensaba que, aunque Júpiter nos envía ciertas pruebas, nos da también las fuerzas necesarias para superarlas, *de forma libre, independiente y liberados de toda obligación exterior*. De hecho, podríamos considerar, junto con Fontenelle, que el verdadero obstáculo a la felicidad es *esperar demasiado de la felicidad*, lo que nos anima a filosofar... tanto en relación con la felicidad, que no tiene nada de fácil y debe ser controlada, como con las dificultades, y con la misma seriedad y filosofía. Si siempre la buscamos es difícil llegar al *delicado arte* de alcanzarla (P. Vachet). El proverbio chino que dice que *las grandes alegrías vienen del cielo* no omite que *las pequeñas alegrías vienen de los hombres*, pues llegan con la acción y su interrelación con una dinámica personal, el esfuerzo y el servicio. De ahí la necesidad de cultivar *pequeñas atenciones, palabras amables, afecto, amistad y los favores* que llevan a la felicidad (P. Vachet).

Fiel a sí mismo, Platón se agarra al conocimiento, igual que Epicteno, y parte del principio de que la felicidad es poseer *la única ciencia del bien y del mal*. Espinoza, filósofo holandés del siglo XVII, ve en el crecimiento y la evolución un elemento que genera alegría, pues la alegría es pasar *de una menor a una mayor perfección*, lo que no es sorprendente viniendo de este tolerante panteísta para quien las pasiones nos someten a las cosas exteriores. Finalmente, y aplicando al milímetro la actitud propuesta por el escritor Félicien Marceau, que dejaba mucho espacio para el humor, nos aseguramos conocer grandes alegrías al definir la felicidad con dos componentes: el primero, saber lo que queremos, y después, quererlo apasionadamente, pues la alegría y el entusiasmo son cualidades innatas del *Homo sapiens sapiens*. El filósofo panteísta americano Ralph Waldo Emerson piensa que *nunca nada grande ha podido realizarse* sin ellas, refiriéndose así al filósofo alemán Hegel para quien, sin la pasión, *nada grande* se haría en el mundo. El entusiasmo era, para Pasteur, la palabra más bella del lenguaje que nos legaron los griegos: del griego *en theo, un Dios interior*. Se definía como *un estado de excitación alegre*, explicado por los ancestros como una posesión divina que transporta al espíritu *por encima de las preocupaciones humanas* (D. Julia). Balzac condena a los que no tienen sentimientos elevados y ve en la incapacidad por el entusiasmo *el mayor fracaso* del ser.

Sam Keen lamenta la falta de esta virtud y subraya que lo que impide a los hombres actuar en el sentido de una contribución a la mejora de la humanidad es la falta de tres motores que son *la disposición, la sensualidad y el humor*. Verdadero *combustible de la maquinaria humana*, según Maurice Torfs, el entusiasmo hace olvidar el cansancio y permite superar los obstáculos: las investigaciones muestran que el trabajo realizado con entusiasmo necesita menos sueño reparador. Este entusiasmo, inseparable del optimismo, está ligado a la finalidad, al objetivo, que no hay que perder de vista, pues es el motor y abastece la energía. Charles Kingsley lamentaba que *el confort y el lujo* constituyen a menudo el objetivo de la existencia, mientras que, para alcanzar la felicidad, sólo necesitamos *algo que despierte nuestro entusiasmo*.

Es cierto que el mundo moderno parece prescindir de esta actitud haciendo que el hombre pierda todo el sentido de la vida y convirtiéndolo en robot, como ya observó Gandhi, o

Saint-Exupéry, que lamentaba la falta de poesía, de color, de amor. Dice P. Vachet:

> [...] El hombre está hecho para abrazar el universo que lo rodea y para sacar todas la alegrías a las que aspira naturalmente por su espíritu y por su corazón... En una palabra, el hombre está hecho para la felicidad [...]

Buen humor y salud

El escritor irlandés Jonathan Swift, a quien debemos *Los viajes de Gulliver*, dice que *sus mejores médicos* son los eminentes *doctor Dieta, doctor Tranquilidad y doctor Alegría*. Gustave Nadaud evoca el carácter precioso del humor alegre *de la buena persona* y la longevidad que acarrea: *Mi alegría es mi tesoro, y la buena persona aún vive.*

Alain pone en la balanza los dos estados de la existencia: el que buscamos con asiduidad y el que tratamos de evitar, y apuesta por la felicidad como *la mejor arma* contra la enfermedad. Al mismo tiempo que aporta los remedios, no deja de advertir, con precisión y detalle, la influencia del mal humor en la salud: *nos ata, nos ahoga y nos asfixia*, pues nuestra tristeza dispone nuestro cuerpo según un estado que mantiene esta tristeza... Un siglo y medio antes que él, Caraccioli, precursor visionario en la materia, empezaba así su capítulo VII, cuyo título afirmaba *La alegría contribuye mucho a la salud*:

> El hombre alegre apenas envejece y parece encontrarse siempre bien, pues la alegría elimina los males de manera que uno no se da ni cuenta.

Con un punto de vista, para la época, absolutamente claro sobre la influencia del humor en la salud, compara la alteración de la salud de un hombre de espíritu triste con *las fiebres lentas que consumen sin que parezca que actúan*, y precisa:

> No ocurre así con las personas joviales, pues las aflicciones resbalan por su alma sin que puedan adherirse, o incluso diría que nunca llegan hasta ahí, y el espíritu se mantiene siempre exento de amenazas y sin ningún trastorno.

Monique Picard recuerda que en el siglo XIII el filósofo y teólogo Tomás de Aquino, para quien cuerpo y espíritu estaban íntimamente ligados, conocía la consecuencia de la tristeza y decía que era, de las pasiones del alma, *la que más perjudica al cuerpo*. Más tarde, Le Siracide animaba a cultivar la alegría, porque *prolonga* la vida, y alertaba severamente de la inquietud *que acelera la vejez*. La conclusión de todo esto es que, aunque no tengamos la elección de la realidad, tenemos la de actuar o de dejarnos manipular. Chamfort, escritor del siglo XVIII, nos advierte, justamente y sin demagogia, de que parece difícil encontrar alegría en nosotros, y que *es imposible encontrarla fuera*. Hafiz nos invita a tomarnos la vida como nos tomamos una copa, sonriendo incluso si hay sufrimiento, y a esconder nuestras heridas..., pues debemos mimar la alegría para que venga, lo que también significa que, en su relación con el espíritu, si el cuerpo mima la tristeza y el desconsuelo, se las trasmite al alma.

Esta elección del trabajo interior es la lección que proponen principalmente y desde hace tiempo el yoga tradicional, los estoicos y Siddharta Gautama, que tenía que convertirse en «El Iluminado», en Buda. Un refrán japonés proclama de forma clara y contundente que no somos responsables de la cabeza que tenemos, sino de la cabeza que construimos... Somos nosotros pues quienes debemos elegir, optando siempre por el aspecto higiénico tal como invita a hacer el proverbio tibetano según el cual *la sonrisa lava los dientes*.

Placer y buen humor

¿Qué ha sido del placer, esa *alegría de locos*, como lo llama la filosofía taoísta que enseñaba que *la alegría es el placer de los sabios*? Aunque la alegría no depende de los acontecimientos exteriores, los simples placeres ¿pueden ayudarnos igualmente a encontrarla? Seguramente, si seguimos a Hafiz, que dice que no cambiaría por nada del mundo la alegría, presente o futura, obtenida de *los amigos, de un vaso de vino, del ocio, de un libro, de un ramo de flores*.

El placer está ligado a la sensación, y el bienestar se situaría entre los polos opuestos que son el dolor y el placer, y sin embargo íntimamente ligados si no controlamos el deseo. Diseña también una satisfacción no ligada a los sentidos, sino al sentimiento de alegría, incluso aunque vaya acompañado de esfuerzo o sufrimiento. El placer, asociado a la libido —placer sexual, placer del paladar, placer de los sentidos, placer corporal u orgánico, placer de una caricia, placer de escuchar una palabra—, no siempre está bien considerado, sino que a veces se le asocia una tendencia poco loable, una parte corporal no confesable, una especie de ocasión para perderse de tal manera que la búsqueda del placer sea desenfrenada, absoluta, frenética, irreversible. El placer, de la piel o del sexo, es un pecado de la carne (doctor Leleu), de ahí las vías de mortificación, dominación y disciplina de todo tipo. Desde su sabiduría, Alain anima a disfrutar de los *placeres vivos* de los que la vida está llena y que no cuestan nada. Sin pretenderse virtuoso, Maurice Mésségué dice no haber predicado nunca *ni la austeridad, ni el régimen, ni la abstinencia* y propone su receta de la felicidad: *darse placer a uno mismo con miles de gestos naturales y no adulterados*.

El placer vivido no siempre aporta las cualidades que uno le atribuía antes de poseerlo. Su inconsistencia y su carácter efímero constituyen su imperfección y nos llevan a renovarlo o a reproducirlo, lo que recupera el punto de vista oriental del origen del sufrimiento humano, y parece alejarnos de la felicidad real. Por esto, *el placer de actuar* le parece superior, pues *siempre da más de lo que prometía* (Alain). Reich y Marcuse proponen sus puntos de vista en relación con esta cuestión susceptible de engendrar el buen humor, sometiendo menos al hombre al *sacrificio* de la vida moderna y permitiéndole vivir de forma más natural.

La prisa y la impaciencia nunca proporcionan placer, y sin embargo la espera está llena de esperanza, de confianza y de fe que proporcionan felicidad: la espera feliz es *un horizonte lleno de esperanza* (Guy de Maupassant).

Filosofías del placer

A menudo mal considerados, los epicúreos basan su filosofía de la felicidad en las sensaciones. El epicureismo está lejos de ser una busca desenfrenada del placer, y el estoico Séneca lo define como sobrio y temperado. Epicúreo anuncia que, en algunos casos, se trata de pasar de largo de los placeres si van a generar tedio, y también que *no hay que buscar todos los placeres*.

El placer está considerado como el primero de los bienes naturales y se añade a una vida sobria y razonable que permite no depender de nadie. ¿Hay que hacer, como dice Séneca, como aquellos que encuentran *la verdadera voluptuosidad* en *el desprecio de los voluptuosos*? El placer epicureano pasa primero por la *ausencia de sufrimiento*, tanto físico como moral, lo que debe hacer gala de prudencia, *fuente de todas las virtudes*. Schopenhauer era de esta opinión, que creía que el balance de vida desde el punto de vista de la felicidad no se hace contando los placeres obtenidos, sino más bien *los males evitados*. Para Epicúreo, no debería haber existencia feliz sin prudencia, honestidad, justicia, que *no pueden obtenerse sin el placer*. Concluye que las virtudes *nacen de una vida feliz*, y añade que esta vida feliz es, en sí, *inseparable de las virtudes*. Los adeptos a una vida simple y al despojo podrían adoptar *la igualdad de alma* de Lucrecio, poeta y filósofo romano del siglo I antes de Cristo.

Los epicúreos sólo se interesan por los placeres *naturales y necesarios*. Más allá de estos, encontramos los que son *naturales y no necesarios* y los que no son *ni naturales ni necesarios*. Schopenhauer hacía la misma distinción en cuanto a las necesidades. Epicúreo propone el arte de procurarse una tranquilidad de espíritu perfecta. Para alcanzarla, basta con *simplificar las necesidades, desprenderse de muchas cosas y contenerse un poco*.

Por desconocimiento a veces se han considerado opuestos los antiguos estoicos y los epicúreos, lo que es un error. El estoico Séneca veía los principios de Epicúreo *llenos de santidad y de rectitud*. La gran aportación de la escuela del Pórtico es la idea de que nuestros juicios sólo dependen de nosotros y no de lo que juzgan, y la otra gran idea es la de considerar la posibilidad de la acción o de la aceptación si no podemos actuar.

El punto de vista de Marco Aurelio, muy inspirado en el estoicismo, recuerda la opinión de Epicteto: todo lo que sucede *ocurre justamente*. Es el mismo razonamiento lógico que lleva a Séneca a decir que el bien más preciado es *un alma que desprecia el azar y hace de su virtud una alegría*, pues los estoicos enfatizan que la virtud debe conducir nuestros pasos. Estos valores deben ser *la alegría, el sosiego, el acuerdo, la grandeza y la dulzura* (C. De Rabaudy y B. Rolland). Además, debemos actuar de acuerdo con nuestra naturaleza, pues el resultado será el alejamiento de la agitación y los miedos, que nos proporcionará tranquilidad y libertad. La consecuencia final es el conocimiento de *una inmensa alegría, inquebrantable y constante.*

En el siglo XVIII, Caraccioli anunciaba que era una locura apenarse por aquello que uno no puede evitar... Con estas sabias y simples palabras se sumaba a lo que decía Sarnath en su primera parte del sermón, en el cual Buda nombraba las verdades sobre el dolor, así como a lo que decía Epicteto sobre lo que depende de nosotros y lo que no, la actitud que hay que adoptar, y el Yoga-Sutra, II, 3, sobre el origen del sufrimiento humano, que se encuentra entre otros en *el deseo por coger y el rechazo por aceptar.* Nos enseñan que nuestro enemigo más temible somos nosotros mismos.

En este enfrentamiento del hombre contra sí mismo, las emociones y los sentimientos tienen el papel principal. Ya lo advirtió Alain con su frase de que *la tristeza genera tristeza*, frase que hay que comprender en los dos sentidos: tanto en uno mismo como en el exterior de sí mismo, y de ahí la necesidad de situar las cosas en su contexto y de relativizarlas, sin olvidar que esto no significa ni atenuarlas ni disminuirlas, sino de hacerlas relativas, de ponerlas en relación con, pues es en la relación entre sí donde las cosas se nos presentan con sus aspectos y sus proporciones reales.

Buen humor y confianza

La alegría también es confianza, *elixir maravilloso* según Alain, fe en sus capacidades, en un ideal, en alguien y en la existencia, hasta el punto de que *el azar no sepa ni elevar ni destruir.* Los estoicos, conscientes de ello, sabían *esperarlo todo de la Fortuna* sin preocuparse de los augurios y de su interpretación limitadora, lo que era para ellos *la mejor manera de tener razón.* Caraccioli habría añadido el buen humor a esta actitud, pues es de esta misma confianza de la que habla:

No le temo a nada, decía un filósofo, porque tengo la felicidad: me compensa de la mala suerte, me previene contra las enfermedades o me las hace olvidar, me introduce en la sociedad o me aleja de ella, de forma parecida a esas flores que se abren y se cierran sucesivamente y que conservan siempre su frescor.

Para el filósofo Alain, estar a disposición *de la confianza y la esperanza* significa volver a la *verdad del niño*. La esperanza y la confianza rechazan el miedo y están ligadas a la paz, siempre y cuando la esperanza no sea pasiva: André Comte-Sponville desea y preconiza la desesperanza feliz, expresable con el neologismo *inesperanza*, en el sentido de ausencia de esperanza, ya que es evidente que, cuanto más se espera una cosa, menos aparece y menos depende de nosotros, lo que genera disgusto... El contrario de esperar es *saber, poder y disfrutar* las condiciones del buen humor.

Esperanza y confianza son, para Alain, *una señal de adaptación y un regulador de salud*. Esto se explica por el hecho de que quejarse de la condición humana y acusar a la naturaleza es empezar a morir, e incluso desear morir; es permitir el crecimiento de nuestros males y desprenderse con antelación de *toda esperanza a reír*, lo que repercute en *el estómago* que sufre las consecuencias. El hecho de creer en uno mismo y en los demás, y de tener confianza en la vida, es una fuente inagotable que permite abrir la conciencia y *tener una mayor comprensión de las cosas y las personas* (M. Mességué).

Pierre Solignac recuerda que Carl Rogers pensaba que cada uno debe descubrir que puede confiar en sus sentimientos y reacciones: ni destructivos ni calamitosos, los instintos no impiden la autenticidad. De esta confianza *en todo lo que hay de único en sí mismo*, el ser aprende a confiar en los demás, a aceptar sus sentimientos y valores únicos.

El vínculo entre fe y confianza podría ser esta frase del Evangelio según Marcos (XIV, 36): *no sólo lo que yo quiero, sino lo que vosotros queréis*. El filósofo Alain le da el sentido negativo y concluye que, si decimos de un hombre que no cree que pueda cambiar su destino, que no tiene fe, encontramos entonces la falta de fe en el teólogo que *se encadena a las voluntades de Dios*. Recuerda que, antiguamente, un hombre que debía enfrentarse a varias pruebas pensaba que tenía *algún dios en su contra*, pero también *algún dios en su favor* y encontraba las señales que le eran favorables, *pues no todos los pájaros volaban a su izquierda*. De esta manera, incluso en estas situaciones y cualquiera que fuesen los obstáculos, encontraba *las razones para esperar y emprender*, pues la esperanza es un préstamo hecho a la felicidad (J. Joubert).

Alfonso de Châteaubriant anunciaba que *vivir es tener fe... sin esta fe morimos*. Confucio no sabía qué hacer de *un hombre sin fe* y precisaba que, como una carroza sin caballo, no podía avanzar. La fe no es una actitud beata de espera pasiva, sino que es acción, lo que le da todo su sentido, en términos de prevención y de compromiso activo con el mundo, pues la confianza y la fe exigen prudencia y acción, y no dejar que sea perezosa y ciega, pues nos arriesgaríamos a precipitarnos hacia el fatalismo. *Puedes creer en Dios*, enseña un proverbio árabe..., *pero nunca olvides atar tu caballo*.

El ser humano en sí es un lugar de misterios en cuanto a esta cuestión por sus aspectos imperceptibles, imprevisibles e incomprensibles. Nos queda al menos, y es igual de fundamental, la fe en el hombre: el humanismo le reconoce al hombre el valor supremo al oponerse al dogmatismo religioso y a la emergente razón de Estado, y predica la tolerancia y la noción de progreso, que puede llevar a un ideal de humanidad en el que la libertad sería una guía, tanto en el plano técnico como en cuanto a la pertenencia a la naturaleza y al conjunto de la humanidad. La cuestión de la fe es importante tanto por el aspecto positivo que nos aporta como por el aspecto menos conocido y, por tanto, inconsciente que hace que, a pesar nuestro, tenemos opiniones hechas, puntos de vista definitivos sobre las cosas y sobre los acontecimientos, creencias, tanto a priori como preconcebidas que pueden perjudicar, pero cuyo buen humor es el primer antídoto. Sigmund Freud puso de relieve que el humor alegre tiene el poder de reducir *las fuerzas inhibidoras que la razón critica*. Nos dejó una bonita página sobre la confianza, escrita a Fliess, con quien mantuvo una larga amistad: *Me has hecho pensar en esa bella y difícil época en la que todo me llevaba a creer que estaba a punto de morir, y fue la confianza lo que me permitió continuar*. El temor es un verdadero obstáculo para la felicidad, que nos hace intentar vencer, como hizo el patriarca Atenágoras:

La guerra más dura es la guerra contra uno mismo. Yo he librado esta batalla durante años, y ha sido terrible. Pero ya estoy desarmado. Ya no tengo miedo de nada, pues el amor ahuyenta el miedo. Estoy desarmado de la voluntad de tener razón, de justificarme descalificando a los demás. Ya no estoy constantemente alerta, guardián celoso de mis riquezas, sino que acojo y comparto. No me aferro solamente a mis ideas, a mis proyectos, y si alguien me presenta alguno mejor o incluso, no mejor, sino bueno, lo acepto sin recelo. He renunciado a la comparación. Lo que es bueno, verdadero y real es siempre, para mí, lo mejor. Por eso ya no tengo miedo. Cuando no tienes nada, no temes nada. Si te desarmas, si te desposees, si te abres al Dios-Hombre que lo hace todo nuevo, entonces, Él, borra el pasado malo y nos da un tiempo nuevo donde todo es posible.

Deseo y buen humor

Las tensiones del deseo son apaciguadas por el placer en cuanto a la vida corporal y a las necesidades orgánicas. ¿Necesidades? ¿O deseos? Pues la cuestión no es ínfima, y no es fácil de matizar. El mensaje de Plutarco consistía en esta gestión personal del *deseo inútil* y del modo de *controlar el impulso*. Es importante organizar las necesidades y definirlas, así como *moderar los deseos y no ir más allá de las posibilidades*. Un buen método consiste en considerar *los bienes que están por debajo de nosotros más que los que están por encima*. Schopenhauer proponía un método radical muy oriental para aprender a apreciar las cosas que la vida nos ofrece sin perder de vista el sufrimiento de su posible pérdida: basta con ver lo que poseemos como si *nos fuese arrancado*. Es la pérdida de las cosas lo que nos hace valorarlas. Esta es la opinión de Plutarco, para quien es importante *apreciar los bienes que poseemos*, y que piensa que la independencia y la apreciación obtenidas de la actitud de suponer por un instante que nos faltasen los bienes que poseemos nos permitirían disfrutarlas mejor.

Oriente y Occidente tienen opiniones distintas sobre la cuestión del deseo: el yoga y el budismo enseñan que es una de las causas del sufrimiento humano por el hecho de la identificación y la ignorancia, y que por tanto hay que inhibirlo. Séneca se pregunta sobre lo que le puede faltar a un hombre que ha sabido situarse más allá del deseo de todas las cosas. Pero el punto de vista occidental, el orientado por el psicoanálisis y sus conceptos modernos, enseña que el deseo mantiene la vida en el hombre: es la motivación que nos empuja a actuar y controla nuestro tono físico, psíquico e intelectual. Las seis condiciones de la salud definidas en Oriente cuentan, en tercera posición, con el apetito, tanto en su aspecto mental, como en la percepción de las cosas y su dimensión intelectual, como en los placeres y las alegrías que la vida nos ofrece. Las necesidades sexuales naturales y normales son el símbolo vital de la buena salud y la armonía interna.

Hay que conservar y mantener este deseo. Yo me he dado cuenta de esto a lo largo de mi experiencia clínica con enfermos terminales o con personas aquejadas de trastornos psíquicos graves, como la melancolía en su forma más aguda.

La difícil y temible decisión que deben tomar los occidentales interesados en la práctica de los sistemas indios o tibetanos, consiste en conservar el suficiente deseo para vivir, sin sufrir, y en evitar matar este deseo, pues suprimirlo no es la solución. Plutarco decía que el deseo genera el temor de la pérdida del objeto, lo que atenúa la alegría, y también que somos ricos cuando no sentimos *la necesidad de la riqueza, de la misma manera que vivimos plenamente una vez hemos renunciado a sufrir la necesidad de vivir.*

Lejos de rechazar la experiencia del deseo y del placer, algunas corrientes orientales, en concreto el tantra, proponen no huir de los acontecimientos, no rechazarlos, sino vivirlos intensamente, igual que con las funciones corporales que el Creador nos puso a nuestra disposición. El Kâma de los hindúes, el mismo que dio nombre al célebre Kâma-Sutra, mal considerado entre los occidentales, Cupido y Eros, más cercanos a nuestra cultura, están ahí para que nos demos cuenta de la importancia de la función del deseo. Es cierto que en la tradición de la antigua India, Kâma, el deseo, forma parte de los cuatro objetivos del hombre junto con la ley (Dharma), el interés (Artha), y la liberación final (Moksha), que es el objetivo esencial.

La sociedad descubre el deseo por varias vías y da a la vez todos los métodos para satisfacerlo. Redefinir sus necesidades fundamentales, cosa que han intentado Maslow, Marcuse y Laborit, es esencial; puesto que la confusión de los deseos y las necesidades es una fuente de sufrimiento complementario, mientras que la definición exacta de las necesidades fundamentales es en sí fuente de felicidad desde el instante en el que se sacian. En 1943, Maslow definió las motivaciones fundamentales del ser: necesidades fisiológicas —comer, beber, dormir—, de seguridad —física, psicológica, económica—, sociales —pertenencia, expresión, información—, de estima hacia los demás y uno mismo, y de apertura y realización, cinco niveles donde se aprecian todas las razones para ser feliz desde el instante en que son satisfechas.

El comportamiento ideal es responder a las necesidades más elementales, fundamentales, con la condición de que se desarrollen de acuerdo con el sentido de la medida y la sobriedad: la frugalidad propuesta por Théodore Monod es una posible vía de buen humor y felicidad. El aburrimiento no es más que el fin del deseo, su satisfacción y por tanto la ausencia de felicidad, así como *el primer paso hacia el disgusto, la morriña, la náusea o el deseo de evadirse* (A. Roberti). André Comte-Sponville cita las dos catástrofes de la existencia reconocidas por G. B. Shaw: cuando nuestros deseos no se ven satisfechos, y... cuando lo son.

Optimismo y buen humor

Alain lo ostentaba con tanta facilidad que era fácil definirlo en dos palabras: *optimismo incurable.* El optimista piensa que no hay nada perdido, que lo posible es posible, y lo deseable, probable. El optimismo ideal no es aquel que espera el maná del cielo, que niega el mal y huye de lo real, que se refugia en la ilusión y la ingenuidad generadora de decepciones, sino que rechaza la desesperación y busca activamente las mejores soluciones a las situaciones más difíciles y delicadas, sin dejarse impresionar por el entorno para ver siempre el lado bueno de las cosas. Algunos, temerosos de no lograrlo, se niegan a intentarlo, y pierden incluso la esperanza. Debemos tener fe en el progreso del género humano y de la civilización, así como en el hecho de que lo que tiende al bien se impondrá al mal. Alain tenía como principio de los principios esperar mucho del hombre... Podemos preguntarnos, viendo cómo va el mundo, cómo es posible ser optimista, pero es una mala manera de razonar, pues no hay que pedirle pruebas al optimismo, simplemente hay que elegirlo, decidirlo y quererlo, pues *todo hombre que se abandona está triste* (Alain).

La elección del optimismo no es más que la recuperación del movimiento de la vida, con confianza, creyendo en el progreso. Han sido optimistas todos aquellos que han hecho su aportación a la mejora de la humanidad, pues, si no, no lo habrían logrado. El optimista es el individuo valiente *que no se deja desanimar por los obstáculos y que mantiene su acción incluso cuando todo parece perdido. El optimismo es el fermento necesario para la creatividad del hombre* (N. Sillamy). Para André Berge, el optimismo es la virtud de rechazar la desesperanza.

Considerando *el poder del optimismo*, Alan Loy McGinnis definió las *doce reglas básicas para el perfecto optimista*: raramente están desprevenidos, buscan soluciones parciales y tienen la impresión de ser los amos de su futuro. Tienen la capacidad para renovarse, para rechazar los pensamientos negativos, para enfatizar el reconocimiento, para concienciarse mentalmente del éxito, y para seguir siendo joviales aunque no sean felices. Finalmente, tienen en común la convicción de poder dar, de forma ilimitada, lo mejor de sí mismos, de generar mucho amor, de compartir las buenas noticias y, tal y como nos apremiaban los estoicos, de aceptar aquello que no podemos cambiar. Es una forma de fuerza de la que parecen disfrutar, pero que existe en ella; esa felicidad de la que Alain hablaba: lo que lleva a *una felicidad plena* es considerar bien las cosas *y cambiarlas como uno quiere*.

Por eso A. Marbeau definía el pesimismo como un *signo de impotencia* en el sentido de que entonces uno se siente *incapaz de dominar su vida*. Es la negación de la posibilidad de progreso de la humanidad, la consideración de la evolución como una decadencia, la falta de compromiso y la de acción. Hay que estar atentos, ya que el pesimismo es una cuestión de humor, mientras que el optimismo es de voluntad (Alain). Por eso debemos hacer la promesa solemne de *jurar que seremos felices y aprender a ser felices*.

Entre las *obligaciones naturales* y las diversas *leyes naturales, la obligación de optimismo* sería un modo seleccionado por la naturaleza para hacer frente al estrés de forma eficaz. De la misma manera, *la tendencia a la felicidad y a la esperanza* habría sido *seleccionada por la evolución de las especies* (Soubiran y Christen).

Esperanza y acción son indisociables: es un error esperar sin intentar, y una mentira, intentar sin esperar. Podemos tener confianza: estas capacidades están en nosotros, aunque a veces exijan grandes dosis de valentía. Y es que todo lo que se deja ir solo va mal, y un ejemplo es el conflicto, que es la evolución natural. Para Alain, *la guerra va por su cuenta*, y la paz no, y concluye diciendo que lo que está bien no puede serlo si no lo queremos y si no nos vemos capaces de hacerlo.

El fatalismo y su noción de destino, poco favorables al buen humor, presentan cierto confort en el sentido de que ahorran la acción y sirven como excusa para no actuar, pues el fatalismo considera que los acontecimientos están dictados con antelación y de forma inevitable, y que la voluntad humana no puede hacer nada contra ese fantasma a menos que elija darle a la palabra *destino* un sentido activo, el de *energía interior que acaba por encontrar su camino*, lo que no tiene nada que ver con el azar. Théodore Monod conocía ese riesgo y decía del fatalismo que era práctico en el sentido de que *desmoviliza las energías*. J. Méry predica el optimismo y la acción y describe los resultados:

> A partir de ahora seréis un ser feliz, y del fatalismo en el que quizás habéis caído sacaréis la brillante afirmación de vuestra dignidad: «Yo sé, yo quiero, yo puedo».

Estas definiciones nos devuelven a las declaraciones de Montaigne, de los estoicos e incluso de Schopenhauer, que algunos autores presentan como uno, o peor aún, como el filósofo pesimista, mientras que otros lo presentan como autor, traductor, filósofo, profeta, leído por Wagner, Nietzsche, Bergson, Freud... Más realista que pesimista, Schopenhauer es el inventor de la *eudemonología, o el arte de ser feliz*. Se inspira en la sabiduría india, filosofía plural difícilmente perceptible por los occidentales, que no tiene nada que ver con el pesimismo por, al menos, tres motivos: en el fondo no hay más que realismo impregnado de lucidez, las soluciones se consideran y se proponen, y, finalmente, la acción es siempre deseada y vitoreada.

La vía del buen humor entorpece el derrotismo, que es la falta de confianza en el logro de una prueba, y el falso argumento de la pretendida inevitabilidad de las cosas. En cuanto al vínculo con la salud, Henri Rubinstein precisa que los médicos conocen *las relaciones entre el humor y la salud, entre el pesimismo y la depresión, entre el optimismo y la curación.*

Felicidad y buen humor

P. Vachet define la felicidad como *la armonía del equilibrio, de la verdad, de la afección y de la belleza*, y hace referencia a su imposibilidad si uno guarda sentimientos de celos, odio, venganza o envidia. Existe un vínculo entre risa y éxito, este último no en el sentido material (H. Rubinstein).

El clásico Bossuet veía siempre la felicidad humana incompleta, porque estaba compuesta de varias *piezas* y siempre *faltaba alguna*. El escritor ruso Antón P. Chéjov, conocido por sus sátiras y la tristeza de alguna de sus novelas, pone incluso en duda la posibilidad de la felicidad: para él, *no somos felices y la felicidad no existe* y, en conclusión, *no podemos desearla*. Menos radical, el gran poeta lírico Horacio, de quien conocemos la moral epicúrea, en su época, hace veinte siglos, proponía que, cuando estamos animados con el sentimiento de alegría, es mejor no pensar *más allá del presente*, expresando así una especie de desagradable y delicioso *Carpe diem*. Estas opiniones poco optimistas hacen que la felicidad dependa de las circunstancias exteriores.

Louis Pauwels propone invertir, por sabiduría, el dicho popular de que un mal nunca viene solo. Alain dice que podemos colorear las señales exteriores de la forma que queramos, y que es la solución ideal para evitar el fatalismo. Cultivaba también la idea de que el hombre a quien la felicidad le viene dada no sabe ser feliz, pues necesita ejercer su energía y *estar en pie, en acción y en conquista*. La felicidad es el estado de plena satisfacción definida de forma múltiple; *antídoto contra la maldad* es, según André Berge, la facultad de sacar lo mejor *de las cosas, de los acontecimientos y de las circunstancias*, sin que nadie salga perjudicado. F. Raffin y L. M. Morfaux citan a René Polin:

> La felicidad marca el perfecto júbilo, la plenitud y el logro de los deseos, la satisfacción nacida de una realización integral, la tranquilidad definitiva que de ella deriva, el pleno descanso del hombre que llega a la plenitud de su ser y al final de su obra...

Podemos convertir en alegrías las desgracias que no conocemos, o ser lo menos desgraciados posible si sabemos controlar el deseo en el sentido más amplio de la palabra, al considerar lo que somos más que lo que tenemos, y sabiendo lo que queremos y lo que podemos, y que la felicidad no está en el exterior, sino que debemos cultivarla en nosotros mismos. Goethe veía la felicidad como lo más grande de la personalidad; para Schopenhauer, lo esencial del hombre se encuentra en *lo que le acompaña en la soledad y que nadie puede ni darle ni quitarle*. Su conclusión es que *la felicidad pertenece a quienes se bastan con ellos mismos*.

Según las corrientes filosóficas, la felicidad sería el objetivo final del hombre, como enseña el hedonismo, que no es más que la búsqueda del placer, porque integra la idea del control de uno mismo. La felicidad como fin último sigue dos vías diferentes: la del placer inmediato propio de los hedonistas, o el eudemonismo, que, oponiéndose al rigor por el cual la felicidad se merece, no sigue la vía del hedonismo, sino que engloba el epicureísmo, que ve la felicidad intelectual como la cima, pues la reflexión permite obtener placer minimizando al máximo la parte del sufrimiento. El epicureismo hace referencia a la ataraxia, la ausencia de trastorno, lo que en sí es una forma de ascetismo. Podemos afirmar que sus opiniones no excluyen que los estoicos mismos puedan definir la felicidad y conocerla. Ellos sitúan la felicidad en asociación con la independencia de las cosas exteriores, como enseña Plutarco, para quien no depender de nada es la primera condición para la felicidad. He aquí el punto de vista de Séneca y las condiciones que lo acompañan:

> El hombre feliz es pues el que tiene un juicio justo: el hombre feliz es aquel que se contenta con el presente, sea cual sea, y que es amigo de su propio bien; el hombre feliz es aquel que la razón aprueba y recomienda en cualquier situación.

Distinguimos entonces una felicidad que surge de los acontecimientos, llamada placer o alegría, y una felicidad que surge de nosotros mismos, designada con las palabras de placidez o felicidad. Plutarco comparte esta opinión cuando pronuncia esta invitación a amar la vida:

Sí, seamos felices de vivir, de sentirnos bien, de ver el sol, de no estar en medio de guerras, ni en medio de revoluciones.

Existe un trabajo interior, personal, para acceder a la felicidad, y que además parece natural, que no significa fácil. Basta con seguir la naturaleza, anuncia Plutarco, lo que se traduce en ser conscientes de que un simple cobijo, un poco de agua y comida bastan para vivir. Para Clément Marot, es un tesoro inestimable *estar contento sin querer más*. La segunda de las cinco reglas de Niyama, segunda etapa del yoga tradicional, enseña la virtud de estar contento, con el dulce nombre de Santosha.

Finalmente, para Plutarco, la reflexión debe acompañarnos en la desgracia para evitar *darle muchas vueltas* a lo que nos ocurre. Debemos, ante las circunstancias de la vida difíciles o desgraciadas, mantenernos *con el recuerdo de los días prósperos*. Aquellos que él llama *hombres sensatos* saben *conservar el disfrute de los bienes que ya no están*, gracias a la simple y fiel función de la memoria. Plutarco compara los humanos con los niños que tienen muchos juguetes: basta con quitarles uno para que sean infelices. La idea que hay detrás y que hay que poner en práctica es que la serenidad, en circunstancias difíciles, encuentra también uno de sus pilares en el hecho de saber consolarse apreciando lo que la vida no nos ha quitado en términos de *ventajas y consentimientos*.

Felicidad a lo oriental

Furioso por no tener zapatos, Mon-Tse encontró a un hombre que no tenía pies, lo que le llevó a sentirse afortunado. Por su lado, Confucio, cuya esencia de los principios de la política y la moral está hecha de lógica y simplicidad, pensaba del hombre que es perfectible y no estático, y que es importante mejorar, porque es lo que da la felicidad mutua, y destruir lo que da infelicidad mutua. Para ello hay que cultivar la personalidad, así como las virtudes de amistad y equidad, que aseguran relaciones humanas fundadas en la dignidad y el respeto recíproco. Los sistemas de Confucio y de Lao-Tse, opuestos, al convertirse en importantes modas culturales habrían condicionado el buen humor a pesar de las condiciones de existencia difíciles, y la serenidad asociada a la felicidad. Para Confucio, el sabio está *exento de pena y de temor*, y su calidad de relación incluye benevolencia, amor, justicia, atención, serenidad y bienestar. Se distingue por su calma y su *corazón dilatado*; ahora bien, *el hombre vulgar está siempre lleno de preocupaciones* y no se implica en la búsqueda activa y enérgica, aunque:

> La alegría está en todo, hay que saber extraerla.

Esta frase, que puede parecer difícil de poner en práctica, expresa la misma opinión de Henri Bergson, que creía que podía encontrar lo positivo incluso en la desgracia. Contemporáneo de Confucio y Buda, Lao-Tse, el «Viejo Maestro», dejó como legado a la humanidad el Tao Te King. Esta vía del tao está hecha de espontaneidad y de falta de acción, lo que no significa, este último principio, inactividad, pasividad o dejadez, sino al contrario, acción que se realiza en el espíritu de la espontaneidad del tao, el orden cósmico, el dharma. El símbolo de no actuar es el agua, elemento simple capaz de llegar tras los elementos más duros. Lao-Tse anuncia que *quien sabe contentarse, siempre estará contento*. A principios del siglo XX, Marcel Jouhandeau concluyó que, si vivir es la felicidad, debemos entonces encontrarla en la pena, en el dolor, en el placer, en el aburrimiento, y Alain precisó que las penas, los dolores y las fatigas tienen *un sabor de vida*, lo que le llevó a concluir que *existir es bueno* y que toda vida es *un canto de alegría*.

Considerado como el más grande poeta clásico chino, Du Fu proponía, en el siglo VIII, una lección: escuchando el canto del mendigo, *ese viejo que jamás ha poseído nada*, considera que no hay nada de qué quejarse cuando existen los recuerdos bonitos. Pues la felicidad y la alegría están hechos de elección y de actitud interior, lo que Du Fu tuvo ocasión de experimentar, él, que había tenido una vida muy simple. Para Liou-Hiang, que piensa que la felicidad y la infelicidad están ligadas a las pequeñas cosas, todo empieza con lo cotidiano: la felicidad está hecha de la atención a las pequeñas cosas; la infelicidad, de su negligencia. Por el contrario, el gran poeta lírico persa del siglo XIV, Hafiz, propone una elección aparentemente evidente, e invita a la alegría, a cantar y a bailar, y a rechazar el hábito austero o, si no, a ir a esconderse en cualquier esquina... El proverbio chino que compara al hombre feliz con *una barca que navega bajo un viento favorable* esconde una pregunta sobre cuál de los dos elementos engendra al otro: ¿la felicidad crea el viento favorable o son esas felices condiciones las responsables de la felicidad?

Buen humor y resistencia

Es el buen humor el que, ante las situaciones difíciles, constituirá una disposición del espíritu, un estado interior que permitirá encajar con menos dolor y menos sufrimiento y controlar mejor los acontecimientos. A. Roberti insiste en el hecho de que la infelicidad es una predisposición del espíritu, un estado psíquico, y que es inútil tratar de combatirlo eliminando las causas aparentes, ya que pueden presentarse *nuevos pretextos de infortunio.*

El vocabulario de la psicología moderna utiliza la palabra *resistencia* para designar la capacidad que un individuo tiene para enfrentarse a las situaciones difíciles, ya sean por acontecimientos o ligadas a las personas, y a llegar a vivir, desarrollarse y triunfar. Édouard Zarifian la define como la capacidad de algunas personas, en circunstancias dolorosas de su existencia, para salir reforzadas de la adversidad, tal como lo observó Nietzsche al decir que los acontecimientos y las pruebas que no nos matan nos hacen más fuertes.

Poder así utilizar *el desgraciado destino, las fatalidades,* vividas como los *recursos profundos de la vida y la creatividad,* podría ser, según Pierre Solignac, la verdadera *libertad.* Esta disposición, variable según los individuos, depende del entorno educativo, de las instituciones y del entorno cultural en el cual se desarrollan, y se sospecha que es indispensable un lazo afectivo que pueda desarrollar esta función de resistencia que permita hacer frente a la adversidad y a estructurarse.

El buen humor es el antídoto de los dos grandes enemigos que son el dolor y el aburrimiento. Schopenhauer detalla el trabajo necesario para alcanzarlo: para él, un hombre sereno, a pesar de los accidentes de la vida, demuestra que ha sabido medir la diversidad de las posibles desgracias, y que sólo vive una ínfima

parte de ellas. Según Thomas Mann, este sentimiento de serenidad hace la felicidad:

> Lo que llamamos felicidad consiste en la armonía y la serenidad, en
> la conciencia de un objetivo, en una orientación positiva, convencida
> y decidida del espíritu, en resumen, de la paz del alma.

Amor, ternura y buen humor

El secreto de Jean Cocteau estaba ligado a un comportamiento
concreto y simple como es el de amar al prójimo, amar el hecho
de amar, odiar el odio, y, finalmente, esforzarse para comprender
y admitir. La Epístola a los Corintios (13, 1-13) define la necesidad de esta virtud, sin la cual no seríamos nada. El amor incluye
la necesidad de apreciarse a sí mismo, y la bondad, indisociable
del buen humor, forma parte de este sentimiento. El amor es el
sentimiento que acompaña la relación terapéutica bajo la forma
de la transferencia o la contratransferencia, a las que podríamos
añadir la compasión, como hizo el sistema de salud americano,
que, en 1981, exigió a sus internos que demostrasen sus cualidades de *alto grado de integridad, de respeto hacia el otro y de compasión* (É. Zarifian). Este sentimiento es el que sirve de trampolín
a la sugestión, querida o no, que influirá en los demás. De ahí
la necesidad, para el terapeuta, de poseer *tacto, sensibilidad y
creatividad,* cualidades que siempre habría que encontrar en su
relación con el paciente, así como saber *evaluar y controlar su
pesimismo, su ansiedad, su visión negativa o cínica* de las situaciones. No hay que ver en este control reacciones emocionales, ni
de indiferencia ni de insensibilidad, sino que son necesarios el
amor, la simpatía y el buen humor hacia los demás, tal como
dice Caraccioli:

> Nos convertimos en espectadores de una larga muerte en cuanto nos
> abandonamos a la misantropía.

Amar al prójimo permite liberarse de su angustia, y no hay que
esperar a que la gente sea amable para amarla, sino al contrario;
pues es porque la amamos por lo que es amable (A. Comte-

Sponville). No es el valor del objeto lo que hace que amemos, sino que es el amor que le damos lo que constituye su valor. Esta noción de amor es fundamental para la apertura del ser en todos sus aspectos. Según las declaraciones de Michel Serres (emitidas en *Apostrophes*), y de G. Ritchie, parecería que la única cosa que se nos pregunta, en nuestro paso hacia el otro mundo, es: *¿Habéis amado?*

Me gusta esta frase de Alain según la cual *no cuesta aceptar a las personas como son, pero quererlas como son, he ahí el amor verdadero.* El amor es, según Scott Peck, la fuerza que nos empuja, como también lo hace nuestra especie, a ir a la busca de la tendencia natural al letargo. Lo define como la voluntad de *superarse en el objetivo de alimentar su propia evolución espiritual* o la de otra persona. Para alcanzar nuestros objetivos, podemos utilizar las emociones, los sentimientos y las pasiones en el sentido más amplio, vivirlas, expresarlas, como dice Maurice Mességué:

> Evitar toda pasión, mantener un semblante cerrado y un corazón de piedra, es provocarnos la muerte... ¿es ese nuestro objetivo?

Le debemos a Carl Rogers, psicólogo americano, la aproximación psicológica centrada en la persona que se define por la confianza, la comprensión enfática y la aceptación incondicional de la persona. La empatía, aceptación con una línea afectiva, sin hablar de amor ni de simpatía, está en la base de la comprensión de los demás: consiste en dejar pasar lo más profundo de sí mismo y su realidad, lo que va mucho más allá de la simpatía. La dificultad está en el hecho de que no es una técnica sino un estado, y que se trata de mostrar a la vez un interés caluroso con una distancia suficiente para no dejarse invadir por los afectos: hay que recibir al otro sin mezclar de lo suyo.

Armonía

En relación con el buen humor y el amor, la sexualidad tiene un papel importante. Debemos conservar la confianza en la vida del cuerpo y de sus instintos, y la sexualidad es un modo de comunicación de los seres humanos, del hombre y la naturaleza. Hacer el amor significa *la unión de dos seres*, en los planos afectivo, psicológico y sexual (P. Solignac). Nuestras manos, el estado de deseo que puede ser permanente, la posibilidad de prolongar la relación amorosa, la brevedad del periodo de fecundación que permite separar sexualidad y reproducción, la presencia del sentimiento, la riqueza de nuestra sensorialidad, la fuerza y la delicadeza de nuestra sensualidad hacen que el erotismo esté ligado a la espiritualidad y tenga también una dimensión sagrada, algo que los orientales comprendieron hace muchos años. Los magníficos templos indios de Khajuraho y sus alrededores están ahí para demostrar este vínculo sagrado, pues el amor se lo debemos a los dioses y permite el éxtasis en el ser humano, lo más cercano a lo que sería el placer divino.

Como describe de forma admirable el doctor Leleu, *en el navío de Eros, el instinto, como el mar, nos lleva; la ternura, como el viento, nos empuja; el arte, como el timón, nos guía*. André Berge nos llama la atención acerca de la sublimación, que no es un mecanismo sumiso a la voluntad, sino un proceso inconsciente. No es conveniente sublimar el instinto sexual al completo, pues impotencia y frigidez no tienen nada de virtuoso, y sólo pueden crear nuevos desequilibrios. La incapacidad de obtener felicidad en aquello que la existencia pone a nuestra disposición no es en absoluto una virtud.

Bernie S. Siegel menciona que una sexualidad feliz y la fe constituyen las características de las sociedades que registran niveles más bajos de cáncer. Los trabajos de Wilhelm Reich sobre las relaciones que existen entre las biopatías y la actividad sexual son elocuentes sobre el tema, pues la toma en consideración y la tentativa de comprensión de la sexualidad humana presentada por Desmond Morris pueden dejarnos clara la importancia de la ternura en las relaciones humanas. Prohibirse disfrutar sin trabas puede desembocar en *un deterioro de la salud*, piensa Dennis Jaffe, quien menciona que, en muchos casos, los problemas sexuales han precedido la llegada de una enfermedad, y que esta disminuye aún más la tendencia a tocar a quienes amamos.

No podemos aplacar los impulsos corporales *sin provocar graves lesiones psíquicas* que podrían generar comportamientos insociables y tener consecuencias en el entorno familiar, sobre todo en los niños. Someterse a esta austeridad, este sacrificio de la carne, esta abstinencia que no satisface a nadie, genera timidez, desesperanza, maldad, rencor hacia los demás, y no necesariamente nos convierte en santos (A. Roberti). La sexualidad no tiene nada de feo ni de sucio, sino al contrario, la plenitud y la serenidad sexual marcarán cada instante de nuestra existencia, en los planos familiar, profesional, corporal, gestual, mental. *Los movimientos del cuerpo son pausados y distendidos*, recalca A. Roberti, *el espíritu claro y sereno, dispuesto a evaluar los problemas que se presentan*. La sexualidad actúa sobre nuestro buen humor y, de forma positiva, en la producción de endorfinas, el sueño, el estrés, la relajación física y psíquica, y diminuye los riesgos de ataque cerebral y de problemas cardiacos.

Preservando la integridad de las funciones vitales, la sexualidad es un factor importante en la longevidad, incluso más allá de los 100 años, como lo demuestra el ejemplo de la población de Vilcambaba en Ecuador (K. R. Pelletier).

HUMOR Y TRADICIÓN ESPIRITUAL

> Desahoguemos nuestra alma, pues ella es un desahogo, y no experimentaremos más esta sequedad de corazón ni esta inquietud de espíritu que nos hacen fríos, indiferentes y casi enemigos de nosotros mismos.
>
> CARACCIOLI

En el *Banquet des sages* (Banquete de los sabios), Alain explica el encuentro entre un cristiano, un epicúreo y un estoico, comiendo pan y bebiendo agua: *este banquete de tres sabios es bonito de ver, y da una razón clara*, dice Alain, *de por qué comen en silencio*, pues, en el momento en que cada uno expresase el motivo de su decisión, se acabaría el entendimiento. Comenta también que *la maldad más grande está ligada a la caridad más grande*, y añade finalmente que no hay más guerras que la religión: pensando católicamente, es decir, universalmente, el hombre *persigue si no puede convertir*. Afortunadamente la cultura aprecia la diversidad, subraya Alain, *pero la cultura no es muy frecuente*. En cuanto a la concepción de lo divino, lo busca libremente, y no ve a un tirano, sino más bien a un amigo, cuya característica será la de preferir *la libertad de los demás antes que la obediencia de los demás*. El lector comprenderá que no hablo de una religión persecutoria, sino de una religión que respeta la vida y el hombre y, en este aspecto, la imagen que Henri Laborit propone de Cristo (*la de un amigo personal... que antes de Freud sabía que los hombres debían ser perdonados, porque no saben lo que hacen y obedecen a su inconsciente*) es deliciosa y trascendente, sobre todo cuando añade que *de un amigo, no esperamos ni moral, ni reglas de comportamiento, ni principios, ni leyes...* y que lo que *le pedimos a un amigo es su amistad, y todo el resto se lo dejamos a nuestros peores enemigos*. Tampoco es una religión de ostentación: *Quien lleve su moralidad como su mejor vestido*, dice Khalil Gibran, *iría mejor si fuese desnudo*.

Sea cual sea nuestra opinión sobre la espiritualidad, sean cuales sean nuestros compromisos y convicciones, es fundamental adoptar una actitud respetuosa en relación con la vida. Vivekananda reconocía que *nada ha hecho más que la religión por la fraternidad entre los hombres y nada ha provocado animosidades más violentas entre ellos*. Las divisiones religiosas actuales están en el origen de muchos derramamientos de sangre, y ningún lugar del mundo ha podido evitar los tormentos de los abusos en nombre de la pretendida religión. Henri Laborit recuerda el recorrido de la *ideología cristiana* y sus vínculos con la Inquisición, las guerras de religión, las cruzadas... De ahí esta temible frase de Gandhi en la que decía que la espiritualidad se limitaba al hinduismo, y decía que sin duda sería cristiano si *los cristianos lo fuesen veinticuatro horas al día*. Vivekananda sitúa toda la religión en *el trabajo, la adoración, el control del espíritu, la filosofía*, a través de una o de varias de estas vías. La libertad es fundamental en la religión universal de la cual fue un ardiente defensor, pues toda religión se encuentra, para él, en estas pocas palabras, ya que *doctrinas, dogmas, rituales, libros y templos*, no son más que *los detalles secundarios* y las religiones no presentan más que oposiciones superficiales. Su apertura se definía por la aceptación de todas las religiones del pasado, por la adoración de lo divino y por la apertura de su corazón a todas las futuras.

Tolerancia y buen humor

Alain denunciaba *la elocuencia del enterrador* de religiosos que se cernía en *la debilidad y el sufrimiento humanos, con el fin de rematar al muerto a golpe de sermón que haría que los demás reflexionasen.* Concluye que *hay que predicar sobre la vida, no sobre la muerte.* Siendo la religión una creación del hombre, parece inevitable que aparezcan ciertas fisuras, pero nada nos obliga a adoptarlas también. En su gran sabiduría, Mahatma Gandhi, que buscaba lo que tenían en común las religiones y predicaba la regla de oro de la tolerancia mutua, rechazaba una *religión de prisión* y la idea de que sólo hay una. Definía la religión como que debía ser capaz de dejar *un lugar para los desheredados*, y de estar a prueba *de la insolencia, del orgullo de razas, de religión o de color.* Consideraba que no podemos pensar todos de la misma manera, y que cada uno sólo ve una parte de la verdad y bajo ángulos distintos.

A propósito de la virtud de la tolerancia, que es una de las condiciones del buen humor en el sentido de que abre la vía al conocimiento y predispone al comportamiento, Paul H. Spaak declaró, en el segundo Congreso Mundial de la Fraternidad, en 1955 en Bruselas, que la tolerancia es la más bella y la más noble de las virtudes, necesaria en todo contacto humano, y en la aceptación de que otros no piensen como nosotros, y sin por ello odiarlos ni renunciar a las propias ideas. Pero la práctica de la tolerancia no parece fácil. Tatanga Mani, indio de la tribu stoney que vivía en armonía con *el Gran Espíritu, el creador y el maestro de todas las cosas*, les reprochaba a los blancos que los tomaran, a él y a sus padres, por salvajes sin intentar siquiera comprender su manera de dirigirse a Él, pues adoraban el sol, la luna o el viento, y de condenarlos *como almas perdidas*, por el simple hecho de que su forma de adoración difería de la de los blancos (P. Gaboury).

El sabio Montesquieu le escribió al Señor diciéndole que no comprendía nada de las disputas que había a causa de Él y, deseándole servir, cada una de las personas consultadas quería que se hiciese de una manera distinta. Concluía diciendo:

Cuando quiero hacer una plegaria, no sé en qué idioma debo hablaros, no sé en qué postura debo colocarme... El proselitismo insistente, el fanatismo, la aplicación demasiado formal de los textos, su lectura equivocada y el comportamiento de algunos guías más o menos bien intencionados han generado *sufrimientos y miserias inútiles..., y los asistentes profesionales del personaje divino* han abusado de su situación al no haber sabido *resistirse a la tentación de tomar prestado un poco de su poder para su propio beneficio* (D. Morris).

Para Henri Laborit, hay una gran diferencia entre el sistema creado por los hombres y el personaje central de los Evangelios que concentraba a *su alrededor a débiles y a dominados...* El mensaje de Vivekanda, apóstol indio de la tolerancia universal, muerto a principios del siglo XX, era: *No habléis de amor a vuestro hermano, ¡amadle!... No discutáis sobre las doctrinas y sobre las religiones... Todos los ríos desembocan en el océano. ¡Id y dejad que los otros vayan!...*

El simple hecho de rendir homenaje a lo divino es en sí una actitud fundamentalmente religiosa. Para Khalil Gibran, nuestra cotidianidad es nuestro templo, nuestra religión. Shivananda, sabio indio muerto en 1966, decía que no podemos *hacer de cada acto un acto de adoración,* y su religión *del corazón* tenía como pilares *la verdad, el amor y la pureza.* Sus otros fundamentos son *el control de la naturaleza inferior, la conquista de lo mental, la búsqueda de las virtudes, el servicio a la humanidad, la buena voluntad, la camaradería y la buena inteligencia.*

Los estoicos pensaban que había que vivir de conformidad con la naturaleza, es decir, con la razón: el hombre, al formar parte de todo, debe vivir según las leyes del todo y seguir el dharma ya definido. Cada acto humano debe estar en concordancia con la voluntad divina, y entonces la felicidad viene porque la acción se realiza de acuerdo con la naturaleza, y esta felicidad se encuentra en la serenidad del alma. Podríamos, igual que el estoico Montaigne, amar la vida y cultivarla de forma definitivamente optimista y de reconocimiento, olvidando y rechazando *las quejas ingratas e inicuas* que a veces escuchamos. El inconveniente del rechazo del sistema religioso para nuestro mundo y nuestra época es que, con esta reacción, rechazamos también sus principios, sus valores, su moral y su cultura, lo que tiende a empobrecer las relaciones humanas normalmente exaltadas por el respeto de los valores que llamamos básicos.

Pero el lector puede hacerse una pregunta: ¿tiene la alegría un lugar legítimo en nuestra cultura occidental que a veces parece hacer referencia a un sistema de pensamiento austero, de desprecio, severo y poco simpático? Podemos responder con el hecho de que la cortesía, elemento cultural occidental aparecido en el siglo XI, está hecha de virtudes altruistas como el recibimiento, la lealtad, la fidelidad, la bondad, la dulzura y la medida, la generosidad y la esplendidez, y finalmente de alegría (R. Dupuis y P. Celier). Esta cortesía es, en síntesis, un *servicio alegre, gratuito, voluntario, hecho de pura benevolencia*. Confundimos a veces la cortesía con el moralismo, la educación excesiva, empujada hasta el manierismo, incluso la hipocresía. Quienes lo piensan han tenido maestros irrespetuosos que veían la virtud en un sentido único. De hecho, y retomando un concepto de Henri Laborit, bastaría para cada uno que fuese el espacio de gratificación del otro. Esta virtud del corazón que es la cortesía, es mutua y feliz, y es siempre una alegría sentirse comprendido en compañía de un pensamiento amigo.

TRADICIÓN BÍBLICA Y BUEN HUMOR

> El hombre jovial se encuentra en medio de un corazón dilatado por la alegría y en esos espacios agradables que extiende la imaginación. Las ideas, los pensamientos, los deseos, todo se arregla y se multiplica, de manera que abre la senda de la felicidad. El hombre serio, al contrario, pierde al menos un tercio de su felicidad, y a menudo se la hace perder a los demás.
>
> CARACCIOLI

Podemos observar que algunos textos de la Biblia hacen referencia a la alegría. En su obra, Dupuis y Celier la sitúan en las virtudes, y dicen de esta alegría que es *la del Espíritu Santo* que se encuentra en nosotros y que *ama la paciencia*. Mencionan también a un autor del siglo XV que, en algunos pasajes del Antiguo Testamento y de San Pablo, habría traducido por *cortesía* el término *hilaris*, que designa *la alegría, la afabilidad, la dulzura, el buen carácter, la benignidad, la mansedumbre, la benevolencia, la clemencia...* Vivekananda estimaba que no era religioso *tener un aspecto triste* y que cada hombre *debería tener la alegría de un niño*, e insistía: *debemos ser alegres y joviales*, mensaje idéntico a la enseñanza de la Primera Epístola a los Tesalónicos, 5, 16: *Sed siempre alegres.*

Francisco de Sales (siglo XVI-XVI) decía, en relación con la voluntad de Dios, que había que *hacerla alegremente*. R. Dupuis y P. Celier citan a una tal Madame Elisabeth para quien la alegría *es una de las energías más irresistibles del mundo, pues apacigua, desarma y conquista*. La Carta a los Gálatas, de la que Carlo Maria Martini cita los versículos 22-23, hace referencia a las *nuevas actitudes constructivas y positivas* que llamamos *fruto del espíritu* y que son *el amor, la alegría, la paciencia, la benevolencia, la bondad, la fidelidad, la dulzura y el control de sí mismo*. La Epístola de San Jacobo, 3, 5-10, predica la dulzura y la sabiduría.

En el terreno de las palabras, el texto propone una visión precisa sobre la prudencia en el empleo de las palabras, pues *muerte y vida están en el poder de la lengua*, anuncia el Proverbio XVIII, 21, mientras que el XII, 18, dice que *la lengua de los sabios guarece*. Encontramos la advertencia en Efesios, 4, 29, de evitar cualquier mala propuesta y de dar *cualquier buena palabra capaz de edificar, cuando es necesario, y de hacer el bien a quienes la escuchan*, lógica de bondad y dulzura que ya había sido evocada. En cuanto a la palabra, el Salmo XXXIV anuncia: *Aleja tu lengua del mal*; mientras que Mateo, 12, 35-37, invita a desconfiar de las palabras sin fundamento, pues por ellas seremos juzgados o condenados. El Evangelio según Tomás (14) precisa que lo que puede mancharnos no es lo que entra en nuestra boca, sino lo que de ella sale.

Alegría y salud

Las Escrituras, fundamento de nuestra cultura y de nuestra tradición, no sólo no rechazan la alegría, sino que aportan ciertas aclaraciones sobre la cuestión de la influencia real del buen humor en la salud. Aunque la risa fue considerada durante mucho tiempo el primer paso hacia el pecado, el Eclesiastés, en el tercer capítulo, nos dice que, bajo el cielo, hay un tiempo para todo, *un tiempo para llorar y un tiempo para reír; un tiempo para gemir y un tiempo para bailar*. Añade además que el placer y el bienestar conforman la felicidad. Proverbios (15, 17) se anuncia que *más vale una porción de legumbres con afecto, que un buey gordo con odio*. La lección de Maurice Mességué es idéntica:

> Un buen estofado tomado con amigos sinceros se digiere mejor que un triste caldo de puerros «dietético» bebido solo en la cocina, o que un insípido bocadillo tomado con rapidez en un bar... Pero sobre todo, el estofado degustado entre risas y con la gente que queremos será recibido por un estómago distendido, relajado, y preparado por la salivación de la glotonería.

La influencia del buen humor en la salud se expresa claramente en Proverbios, (17, 22): *El corazón alegre mejora la salud, el espíritu deprimido seca los huesos*. Estos mismo huesos esparcirán la *caries* debido a la envidia (Proverbios, 14, 30), pues la pasión y la cólera abrevian los días (Eclesiastés, 30, 24). El Eclesiastés (30, 22), enseña a no abandonarse a la tristeza ni a las ideas negras, y exalta más bien *la alegría del corazón*, antes de concluir que, para el hombre, *la alegría es lo que prolonga sus días*.

En la busca del comportamiento que no vaya en el sentido del optimismo, un proverbio bíblico (28, 14), previene que *quien endurezca el corazón caerá en la desgracia*. La alegría es un don de Dios y hay que agradecérselo, y es sin duda por ello por lo que existen las plegarias y los cantos religiosos. La Biblia da la expresión del poder de la fe: otros proverbios (4, 20-22), hablan de la importancia de la aplicación de los discursos divinos que *son vida y salud para la carne*, y Mateo (8, 13) enseña: *Que ocurra según tu fe*. Sobre la influencia de la disposición mental y de sus repercusiones, Alain mantenía el mismo discurso y constataba que tememos más de lo que sufrimos, o incluso, que *los peores males se deben al mal pensar*: Epícteto habría estado de acuerdo con esta misma idea.

El ánimo y la confianza en la vida emerge y nos conduce a evitar las malas costumbres, antes que el miedo, que, según Alain, *nos lanza a menudo a la desgracia que esperamos*. El escritor irlandés George Bernard Shaw pensaba también que el peligro no está lejos cuando lo tememos, y Job (3, 25), dice: *Todos mis temores se realizan, y todo lo que temo ocurre*. Émile Coué había entendido esta lógica tan humana y afirmaba que *temer la enfermedad es determinarla*. Hay que presagiar con prudencia y circunspección la doble posibilidad que se nos ofrece: confianza y desconfianza son ambas hijas de la fe; una es buena, la otra no.

No se olvida en la tradición bíblica el aspecto social, y Proverbios (15, 1), lo anuncia: *una respuesta amable apacigua la rabia*, mientras que Proverbios (16, 24), enseña que *las palabras amables son un panal de miel: dulce en el paladar, saludable para el cuerpo*. La dulzura y la humildad voluntarias son dos virtudes cristianas tan estrechamente ligadas que en lengua aramea *anvana* es la única palabra que existe para designarlas a las dos. Los Proverbios (15, 13, 30), enseñan que *el corazón alegre tiene buena cara*, y que *un rostro benevolente alegra el corazón*. Alain tradujo estas palabras a su manera diciendo que *la elocuencia optimista es calmante*, mientras que Paul Diel indica que la moral, *principio vivo* en el hombre, exige la alegría y la guía hacia su *interés esencial*. Añade también que es *la fuerza esencial, la fuerza inmanente de satisfacer esencialmente la vida y que confiere la actitud de demostrar así la alegría más intensa*.

Desde este punto de vista, la moral se nos aparece con un rostro más simpático. Si Alain hubiese tenido que escribir un tratado sobre este tema, habría situado el buen humor *en el primer rango de los deberes*; y precisa que la felicidad, incluso íntima y propia, no es contraria a la virtud, sino que es virtud en sí misma.

Sobre la plegaria

De todas las preguntas que formulo desde la primera cita, en mi cuadro profesional, les pregunto a mis pacientes si son creyentes, luego si rezan, cuestión tanto si dicen que son creyentes como si no; ya que, aunque el lector pueda sorprenderse, podemos decir que no creemos pero que rezamos... La plegaria, cuyo gesto es, según Alain, *tan natural como el movimiento de una flor que se abre*, es una de las grandes funciones intelectuales según Baudelaire. Es natural y no debe ser ni abatida, ni triste ni lamentable. Gandhi decía que rezar *no es pedir, sino que es una aspiración del alma*. Ambos aspectos están presentes en la plegaria. Si rezamos desde el desamparo y la frustración, Khalil Gibran propone rezar también *en la plenitud de la alegría y en los días de abundancia*.

El pueblo indio conoce una vida religiosa siempre presente, y observé, a partir de mi trabajo de investigación en el All India Institute of Medical Science de Nueva Delhi, en 1989, el papel de la plegaria en los pasos que seguían los pacientes, así como la consulta religiosa, con el fin de restablecer el dharma cuando aparecían los trastornos de la psique. Estos pasos se hacían antes de visitar al médico. Un tiempo después, ante la salida del sol, a orillas del Ganges, una plegaria a Shiva habría podido evitar las consecuencias relacionadas con los sucesivos baños en el río sagrado, con un umbral de contaminación muy por encima de los límites extremos. Se ha visto el papel de la fe en la salud: según el doctor Siegel, un cardiólogo de San Francisco, la eficacia de la plegaria ha demostrado *la reducción de las complicaciones pos-miocárdicas*.

Existe en la plegaria algo de ascendente, una apertura hacia lo alto, lo que Aurobindo tradujo con su idea de supramental, *una dilatación del éter de la vida* (K. Gibran). Existe bajo varias formas: mental, vocal, individual, colectiva, formulada o no, hablada o cantada, según R. Darricau y B. Payrous, que evocan el vínculo con *el impulso del corazón* e insisten sobre la autenticidad, pues su valor viene *de la orientación fundamental del corazón*. Jesús decía que no había que repetirse como los panes. Las fórmulas no tienen valor en sí: Khalil Gibran decía que no podía enseñar a rezar con las palabras, y para los amerindios, rezar es *maravillarse* (don Marcelino). *Maravillarse de la inocencia de un niño, de una obra de arte, de una puesta de sol... Maravillarse de la naturaleza... Eso es la plegaria.* No hay un solo detalle de la vida que no sea exaltado por la plegaria amerindia, pues rezar es *abrir nuestros cinco sentidos, agradecer los sabores de la naturaleza o el perfume de una flor, vibrar con los ritmos de la música, tocar la piel de un ser querido, admirar la belleza de la vida e inundarse de alegría por la alegría de vivir.*

Las virtudes en relación con la plegaria, cultivadas en la intimidad de cada uno, son esenciales. Maurice Mességué se une a

Alexis Carrel, que también ve en ella uno de los elementos de la curación, y *alaba los beneficios terapéuticos de la plegaria*. Evoca lo que llama la sublimación del cuerpo *que se precipita fuera de la enfermedad* y piensa que la confianza y el amor constituyen el impulso hacia lo divino y tienen un efecto beneficioso en ciertas enfermedades *que se curan como «por milagro»*.

Recogimiento feliz

Es interesante ver que la plegaria empieza por el recogimiento, actitud que todos los practicantes de los sistemas orientales como el yoga o las artes marciales conocen bien. Más allá de este aspecto está todo el ritual corporal asociado. Groddeck cita el ejemplo de un médico ruso que prescribía a sus pacientes plegarias asociadas con la postración en el suelo. El ritual tibetano practicado con asiduidad es una excelente gimnasia, y el saludo al sol, muy conocido entre los yoguis, es un excelente método de hacer participar al cuerpo.

En algunas empresas japonesas y americanas se organizan periodos de plegaria para el personal, y en muchos campus americanos se practica la plegaria. En Estados Unidos y en Canadá existen desde hace más de treinta años los grupos de plegaria hospitalarios. La plegaria tendría un efecto en el organismo: para Trevor Pashlening, doctor en fisiología e informática, ateo, existiría en el universo una *Energía Organizativa Suprema*, a la cual nos dirigiríamos a través de textos aprendidos o de frases espontáneas, o incluso con la que trataríamos de fundirnos mediante una práctica meditativa. Quizás Mahat, la inteligencia cósmica, y Akasha, el espacio, evocados más arriba, tienen una función precisa en esto. No hay ninguna preferencia religiosa marcada y poco importa la divinidad o el principio superior invocado: basta con estar íntimamente convencido de su existencia y de su infinito poder. La plegaria tendría fantásticos poderes en muchos ámbitos, incluidos la creatividad y la salud.

Pero no es el número de lugares de práctica lo que cuenta, ni el modo, sino más bien los efectos. En un servicio de enfermedades cardiovasculares, casi la mitad de los pacientes espació las consultas y la toma de medicamentos desde su participación en grupos de plegaria llevados a cabo en el hospital de Houston. El 40 % de las parejas que no podían tener hijos han visto su deseo hecho realidad con la práctica de la plegaria... En Filadelfia se contaron diez veces más de curaciones entre los adeptos a la plegaria. Los efectos son más importantes si hay fe... Más de doscientos estudios avalarían las relaciones de la creencia y la plegaria en la enfermedad, de lo que se concluye que estas prácticas disminuirían el estrés y tendrían un efecto positivo en el sistema inmunitario. En el Memorial Medical Center se registró una disminución del uso de quimioterapias diversas, y la esperanza de recuperación parece diez veces mayor a la de un centro clásico. Más allá del efecto placebo, la fe y la plegaria activarían energías desconocidas.

Donde la plegaria tiene un efecto sorprendente es en esos casos en los que la persona ignora que alguien ha rezado por ella, y que se recuperan más rápidamente que la media... La doctora Elizabeth Trag de San Francisco ha pedido plegarias para algunos de sus enfermos sin que lo supieran: en los beneficiados, la enfermedad ha progresado más lentamente. Una hora de plegaria al día durante una semana, practicada por benefactores anónimos que sólo tienen la foto y el nombre del beneficiado, habría bastado para que mejorasen durante los seis meses siguientes... Los beneficios se traducirían en menos días de hospitalización (10 para los beneficiados, 68 para el resto), menos consultas (189 contra 260), menos efectos secundarios y menos estrés. Este estudio fue publicado por Clearwater, en Florida, en el Congreso de la Sociedad Americana de Medicina Psicosomática, y recuperado en la Carta del MILCT. Un estudio hecho en 1996 en San Francisco en trescientos noventa y tres pacientes demostró que aquellos por los que se habían hecho plegarias, siempre sin que lo supiesen, tuvieron menos complicaciones. El profesor Dale Matthews, a partir de una investigación en doscientos doce estudiantes, observó que la práctica religiosa (sobre todo la plegaria) tenía efectos en el 75 % de los casos.

En Francia, la tendencia se inició a raíz de este resultado. Algunos médicos ven el ser humano como un todo: sería un error curar el cuerpo dejando de lado la espiritualidad, y reconocen el poder de la fe, y que los enfermos creyentes tienen menos preocupaciones de salud o se curan más rápidamente. Se organizan algunos grupos de plegaria, aunque discretos por el momento:

el monasterio de Nalanda, en el Tarn, informa en su boletín 1,4 de su participación en una actividad de este tipo: los pacientes reciben los cuidados clásicos, a los cuales se puede añadir las técnicas de manejo del estrés (grupo 2), los cuidados corporales como los masajes y el magnetismo (grupo 3), la imaginación activa y guiada (grupo 4), y la plegaria de grupos anónimos compuestos por rabinos de Jerusalén, de monjas católicas de Estados Unidos, y de monjes del Nepal y de Nalanda.

La Carta del MILCT anuncia la creación en Alemania en 1992 de un grupo médico-científico, compuesto por 3.700 profesionales de la salud y 800 médicos, que no propone ni diagnóstico ni cura, no se opone a ningún tratamiento y enfatiza la *curación por la vía espiritual*. Su principio se basa en la confianza y la fe. Biocontact anunció la existencia de la curación por la vía espiritual en Gran Bretaña desde los años cincuenta, lo que constituiría *una forma de terapia integrada en el tratamiento clínico y el servicio oficial de la salud pública*.

Ya en 1952 Pierre Marinier proponía sus *Réflexions sur la prière, ses causes et ses effets psychophysiologiques* (Reflexiones sobre la plegaria, sus causas y sus efectos psicofisiológicos). La plegaria, que sería *una recuperación voluntaria de los reflejos infantiles y arcaicos positivos*, una llamada de la debilidad a la fuerza, en el sentido de que exige pocos métodos, tendría una función directa en el sistema simpático, y provocaría las mismas reacciones nerviosas que algunas músicas. La hipótesis formulada es que la plegaria generaría unas transformaciones nerviosas consideradas como *un aumento de la fuerza y la alegría*, que reorganizaría o afirmaría el equilibrio simpático. Según el mismo autor, por la plegaria, la conciencia ordinaria se funde en una conciencia mucho más amplia, la conciencia cósmica, el Mahat de los hindúes. La plegaria sería la clave que permitiría el acceso a un estado posible duradero inspirado en esta conciencia cósmica que descendería así *en la totalidad de la vida* y que permitiría modificar el comportamiento. William James pensaba que el hecho de reconocer nuestra naturaleza divina y la relación que mantenemos con el *principio universal*, actúa como si enganchásemos *nuestra correa de transmisión al gran motor central del universo*. Y añadía que, desde que empezamos este ascenso, *todas las fuerzas del universo conspiran para favorecer* este movimiento ascendente.

Por la plegaria reconocemos nuestra pertenencia a la *gran comunidad humana*, poniendo en práctica un *ritual de aceptación y afirmación de uno mismo* (D. Jaffe).

La energía terapéutica de esta práctica viene también de la relajación que la acompaña, así como de la imagen mental capaz de invertir los esquemas negativos.

TRADICIÓN ORIENTAL Y BUEN HUMOR

> Sea por lo que sea, la tristeza se convertirá siempre en una enfermedad peligrosa para quien sucumba a ella y no sepa cómo disiparla. ¡Oh vosotros que consumís vuestros días en el seno de proyectos, de penas y de apuros, disfrutad del tiempo que el cielo os da en lugar de preocuparos!
>
> CARACCIOLI

Del mismo modo que lo predica la tradición judeocristiana, los autores y obras de Oriente enseñan el control de la palabra: la Shiva Samhita, una de las obras básicas del yoga, precisa (V, 12) que aquellos que son *dulces en su discurso* pueden ser instruidos en el yoga. Esta dulzura, ya recogida en Proverbios (16, 24), es una virtud muy oriental: Swami Shivananda decía de las palabras que debían ser *dulces, y el argumento, sólido*. Finalmente, la ascesis de lo mental se caracteriza por *la dulzura, el silencio, el control de sí mismo, la entera purificación de lo mental* (Bhagavad-Gîtâ, XVII, 16). Otra condición de la evolución está en el control previo de la actividad mental representada por un *mono ebrio picado por un escorpión y habitado por un demonio* (traducción de S. Kakar), lo que recuerda otros dos textos clásicos del yoga: el Hatha-Yoga Pradipika, II, 2, que evoca la firmeza, y el Yoga-Sutra, I, 2 de Patanjali que define el yoga como el control de las fluctuaciones mentales.

En su trabajo sobre la meditación, Christmas Humphreys habla de los cuatro *humores sublimes*, que a veces traducimos por *estados divinos* del espíritu, que ocupan un gran lugar en el budismo: entre estos humores, al lado del amor, la compasión y la serenidad (también llamada ecuanimidad), figura la alegría. Susceptible de eliminar las emociones negativas como la codicia o los celos, la meditación es la marca de la liberación del egocentrismo y el odio. Esta alegría se extiende a la *simpatía por la alegría*, experimentada cuando otros experimentan júbilo, incluso si eso nos parece injustificado.

Esta alegría infinita de los budistas se compone de humor y de la capacidad para disfrutar de todas las situaciones, virtudes y cualidades de los demás. Su opuesto, o más bien la otra orilla, la tristeza, está compuesta de celos, posesión, pérdida del sentido del humor, miedos y temores. Cada acontecimiento de la vida puede ser una ocasión para disfrutar, incluso la muerte, que no tiene nada de mórbido. Deberíamos ver la alegría en todo, limitando la expresión del ego y evitando la rigidez. El humor debería poderse practicar hacia sí, pues es tan natural como respirar. Es tomar la luz, crecer, expandirse, es la capacidad de ir más lejos y realizarse. Tomarnos nuestro papel en serio no significa ser serio, relativizar. Aprender a disfrutar es un modo de vida en sí.

Por otro lado, aunque los orientales predican el control de las emociones, y nos previenen ante los riesgos ligados a nuestros estados de ánimo, consideran también que ciertas emociones de orden superior son deseables como *atributos de nivel superior a la conciencia*. La alegría se diferencia del placer y *sale de la experiencia espiritual*: Humphreys eleva al rango de *iluminación espiritual* esta forma superior de alegría. Tanto en esta experiencia como en la de la compasión y las *manifestaciones superiores del amor*, nuestro espíritu percibe *de manera fugaz la beatitud de la iluminación última*.

La alegría ¿está siempre presente en la espiritualidad oriental? Los aspectos benevolentes de las divinidades son la señal de que, en su espíritu, el oriental considera la alegría como una dimensión indispensable del ser. La danza de Shiva expresa la alegría ligada a la Creación, y las leyendas que narran la epopeya de Krishna son ricas en momentos en los que vemos al dios jugar y apreciar de lleno la vida humana, y la Gîtâ-Govinda, que celebra sus amores con Radha, muestra el ardor de los sentimientos, su belleza y la alegría de los amantes. Este texto, como el *Cantar de los cantares*, establece un paralelismo entre el impulso de los amantes, el uno hacia el otro, necesario para encontrar lo divino.

El yoga de la alegría

El yoga propone apaciguar el espíritu con el desarrollo metódico de cuatro sentimientos: *benevolencia hacia los seres felices, compasión havia los que sufren, simpatía alegre hacia los buenos e indiferencia hacia los malos* (T. Michael). El yoga tradicional proporciona el contenido de los principios basados en la satisfacción de su propia condición: impregna las observaciones del yoga, mientras que el júbilo, Santosha, forma parte de esta práctica moral, y es la séptima regla y una elección de vida. Existe un paralelismo entre el abandono positivo a la vida, el entusiasmo, y el darse a la divinidad y al mundo, Ishvarapranidhana, décima regla del yoga tradicional.

Los estoicos y Epícteto con su manual, el yoga indio, y el Buda en su sermón de Sarnath, han identificado, en tiempos y lugares diferentes, las cinco causas del sufrimiento humano: la identificación primera entre aquel que ve y el que es visto genera *la ceguera, el sentimiento del ego, el deseo de tener, el rechazo de aceptar, el apego a la vida* (Yoga-Sutra, II, 3) que Buda llamaba *la unión con lo que uno no quiere... la separación de aquello que uno quiere... la imposibilidad de satisfacer su deseo*, y que Epícteto decía que faltaba *el objeto de su deseo, o caer en lo que uno quería evitar*. Esto significa que seremos desgraciados si buscamos *evitar la enfermedad, la muerte o la miseria*.

Para establecer un humor fuerte y naturalmente enérgico, es importante asentarlo en una base preparada: la prevención consiste en eliminar las causas que impiden ser feliz, pues, como piensa Epícteto, no es la realidad lo que nos atormenta, sino la opinión que de ella tenemos. Su manual empieza con la evidencia de que, *entre las cosas que existen, algunas dependen de nosotros, otras no*. Tras haber definido lo que depende de nosotros y es naturalmente libre, y lo que no depende de nosotros, que debilita, esclaviza y expone a los obstáculos, añade que si tomamos como esclavo lo que es libre y por libre lo que es dependiente, viviremos *contrariados, apenados, atormentados...*

La conclusión está en el rechazo del deseo y la aversión. Esta forma de pensar es la que le permite a Séneca concluir que es feliz *aquel que, gracias a su razón, no desea ni teme nada.* Los textos antiguos de la India desarrollan también este discurso, y nosotros, los occidentales, debemos calmarlos y relativizarlos, ya que, por una parte, el deseo mantiene la vida al igual que la evolución espiritual (Yoga-Sutra, I, 21) y, por la otra, sería inútil aceptarlo todo y encerrarse en un fatalismo pasivo e irresponsable. Confucio no educaba a quien no lo deseaba apasionadamente.

La alegría, un estado interior de paz y claridad, acompaña el Samadhi (Y.S, I, 17, 47), octava y última etapa del yoga tradicional, una especie de iluminación, estado último del yoga, y el buen humor se establece por la práctica del primer Niyama, la pureza (Y.S, II, 41). Conviene evitar la trampa del júbilo fácil, que no es *Santosha*, sino una especie de satisfacción pasiva fundada en el sentimiento de inutilidad de toda búsqueda y de todo esfuerzo de elevación y conocimiento (Samkhya, 46). El Vedanta y el Jnana-Yoga, otra forma de yoga que se apoya en las enseñanzas de los textos antiguos de Upanishad, enseñan que la realidad absoluta es Sat-Chit-Ananda, ser-conciencia-felicidad absolutos.

Karma y buen humor

Es importante hacer referencia a la noción, no siempre bien entendida en Occidente, del karma. En la tradición tibetana e hindú, la embriología enseña que, desde la concepción, a los primeros componentes celulares, paternal y maternal, y a los cinco elementos, se les asocia la conciencia, sin la cual ninguna vida sería posible, y que es portadora de un pasado y unas tendencias kármicas, es decir, ligadas a las existencias precedentes. No por esto, todo está en la herencia, y podemos pensar que la vida nos ve arrancar cargados de forma desigual. El concepto hindú de *samskara*, que podríamos traducir como impresiones psíquicas, pone efectivamente en juego los *rasgos psíquicos de una vida anterior*, según la traducción de Sudhir kakar. El Yoga-Sutra, I, 18, enseña que, como lo mental se apacigua, quedan todavía las *memorias acumuladas por el Karma*, y vemos en el Sutra, I, 43, que hay que purificar la memoria, *vaciarla de su sustancia*.

Ahora bien, el error en la adopción de esta noción filosófica del karma sería pensar que es el fantasma inevitable, o incluso que, si se da el caso, hay que aceptarlo. Aunque Oriente nos anima a meditar, no nos ahorra el ser actores, en la vida y en nuestra propia vida. El Karma-Yoga, el yoga de acción, está ahí para confirmar nuestros propósitos, y en ningún momento, en la filosofía oriental, ha sido cuestión de aceptación ciega y pasiva, excepto para algunos gurús mucho más interesados por la inercia de sus propias presas. Si la palabra karma en sí designa el fruto y las consecuencias de las acciones, convirtiéndose así en el fondo de nuestras condiciones de existencia, su primer sentido es, justamente, acción. Adolphe Hunziker hace referencia a la incontestable *influencia de los pensamientos...* y *de las palabras sobre la salud*, la relación *fe y salud*, la necesidad de una purificación espiritual de la memoria profunda, la reeducación de los pensamientos purificados. Sean cuales sean nuestras condiciones de nacimiento, tenemos el deber de cultivar el buen humor. Este es el lado por el que podemos hablar de innato.

Podemos imaginar también un sentimiento ligado a una deuda contraída, a lo largo de esta vida, y como consecuencia un humor en parte atento, lo que explica que la tradición tibetana propone una meditación a lo largo de la cual deseamos que todos los seres vivos tengan la alegría, pero también la causa de la alegría, como si, teniendo la alegría a su alrededor, no esté garantizado disfrutarla si no está en el interior. Recuperando una enseñanza hindú, J. Hardy compara el karma con un juego de cartas que tenemos en la mano al nacer. El dharma constituye su libre árbitro y el deber de jugar lo mejor posible. El objetivo del juego, finalmente, es el Moksha, la liberación final del ciclo de la vida. La filosofía india propone esta posibilidad de acción, este proceso a la vez útil y salvador. No existe pues fatalismo, contrariamente a la aceptación inerte que Occidente da al magnífico concepto de karma, sino más bien un realismo ante el cual la decisión individual de actuar es importante. Existe aceptación en la confianza, pero no exige el no actuar, esto es lo que enseña esta noción de karma que significa acción. Las diversas formas de yoga están ahí para eso y su práctica se efectúa sin miedo ni temor. En cuanto al Karma-Yoga, este lleva al objetivo del yoga, que es evitar el sufrimiento y liberarse de sus causas (Y. S, II, 2), pues el yoga busca la autonomía y, con ella, la liberación. Esta vía no es una vía de facilidad e indolencia, sino la garantía de la felicidad. Alain explica que está contento en cuanto que *se da pena libremente* y concluye que la felicidad de la que somos actores *no se equivoca.* Pues hay dos felicidades, dice Alain: *la que deja asentado,* que acaba por aburrir, y la que quiere más proyectos y trabajos... Ahora bien, nos dice el filósofo, no es la tendencia al reposo lo que nos gusta, sino la acción.

Meditación y alegría

Más allá de la plegaria, del homenaje y de las celebraciones practicadas por los hindúes y los budistas, en los mantras, Japa y Kirtan, basados en la repetición de fórmulas o textos sagrados, es importante precisar lo que es la meditación, de la cual los orientales son convencidos adeptos. La imaginamos austera y temible, y es una práctica que no parece encajar con la sonrisa y el buen humor. Nos equivocamos: en efecto, entre los posibles temas de meditación, muchos están basados en los sentimientos o las emociones positivas y útiles. No hay ninguno que lleve al meditador a verlo todo negro, además, la alegría, la simple y sola alegría, es un tema de meditación aprovechable. Meditar es familiarizarse con las emociones y cultivar las positivas. Para Schivananda era como el simple y natural acto de hacer crecer las flores en su jardín: en nuestro *vasto jardín* interior, cultivemos *las flores que son los pensamientos de paz, de amor, de bondad, de pureza, etc.*

Contrariamente a lo que piensan quienes no la han practicado (o la han practicado mal), la meditación no es ninguna especie de sueño en el cual caerían quienes quieren evadirse, al menos un tiempo, de lo cotidiano. Desde luego, podría haber en las prácticas de otra cultura la tentación de abandonarse a soñar, a una especie de fantasma, a la utopía o a la ociosidad, pero habría en ello un gran peligro, pues la meditación exige una estructura sólida y rigurosa sin la cual la salud psíquica del practicante, mal guiado o no guiado, se vería amenazada. Lama Thoubten Yeshe dice de la meditación que es *un estado de espíritu vigilante, lo opuesto a la apatía*, se trata de ser consciente de cada instante de nuestra existencia.

El público suele ignorar que la meditación está relacionada con la acción en el sentido de que la elevación del espíritu por esta disciplina lleva a la reflexión, crea las condiciones de armonía en el funcionamiento de los dos hemisferios del cerebro, permite la utilización de las emociones de forma constructiva, y cultiva los valores y principios que permiten un mejor control de sí mismo reduciendo el carácter afectivo de las emociones. Según los trabajos realizados en la universidad de Madison, Wisconsi, la meditación tendría una feliz influencia en la plasticidad del cerebro, es decir, sus capacidades para manejar los cambios y adaptaciones, pues nuestras acciones tienen un efecto en la estructura y el funcionamiento cerebral, lo que vemos a nivel de las funciones de las áreas cerebrales en los expertos en algo (músicos, etc.).

Otro argumento a favor de este exigente ejercicio es su realismo. En efecto, lejos de basarse en conceptos etéreos o inútiles, quien medita puede, por esta concentración del espíritu, percibir la realidad como incrementada. Es en este espíritu donde algunas prácticas permiten vivir una experiencia en apariencia banal, bajo un enfoque realista, lo que le da sus proporciones reales y nos devuelve a nuestra simple condición humana. Además, la agitación de este mundo no es más constructiva que la acción pensada y reflexionada lograda de acuerdo con algunos principios que quedan a la elección del practicante y que tienen en común su carácter positivo. La meditación no es un entretenimiento estéril, sino un ejercicio enérgico y potente del cual Kenneth R. Pelletier piensa que, aunque no es holístico en su práctica, tiene efectos irrefutables en el establecimiento de una armonía interior capaz de generar un estado de conciencia sano. Deepak Chopra observó que, en el estado atento y apacible, en la ocurrencia de la meditación, no hay *rabia, ni miedo, ni suspicacia, ni codicia, ni culpabilidad, ni intolerancia, ni ansiedad, ni depresión.* Subraya además que las personas *llenas de amor y compasión…, que utilizan su inteligencia con amor, son en general las que mejor se sienten y las más felices.* Todo esto no hace más que confirmar el texto de Bhagavad-Gîtâ (II, 66) que anuncia que, *sin meditación, no hay paz, y sin paz, no hay felicidad*. Pero esta solución, como señala K. R. Pelletier, parece demasiado simple, y sufre las consecuencias de las peleas. Es evidente que la eficacia de la plegaria y la meditación no puede medirse, y que ese poder no excluye el tratamiento y el respeto de algunos principios elementales de higiene y salud. Finalmente, no debe nacer ninguna falsa esperanza, y el realismo y la prudencia son rigurosos.

Disciplina y buen humor

Las *bienaventuranzas* retoman el punto común de muchos filósofos de Oriente en relación con el concepto de sufrimiento. El disfrute del contacto con las cosas, dice el versículo V, 22, es causa de penas, y por ello el sabio, un hombre despierto, *no pone en ellas sus esperanzas*. A veces damos al ascetismo, a la renuncia de los placeres sensibles que permiten al hombre el control de sí mismo, el sentido de *consagración a los ejercicios de piedad, meditación, mortificación de los sentidos*, pero no parece que esta última vía de dolor sea fuente de felicidad o de buen humor. El mensaje de sudor y dolor asociado a la ascesis muestra que esta vía ha sido mal comprendida: su etimología griega tiene el sentido de *ejercicio mesurado y progresivo*. Ocupa un lugar importante en los antiguos Yoga-Sutra, y la expresión *Stirasukham* significa el carácter *firme y agradable* de la práctica del yoga: rigor y confort van de la mano (Y. S., II, 46). El yoga se dirige al cuerpo y al espíritu, sin separación alguna: los Yama y Niyama constituyen diez principios, diez reglas que se deben seguir, que pueden aplicarse en una postura, en las otras dimensiones del yoga tradicional, en la existencia entera.

Parece sorprendente que una época en la que vivir el presente y vivir el aquí y ahora parecen valores esenciales nos aleje de nuestras sensaciones corporales y nos lleve a negar nuestras necesidades naturales con el objetivo de una pretendida elevación espiritual. Esta tendencia negativa se basa en una falsa comprensión de la dimensión espiritual del ser, y es peligrosa y dramática para nuestro bienestar. Un principio de medicina tibetana dice que es la felicidad lo que purifica, y no el ascetismo. No podemos escapar al principio del placer, y querer hacerlo por el ascetismo o la muerte es estar aún sumisos (A. Comte-Sponville). El desprecio del cuerpo, basado en cierto *espiritualismo irritable*, es siempre la marca de un *resentimiento mal dominado o torpemente sublimado que denuncia la obsesión de la pureza desencarnada*, a veces asociada a algunas disfunciones (E. Mounier). Hay aquí subestimación de uno, sobreestimación del otro, y debemos reestablecer una *cultura de la conciencia del cuerpo*, tan importante como la armonía psíquica. No olvidemos que la expansión del cuerpo ha estado, desde siempre, asociada al culto de los dioses a través del canto, la danza, la celebración, el sexo.

El asceta sólo busca la independencia en relación con su vida de deseos, de instintos, de impulsos, de necesidades físicas, y quiere la libertad de no sufrir con lo que hace sufrir a los demás. Pero la resistencia y la voluntad necesarias para esta práctica están hechas para confrontarse con el mundo exterior, no para encerrarse; ahora bien, el asceta tiene a veces un aire de deseo de potencia para los occidentales, pues no han comprendido el mensaje de desapego que los orientales atribuyen a sus prácticas. Los resultados podrían incluso ser contrarios a los de los pseudoascetas, cuyo placer consiste en *juzgar severamente las costumbres de los demás y condenar sin indulgencia su época, la juventud, el amor* (A. Berge). Este mismo autor se pregunta si los ascetas son santos, pues se retiran de la sociedad, *como si el rechazo de la sensualidad condujese fatalmente al aislamiento y al retiro del mundo*.

Muchos textos advierten de una mala ascesis. Bizma, en el célebre Mahâbhârata, dice que ayunar durante medio mes no es más que un castigo infligido al cuerpo. La Bhagavad-Gîtâ (XVII, 5-6) condena las *austeridades violentas que atormentan los elementos agregados* que forman el cuerpo, y el yogui es *más grande* que quienes se entregan a ellas (B-G, VI, 46). La ascesis llamada *tapas* tiene como objetivo la perfección del cuerpo y de los sentidos, no su mutilación ni su destrucción (T. Michael). Para la Paingala-Upanishad, la práctica de austeridades duras, como permanecer de pie sobre una pierna durante mil años, no valdría más que la decimosexta parte de una meditación.

El Hatha-Yoga Pradipika, I, 15, insiste también en la ascesis bien comprendida y, en su última estrofa, enumera el miedo y la aflicción como dos obstáculos para el camino. En el siglo pasado, el gran Vivekananda escribió que torturar el cuerpo no era la actitud de un yogui. Una ascesis mal comprendida, pasando por una mortificación (acción de hacer morir) del cuerpo, y por tanto una degradación sin justificación, presenta el riesgo de irritar a aquel que se lo impone y de hacerle perder toda sensibilidad, que sin embargo es salvadora. No olvidemos la ascesis del versículo XVII, 16, de la Bhagavad-Gîtâ: *una alegría clara y calmada de lo mental...*

Plutarco añade a la ascesis la necesidad de conocerse uno mismo, mensaje socrático y componente también del yoga indio, pues el *Swadhyaya*, la novena regla del yoga, es el estudio de uno mismo. La consecuencia de la ascesis es una repercusión muy positiva en la salud del ser. Definida como más arriba, sin violencia ni práctica irracional y en el sentido de un humor sin pena, podemos entrever la ventaja de estas antiguas filosofías y de sus prácticas. He aquí lo que dice:

> La disposición de espíritu del hombre sabio asegura incluso a su cuerpo una calma perfecta. A menudo lo aparta de la enfermedad gracias al temperamento, a un régimen sobrio, a un trabajo moderado...

Buen humor y ecuanimidad

La actitud mental del adepto al yoga, hecha en todo momento de benevolencia y simpatía, actúa en los demás, y su mente, clara y apaciguada por la amistad, la compasión y la alegría, lo es sean cuales sean las condiciones exteriores (Y. S., I, 33 y III, 24), *indiferentemente en la felicidad o en la desgracia*, cara a cara con lo que hace el bien o el mal. La ecuanimidad, esta igualdad del alma, constante en *todos los acontecimientos agradables o desagradables*, va acompañada de una obligación de no detestar, de no huir (B-G, XIII, 22). Este valor es omnipresente en este texto, definido como el hecho de ser igual *en el éxito y en el fracaso*, pues el yoga significa igualdad (B-G, II, 48) y la acción debe llevarse a cabo con igualdad, ecuanimidad, *sin desear el fruto* y sin apegos, *sin atracción ni aversión* (B-G, XVIII, 26), y a ver *todas las cosas con igualdad* (B-G, VI, 32). Para Plutarco, la Fortuna puede llevar a la enfermedad o a la pérdida de bienes, pero jamás podrá hacer que un hombre pierda sus principios. Alimentado de epicureísmo, Lucrecio pensaba que:

> Para quien dirige su vida con la sabiduría verdadera, la sabiduría suprema es saber vivir contento con poco, poseer la igualdad de alma.

Ser feliz con todo lo que viene del exterior, ver el bien en las cosas, soportar lo desagradable sin irritarse, y acoger *con alegría todas las lecciones de la experiencia*: así es como Ernest Wood define la sabiduría. La ecuanimidad es excelencia para las estrofas VI, 8 y 9, de la Bhagavad-Gîtâ:

> El yogui que está satisfecho del conocimiento de sí mismo, tranquilo, que ha logrado su propio equilibrio, maestro de sus sentidos, que considera de un simple vistazo igual el terrón de arcilla, que la piedra, que el oro, de él decimos que está en yoga. Ese que es igual en su alma hacia el amigo que el enemigo, y también hacia lo neutro y lo indiferente, el pecador y el santo, ese es el que destaca.

Las cualidades de ese yogui son, entre otras, no tener odio, sentir pena y amistad hacia todas las personas, tener una tranquilidad igual en el placer como en la pena, ser paciente, misericordioso, experimentar la alegría sin deseo, no estar ni apenado, ni afligido, ni trastornado por el mundo, los resultados o los acontecimientos, no trastornar al mundo, no estar agitado, no desear nada, estar igual en todas las circunstancias, y también estar *silencioso, contento y satisfecho de todas y cada una de las cosas* (B-G, XII, 13 a 19). La igualdad tranquila en el placer y la pena está lejos del estado habitual en el que bailamos, entre nuestra pena y nuestra alegría, de las cuales Khalil Gibran decía alegremente: *cuando una se sienta a la mesa en vuestra compañía, recordad que la otra se adormece en vuestra cama*. Alain es uno de los pocos filósofos occidentales contemporáneos en haber ido tan lejos en la busca de los efectos de la alegría, y escribe que, *si la igualdad de alma* no tiene ventajas que vengan del exterior, seguramente *favorece la salud*. Según Shivananda, esta ecuanimidad es la sabiduría misma:

Conservad siempre una mente equilibrada, esto es algo muy importante... Conservad el equilibrio de lo mental en el placer y en la pena, en el calor y en el frío, en la ganancia y en la pérdida, en el éxito y en el fracaso, en la alabanza y en la crítica, en el respeto y en el desprecio; tal es la verdadera sabiduría.

La igualdad de humor no debe llevar a la indiferencia en el curso de la vida, sino al contrario, debe permitir conocer la realidad última de su ser, y tener perspectiva en relación con los acontecimientos de la existencia recolocándolos en relación con su importancia. Montaigne, como filósofo humanista, pensaba que *la alegría profunda tiene más de gravedad que de alegría.*

En su admirable libro donde presenta de forma completa y detallada el lugar de Khajuraho, en la India, Marcel Flory describe la alegría de la permanencia divina: es una *alegría serena y calmada que ninguna sonrisa puede expresar.* Lo que es la demostración de que la risa y la sonrisa no son manifestaciones indispensables, y que el buen humor, que es el tema que nos concierne aquí, permanece, ante todo, como una manifestación interior.

Deber feliz

El dharma personal, o *swadharma*, no excluye el dharma definido como más elevado, y exige también *conocerse a sí mismo y no forzar la naturaleza, y actuar según sus dones naturales,* como enseña Plutarco, que enseguida ordena a consagrarse en una sola cosa, aquella por la que conocemos una *costumbre natural.* Esta noción de swadharma es tan importante que el dharma personal puede variar en función de las épocas de la vida, y que no es cuestión de imponerse *un estilo de vida u otro por la violencia* (Plutarco). El dharma universal y el dharma personal están relacionados: *se sostienen el uno al otro y se enriquecen mutuamente* (D. Chopra). La tradición oriental deja un gran lugar para el concepto del dharma en la salud. El venerable Kalou Rimpoché declara que lo importante es establecer un vínculo entre medicina, médico y dharma, y que la enfermedad *viene de la misma naturaleza que el espíritu.* ¿Hay, en ese dharma, un lugar para el buen humor?

Los sabios de la India han aportado a menudo sus puntos de vista serenos y adaptados. La lectura de la obra sobre la meditación de Swami Shivananda es una maravilla: todo es caluroso, lleno de amor y de humor, y la meditación no conserva ese aspecto austero y aburrido que se le podía atribuir hasta entonces. Y ordena: *Sed optimistas...* y también: *transformad el mal en bien...*, o incluso: *¡Sed alegres, sed felices!* Su mensaje es expansivo y propone pensar en *sentimientos de alegría*:

> Esparcid la alegría, la paz, el amor... Tratad de ser felices sea cual sea vuestro estado e irradiad sólo alegría a vuestro alrededor.

El pesimismo es un obstáculo real para la práctica de la medicación, y debemos desconfiar de él y no permitirle que se instale en nosotros. Para ello, Shivananda propone dar un paseo, ir cerca de una corriente de agua o a orillas del mar, correr al aire libre, cantar, tocar música... y propone alimentarse *de pensamientos optimistas* y no temer *una buena risa*. No olvida la verdadera función social de esta actitud y nos obliga a expulsar la depresión y la tristeza, especialmente perjudiciales, que cambian el comportamiento y hacen emitir *vibraciones desagradables y mórbidas...* Según él, cuando uno se encuentra en este estado es mejor no salir de casa para no contagiar, pues debemos vivir *únicamente por el bien de los demás* y, para ello, irradiar y derramar alegría, paz y amor, sin dejar de practicar los ocho principios: *Be good, do good, serve, give, love, purify, meditate, realize* (ser bueno, hacer el bien, servir, dar, amar, purificar, meditar, realizar).

En caso de depresión, aconseja moverse y cultivar las cualidades opuestas a ese estado, lo que ya dice el Yoga-Sutra, II, 33, que predica que hay que dejar que se manifiesten los pensamientos contrarios a los que perturban. Este mismo sabio definió *la aplicación de una ley psicológica* (véase el anexo), y pide que se mantenga el corazón joven, pues el pensamiento nos moldea con su extraordinario poder.

Mâ Ananda Moyi ocupa un buen lugar entre los grandes pensadores indios. Practicante de la ascesis, es célebre por su proyección y su risa ligera: la alegría siempre ha formado parte de sus enseñanzas. La meditación puede generar una alegría intensa, una alegría interior profunda, dice, y si encontramos alegría en el mundo es porque el universo *nace de la alegría*. Sin alegría, la vida es una prueba, y nos falta intentar *alcanzar esta alegría de la que surgió el mundo*. Nos advierte también de que no debemos dejarnos llevar por las tentadoras fluctuaciones de la existencia y las *sombras fugitivas* de las alegrías y las penas, sino intentar remontar hacia el origen, el bienestar supremo *del que nacen todas las alegrías*. Nos invita a...:

> [...] mirar al cielo tan a menudo como podáis, y sentiréis cómo se rompen las cadenas y se abre vuestra alma.

Nos anima también a que estemos llenos de vida allí donde vayamos. No hay oposición alguna entre una vida orientada en el sentido de una elevación del espíritu y el hecho de cultivar el buen humor que *favorece la búsqueda espiritual*, lo que no tiene nada de sorprendente puesto que todos aspiramos a la alegría por el hecho de que *el Ser Supremo es la encarnación de la alegría*. Sus propuestas son claras:

> Reíd todo lo que podáis, pues relajaréis todas las articulaciones crispadas del cuerpo. La risa debe venir de los más profundo de vuestro corazón, debe sacudiros de pies a cabeza hasta el punto de que no sepáis cuál es la parte de vuestro cuerpo que reacciona más violentamente.

Según Mâ, todo lo que da una alegría verdadera nos acerca a lo divino y es bueno para la salud. Nos pide también que intentemos vivir siempre en alegría, que la expresemos con los pensamientos y con los actos, que sintamos *su presencia alegre* en todo lo que vemos u oímos, garantizando así *una felicidad real*. Intentando despertar la confianza que hay en cada uno, nos incita a rechazar el temor, la tristeza, el desánimo y la ansiedad, que pueden sernos fatales.

Los demás pensadores indios han hecho pasar, a menudo, sus mensajes con imágenes llenas de alegría, de humor y de sagacidad. Vivekananda, e incluso el austero Ramakrishna, sabían utilizar el humor en el momento oportuno para hacer circular su mensaje, a veces incluso con mofa.

El 30 de octubre de 1996, durante *La marcha del siglo*, Jean-Marie Cavada recibió al dalái lama, y aclamó, entre otras cosas, la risa y la capacidad de los budistas tibetanos para expresar su alegría. El budismo tibetano no es tan austero hasta el punto de rechazar toda manifestación de alegría, lo mismo que podríamos decir del yoga y de aquellos que lo transmiten. Chogyam Trungpa Rimpoché dedica un capítulo al *sentido del humor* y expone la inutilidad de permanecer *mortalmente serio* como un *cadáver viviente*. Esta actitud, asociada a lo que él llama el *materialismo espiritual*, va a la búsqueda del proceso creador y avanza con limitación y rigidez. Propone también su propia definición del sentido del humor, que consiste en ver *los dos polos de una situación tal como son, como en vista aérea*, donde reencontramos la cuestión del punto de vista y de la representación que mantenemos ante los acontecimientos. Para practicar esta actitud, debemos evitar los juicios de valor y dejar que brille la alegría, de la que nace el sentido del humor. Esta alegría *penetra en todo…, tiene todo el espacio para desplegarse en una situación completamente abierta*. Su apertura, su visión panorámica, surge del hecho de no estar involucrada en ninguna oposición, en ningún conflicto entre una cosa u otra.

Un antiguo texto asiático, *La pureza natural en la Antigüedad*, forma parte de la simplicidad, del júbilo, de la alegría, de la moderación, de la ausencia de codicia, agotamiento o desorden, de la obediencia al *Dao* (equivalente al tao chino, al dharma indio) de los ancestros, que no dejan deteriorar su cuerpo ni su espíritu, y en quienes la enfermedad no había hecho acto de presencia, lo que les permitía vivir… un siglo.

Como vemos, el sentimiento positivo ocupa un lugar decisivo en las tradiciones del Lejano Oriente, sólo nos falta ver si también está en los sistemas de salud.

Alegría y sistemas de salud orientales

La medicina ayurvédica india parte de la importante influencia de las emociones en la salud. Las toxinas pueden estar creadas por factores emocionales. Reprimir la ira modifica la flora de la vesícula biliar, del canal biliar y del intestino delgado, lo que está en el origen de las inflamaciones (G. Edde). El miedo y la ansiedad cambian la flora del colon. La medicina tibetana enseña que no debemos sentir ira, ni odio, ni frustración, y que ser feliz... no genera enfermedad, y también que el miedo ataca las energías de la sangre y los riñones, y que crea *tendencias infecciosas, pues el miedo es el rechazo.*

Según Gérard Edde, el bloqueo de las emociones conlleva *un desequilibrio del Agni*, el fuego interior, y que luego el Agni afectó *la autoinmunidad corporal.* Hay que observar pues con detenimiento las emociones, *tomar conciencia*, y sobre todo no reprimirlas, si no, podrían generar problemas *a nivel del espíritu*, que enseguida afectarían el buen funcionamiento del cuerpo. La idea negativa de uno mismo conlleva la autoinmunidad.

La medicina ayurvédica deja, en su práctica, un gran lugar para lo mental. Además de las úlceras, las grandes debilidades, los problemas cardiacos, las hemorragias, las hernias de hiato, etc., la tristeza constituye una de las contraindicaciones en la práctica del Vaman, o Vamana Dhauti, una de las *Panchakarma*, las cinco acciones.

Entre los tres *gunas*, componentes de todas las cosas, Tara Michael define Sattva, que *tiende a la iluminación, a la manifestación consciente, y es comprensión, alegría y paz*, y no deja espacio para el humor pesimista. Por otro lado, según los conceptos de base de la medicina tibetana, la tristeza, el miedo y la ira tienen tendencia a destruir la energía pura, Dang, la energía primordial. Los *errores de razonamiento* pueden ser los responsables de enfermedades que desequilibran los tres humores, entre los que encontramos errores de *vanidad, orgullo, miedo, ira, envidia, ignorancia, exceso de ascetismo...* Considerados como *factores internos de la enfermedad* por la medicina china, son una especie de *falta de inteligencia*. La ciencia de Tridosha, que se basa en las energías presentes en el nacimiento y que influyen en las funciones corporales y psíquicas, otorga también una gran importancia a lo mental positivo. Una de las fuentes de enfermedad, llamada *ofensa por la inteligencia*, agrupa las palabras malintencionadas, el miedo y la avaricia. Encontramos también entre las causas *una acción nociva del pensamiento, del cuerpo o de la palabra.* Los pensamientos nocivos hacen perder la coordinación entre el espíritu y el cuerpo, de la cual resulta la salud natural.

La medicina tibetana prevé una meditación que exalta el buen humor, la ecuanimidad y la alegría infinitos, mientras se evita el miedo, el espíritu de competición y los celos que generan la tristeza. El hecho de reaccionar mal ante las condiciones externas genera importantes problemas: reaccionar mal ante las condiciones meteorológicas modifica y desordena los humores de forma inmediata, mientras que si razonamos y admitimos la inutilidad de tal comportamiento y reacción, la actividad humoral se convierte instantáneamente en la normal, lo que restablece el equilibrio y evita trastornos que, con toda seguridad, habríamos achacado al mal tiempo. Sigamos el consejo de Alain:

> ¡Oh, la buena lluvia, qué buena será para vosotros! Todo vuestro cuerpo se secará e inevitablemente se calentará, pues tal es el efecto del más mínimo movimiento de alegría, y vosotros estaréis ahí para recibir la lluvia sin resfriaros.

¿Cómo se hace esto? ¿Por qué vía puede la actividad mental llevarnos a la enfermedad? A. Bécache explica que los desórdenes emotivos modifican el tono vascular, concretamente a nivel de las vías respiratorias superiores llenas de bacterias y virus saprofitos. Vemos así la acción indirecta pero real del estado mental *en la resistencia a las enfermedades infecciosas*, jugando en el terreno donde se encuentran los gérmenes patógenos.

Con el mismo espíritu que el texto *La pureza natural en la Antigüedad*, la medicina tibetana parte, también, de una Edad de Oro durante la cual la humanidad estaba hecha de individuos *entusiastas, llenos de energía, puros y en consecuencia potentes*. Fe, caridad, control de uno mismo, y práctica de la meditación los caracterizan, así como el respeto de las *reglas que convienen a la vida social*. Para N. Qusar y J. C. Sergent, se beneficiaban de *un potencial y una esperanza de vida ilimitados e inagotables*.

El yoga chino se compone de ejercicios físicos, filosofía, medicina, literatura... todo lo necesario para una buena disposición mental. Asociando Wei Chia y Nei Chia (técnicas externas e internas), el arte antiguo ha permitido estudios clínicos efectuados en China que han puesto en evidencia la eficacia de ese trabajo sobre varios trastornos, al armonizar la respiración y los movimientos. Una actitud justa, conforme al dharma, permite evitar las causas internas de la enfermedad, lo que nos lleva a considerar desde otro punto de vista los códigos y filosofías que nos propone Oriente, basados en el respeto, la verdad, la reflexión, la ascesis de la palabra, la búsqueda de la armonía, el control, la indiferencia, la ausencia de celos, la honestidad, la relajación, la apertura, la paciencia, el buen humor... El Nei Chia chino incluye este último y lo define como la tendencia al optimismo, la aceptación y la capacidad para ofrecer un rostro afable, que inspira simpatía, al contrario de los rostros llenos de rasgos de cansancio, ansiedad, contrariedad con los que muchas veces nos cruzamos. Optaremos por una actitud afable y amable y respiraremos salud y buen humor, lo que demostrará que el espíritu y el cuerpo están en equilibrio de salud.

La vía oriental es difícil y exigente, pero no es la única. Le propongo al lector buscar métodos concretos para mejorar su humor y, de esta manera, su salud.

Capítulo 4

Recuperar el buen humor

> Todas las bellezas de la naturaleza se
> adueñan de un alma que se desarrolla, y las
> facultades del espíritu y del corazón forman
> una conversación interior, mil veces más
> agradable que todos los diálogos.
>
> CARACCIOLI

Si el lector está de acuerdo con que el humor se puede mejorar, seguramente desea conocer algunas indicaciones prácticas que le permitan acceder a cierta estabilidad de humor, si no es eso el buen humor. Este deseo es del todo legítimo. Sabemos del poder de las palabras en el individuo, pues algunas simples palabras pueden excitar o tranquilizar, y debemos dejar un buen lugar para el empleo justo del verbo. *Una palabra amable es como un día de primavera*, dice el proverbio, y la sabiduría popular anuncia que las palabras tienen el poder de la vida y la muerte. ¿Sabrá realmente hasta qué punto? Sigmund Freud cita el ejemplo sorprendente, y a la vez edificante, de un joven y robusto esclavo que murió por el conocimiento de la gravedad de su acto, que en sí no tiene nada de mortal.

En 1926, S. Freud escribió: *¡No despreciemos el verbo!* Y a propósito de este *instrumento de fuerza* decía que permite este comunicar y expresar los sentimientos, influir en los demás, hacer el bien o el mal. Con *un sortilegio, un acto mágico*, en su origen, la palabra *conserva aún mucha de su fuerza antigua*, concluye

Freud. Para don Marcelino, en la tradición amerindia, las palabras *alcanzan el cuerpo y lo marcan*. Confucio conocía la necesidad de un buen uso de la palabra y deseaba que cada hombre velase *por lo que significan sus palabras, ya que las palabras se convierten en actos*, así como que, desde el punto de vista de las palabras, no toleraba *ningún desorden*. Pierre Vachet llama *reflejo imaginativo* al hecho por el cual una palabra, una frase, entendidas, leídas, o recordadas, bastan para desencadenar la reacción orgánica a la cual están asociadas.

Me parece importante precisar mi convicción según la cual hace falta *congruencia*, noción que debemos a Carl Rogers, y que designa la correspondencia entre la experiencia y la conciencia en la relación terapéutica, y seguir a Alain en su idea de que *no habría que estar triste...* sino más bien esperar, pues *le damos a la gente la esperanza que tenemos*. Es importante *aceptar la palabra*, como dice la cultura de los indios navajos, lógica presente también en el cristianismo y en el budismo, donde el pensamiento, la palabra y la acción son una única y misma cosa. Simular, hacer somo si no fuesen suficientes: es necesaria una participación completa del ser. Una sinceridad absoluta es indispensable para la persona que está delante, y también para uno mismo. No sirve de nada decir que somos felices si no lo sentimos profundamente y en todas las partes de nuestro ser.

Seguramente es por el conjunto de todos estos motivos por los que la triple ascesis perfecta de la tradición hindú de la Bhagavad-Gîtâ (XVII, 14 a 16) propone, además de la ascesis de lo corporal y lo mental, la de la palabra, que cuenta con el estudio de la Escritura, así como de *un lenguaje que no causa problemas en los demás, que es verdadero, benevolente y beneficioso*.

Humor de moda

Antes de seguir adelante, me gustaría advertir al lector de algunos riesgos fácilmente evitables. Para empezar, la cuestión de *mejorar*, muy utilizada en nuestra sociedad, muy mediatizada, y muy de moda, es a veces impracticable de entrada. Oímos decir que *¡hay que mejorar!...* y el discurso parece bonito. Sin embargo, aunque la expresión puede parecer simpática, en el fondo no

deja de ser brutal, imperativa y, por tanto, inaplicable y antipe-
dagógica. Las cosas no se logran imponiéndolas, sino que es
importante ofrecer otras vías, aquellas que tengamos a nuestra
disposición, pues debemos dejar fuera todo mandato exterior
que sólo tendrá un efecto superficial y efímero...

La sociedad y sus esquemas de belleza, de inteligencia, de felicidad, de juventud y de vitalidad eternas borran todas las realidades y quieren animar a sonreír en lugar de quejarse, pero no
creo que la consecuencia sea feliz, pues sólo es superficial. Dicho
esto, no queda nada más verdadero que la sonrisa decidida y voluntaria, aquella que se expresa en los labios, en los ojos, aquella
que viene de lo más profundo del ser, esa sonrisa es la señal de
que estamos seguros de nosotros mismos, calmados, relajados, y
de que somos capaces de controlar y enfrentarnos. Al dejar que
esta expresión serena nos ilumine el rostro, relajamos los músculos faciales y todo el cuerpo se relaja enseguida. Este *lenguaje universal* (P. Kerforne y M. L. Questin), asociado al establecimiento
de una buena respiración natural, permite relajar el cuerpo y
el espíritu y enfrentarse a lo cotidiano.

Cada uno tiene sus valores, sus criterios, y a cada uno le toca
decidir si es feliz o no, si puede o debe mejorar o no. Me guar-
daré mucho de alentar a uno o a otro a reír si todo, en su vida, lo
lleva a llorar. Llorar le permitirá sacarlo todo primero, y luego
ya llegará la risa. Pero nuestro mundo moderno olvida esto, y sus
criterios de valor se apoyan en imágenes sobrestimadas, y por
tanto inhumanas, porque sólo son caricaturas. Nuestro mundo
nos satura de falsos contenidos que parecen informaciones. Esta
nueva forma de contaminación, estos *nuevos peligros* (P. Bugard),
frutos indeseables de nuestra sociedad de la información, son
una nueva causa de fatiga y tres fuentes de estrés nada despre-
ciables: la *babelización*, o proliferación de las señales que inter-
fieren en las comunicaciones y en los mensajes; el *metalenguaje*,
que permite justificar e imponer más que informar, sobre todo en
la propaganda y la publicidad, y la *desimbolización*, proceso de
degradación que lleva a confundir lo real e imaginario por el hecho de que las ideas se vacían de simbolismo. El rechazo y la
revolución (considerada como necesaria por Jacques Cancel y,
según Françoise Giroud, *cuando hay revolución, hay vida*) son
las respuestas a estos sistemas de opresión, para escapar a las

obligaciones e imposiciones que frenan la vida. Algunos, como Henrik Visen, ven *el verdadero espíritu de rebelión* en el hecho de buscar la felicidad en esta vida... René Char definía su visión de la felicidad, esta *ansiedad diferida*, y quería *una felicidad azulada, de una insubordinación admirable.*

Por esto, fieles a estas actitudes, debemos aceptar que el otro no tenga ganas de estar de buen humor, que no tenga ganas de hacer el esfuerzo de estar alegre y que afirme esta imposibilidad. Debemos aceptarlo, no ir en contra... o al menos no enseguida, pues el verdadero trabajo no está en la negación, sino en la aceptación de la realidad y, por tanto, en la verdad del otro, y en la búsqueda de los métodos justos y adaptados que nos llevarán a actuar según los intereses del interlocutor. Habrá quizás que desviarse para llegar a guiar a aquel que no es capaz de acceder a la alegría por sus propios métodos y que le cuesta superarse e incluso situarse.

Buen humor concreto

¿Existen realmente trucos o recetas en este ámbito? Por supuesto, y el lector conoce al menos una receta: decidir es el primer paso; pues, como dice Alain, no es posible ser feliz si uno no lo quiere, lo que conlleva dos consecuencias: primero *querer la felicidad* y luego *llevarla a cabo*. Esto nos sitúa en la vía activa y decidida, ya que en los hechos *hay que jurar ser feliz*.

La autosugestión y el condicionamiento son los métodos que se deben utilizar, tanto para uno mismo como para los demás, sin olvidar el vínculo indisociable de la filosofía, la semántica, la psicología, la somática, así como el hecho de que somos nuestro propio médico. Algunos sistemas modernos de comunicación utilizan este método para reconstruir su propia vida. El anclaje y el fenómeno placebo no son más que el éxito del mecanismo del condicionamiento. Nuestra visión de la vida está deformada por las ideas, los fantasmas, los sentimientos: de nosotros depende que les demos el tono ideal.

En el país de los curanderos que traen la felicidad, así como en el ritual popular peruano, la tradición propone el *saco de las preocupaciones*, compuesto por un saquito de tela, donde se ponen pequeños muñecos tras haberles contado las preocupaciones o las penas. Ellos se hacen cargo, o en todo caso, nos descargan de ellas, lo que es muy apreciable (véase el anexo). El símbolo tiene en este caso una acción potente que podemos experimentar en lo cotidiano: la utilización de objetos contrafóbicos tiene, en parte, esta función. Durante una sesión de formación en el manejo del estrés, distribuí a cada uno de mis jóvenes asistentes una hoja de roble. Dos de ellos dijeron sentirse insatisfechos y no convencidos con este símbolo, pero en cuanto les propuse desprenderse de él, no quisieron dármelo... Unos años antes, le ofrecí una simple hoja de papel, en la que se encontraban los ocho principios de Shivananda, a una clienta temerosa por tener que pasar un examen universitario al que se había presentado ya varias veces. Aprobó y decidió... no devolverme jamás mi «amuleto de buena suerte». En cuanto a la práctica de «Pedazo de cielo azul» (véase más adelante), es sencilla y sólo es necesario meterse.

Levántate y anda

Consciente del poder de las palabras, Émile Coué, genial farmacéutico que recuperó los antiguos conocimientos de los curanderos cuyo poder descansaba en la sugestión, sistematizó esta práctica relacionada con la relajación (O. Stoeber). La célebre fórmula de Coué tuvo efecto porque los pacientes veían desaparecer sus problemas diciendo solamente: *Cada día, y en todos los aspectos, voy siempre a mejor*. Esta fórmula completa debe repetirse veinte veces seguidas para que el subconsciente la grabe y actualice su sentido, con la ayuda *de un cordel con veinte nudos*, dice Coué en su obra, donde propone otra fórmula, mucho más larga, destinada a ser una *sugestión curativa*. A este poder de las palabras podemos añadir el poder de la imagen, extremadamente fuerte, que podemos utilizar tanto para nosotros mismos durante nuestras meditaciones como para los demás, proponiéndoles sugestiones que vayan hacia un refuerzo positivo.

No se trata de hacer milagros, pero despertando la fe en los demás, les damos un servicio simplemente vital. La fe puede tanto salvarnos como matarnos, estima K. Tepperwein, que añade:

En los pensamientos debéis tener buena salud, ser fuertes, valientes, alegres, amables, felices y coronados de éxito. Sed así constantemente y rechazad todo pensamiento negativo.

Según él, el pesimista hace su propia desgracia, mientras que los optimistas llevan la suerte con ellos:

Decid «sí» a la vida, pensad «sí», sentid «sí», incluso cuando tengáis problemas, decid «sí»... ¿Qué importa la lluvia si el sol está con vosotros?

El estoico Marco Aurelio ya decía, en su momento, que el alma está coloreada con nuestros pensamientos. Gary Doore insiste mucho en la importancia de la vida interior del paciente, sea chamán o no, y de la *absoluta confianza* que debe tener en sí mismo. Y, como para darle al lector los métodos, propone unos sistemas entre los cuales encontramos una receta para cada mañana:

5 g de paciencia, 5 g de olvido de uno mismo, 3 g de amabilidad, 3 g de igualdad de humor, mezclar y tomar una buena cantidad cada mañana al despertar.

Sus enseñanzas están hechas también de prácticas de higiene natural, la de la calma, la confianza, la conciencia y el optimismo forman parte de ellas. La verdadera felicidad está relacionada con los beneficios que repartimos a nuestro alrededor, gracias a la regeneración física y psíquica de nuestro ser. La vía que se debe seguir nunca es pasiva, y tanto para prevenir como para curar, la cuestión de la fe es fundamental en el proceso de curación, tanto para uno mismo como para los demás, de ahí el consejo de Gary Doore, que desea que se reintroduzca *el alma en el arte de curar*. No tiene nada de religiosidad, sino más bien una especie de toma de conciencia que él define como una *penetración en la dimensión «fundamental» de toda experiencia*.

La acción es necesaria para encontrar la alegría y es el punto de vista a partir del cual Alain escribe que hace falta *querer ser feliz y meterse de lleno*. La razón de este principio es que nuestros recursos están en nuestra capacidad de decisión. ¿Es infalible este sistema? Sin ir hasta esta afirmación, los esfuerzos alcanzados para ser feliz nunca son en vano según el filósofo, que propone un credo:

> Es necesario, en primer lugar, mantenerme contento todo lo que pueda, y en segundo lugar, es necesario que descarte ese tipo de preocupaciones que tienen como objeto mi cuerpo mismo y que tienen el efecto de trastornar todas las funciones vitales.

Historia de botellas

La aceptación asumida de nuestras acciones es una marca de sabiduría y una de las claves de la felicidad. Todos conocemos la imagen utilizada para medir la capacidad de optimismo, basada en la visión de una botella medio llena o medio vacía. La actitud mental juega un importante papel en la percepción que tenemos de la gente, los acontecimientos y las cosas, como enseñaba Epícteto. Shakespeare decía también que *nada es ni bueno ni malo, si no lo pensamos como tal*. En la medicina tibetana, *Dutsi* designa a la vez el néctar y el veneno, lo que significa que cada cosa tiene su aporte de bueno y de malo.

Se cuenta que un día un hombre se cayó del piso treinta y que en cada piso se le oía decir: *¡Hasta aquí está bien!* En una versión televisada, el corsario echa al conde de Montecristo al agua y exclama: *¡Está medio muerto!*, a lo que su asistente contesta espontáneamente: *No, ¡está medio vivo!* Este dúo se lo debemos a Coluche: *existen ventajas, pero también inconvenientes*, dice uno, a lo que el otro responde: *existen inconvenientes, pero también ventajas.*

Comprenderemos con estas palabras que depende de nosotros que elijamos la alegría o la tristeza, la felicidad o la desgracia, lo positivo o lo negativo. Sólo depende de nosotros que adoptemos la expresión física de la alegría y que hagamos un zum mental sobre lo positivo, incluso si es desagradable. Depende sólo de nosotros y de nadie más que consideremos, a lo largo de nuestra meditación, el sufrimiento: experiencia y alegría, decepción y tristeza, esperar, no son más que representaciones, y no puedo hacer otra cosa que dirigir al lector al sermón de Sarnath, a los Yoga-Sutra, o al manual de Epícteto, que seguramente ignoraba a ese viejo compañero que me crucé una mañana lluviosa: *¿Dónde vas con este tiempo?* Me dijo... *A mí me molesta el tiempo que hace... No sé a ti...,* a lo que le respondí: *A mí no...* Él continuó, inmerso en sus pensamientos dificultados por la intemperie, y me dijo: *¡Ah! Tú también... debe de ser la edad...* Una clienta me dijo haber quitado las fotos de familia expuestas en su casa, porque despertaban en ella recuerdos e impresiones tristes. Un tiempo después, me encontré un día con otra clienta, unas semanas después de la muerte de su esposo. Sonriente, hablé un rato con ella. Más tarde les preguntó a algunos miembros de su grupo de trabajo si yo estaba al corriente de lo ocurrido, pues mi aspecto sonriente no le pareció conveniente.

Estas anécdotas muestran varias cosas. En primer lugar que, en algunos, la influencia exterior marca mucho. En segundo lugar, que a veces les cuesta hacer salir la alegría de sí mismos. En tercer lugar, su inquietud, incluso su irritación ante alguien que no presenta un rostro conforme a su estado interior. Todos sabemos, por haber conocido alguna vez en nuestra vida, a un zapatero y a un financiero, que las condiciones exteriores no lo hacen todo, pero que debemos acondicionar el exterior para que influya en nosotros positivamente. Conozco un viejo y pequeño cementerio donde hay tumbas de niños: en una está escrito *Tristeza eterna*, en la otra, *Un ángel en el paraíso...* Una estela del cementerio marino de Gruissan, elevada a la memoria del *querido hermano*, capitán durante mucho tiempo y que naufragó el 18 de diciembre de 1866, anuncia que *dejar de vivir no es morir, sino simplemente pasar a una vida mejor.* En el entierro de Marie, Jean-Louis Trintignan dijo con gran ánimo: *No lloremos por haberla perdido, al contrario, alegrémonos de haberla conocido.*

Como vemos, a cada uno su texto, y hace falta mucha prudencia antes de grabarlo en la piedra y en el espíritu. Es lo que Pierre Vachet llamaba *reflejos imaginativos*, es decir, las reacciones del cuerpo despertadas por la presencia de un decorado familiar, de algunas palabras, de una persona, de un lugar, de un objeto, etc., todos son *símbolos capaces de resucitar las alegrías y las tristezas...* Y cita el caso de uno de sus clientes que había pegado en el cristal del coche algunas palabras alegres de la canción *Y'a d'la joie*, y que le proporcionaba grandes beneficios morales. En un periodo difícil, basta con recordar imágenes alegres y buenos momentos para que el nuevo *paisaje mental* devuelva *la luz en el pensamiento y la valentía en el cuerpo apagado.* Pierre Vachet llama estas imágenes beneficiosas el *sérum moral.* Se trata de liberarse de las imágenes fúnebres y negativas, y reemplazarlas por aquellas, alegres y enérgicas, apreciadas en cada instante.

Nuestra actitud en relación con la muerte condiciona nuestro modo de vida, y puede embellecerla. Mis opiniones sobre la muerte, como psicólogo de enfermos terminales, que en 1992 llamé *el acompañante de la vida,* son el fruto de esta experiencia basada en una visión optimista que apuesta ante todo por la vida, incluso cuando los días, e incluso los momentos, están contados.

Alain Lieury propone una hipótesis, según la cual la dualidad permanente y la diferenciación excesiva entre los principios antagónicos que encontramos regularmente en los sistemas de pensamiento y las religiones desembocan en una especie de guerra de fronteras entre los procesos de excitación y de inhibición, lo que puede ser el origen de algunos trastornos neuróticos. Todas las artes tienen un efecto en el despertar de las emociones y las reflexiones, y un estado de ánimo generado por una mecedora no es el mismo que el generado por una ópera o un concierto (A. Berge). Recientes investigaciones realizadas por un psicólogo inglés mostraron que el simple hecho de contemplar una obra de arte durante varios minutos generaba relajación, apertura de espíritu, una mejora del humor, más ideas y la exaltación de las facultades creativas. La música, la lectura de frases bonitas o de poemas, la visión de un *ballet*, de un concierto o de una película, aportan sensaciones elevadas. Los estados de ánimo pueden ser prolongados, su impacto puede ser enorme y algunas obras pueden dejar una gran y profunda huella en nuestra personalidad, por lo que debemos elegir bien nuestro entorno. El lector comprenderá pues las ventajas de controlar su lugar personal y profesional, precaución suficiente para que pueda evitar el *sick building* síndrome, o trastorno directamente relacionado con el modo de vida. Añadir fotos o postales de paisajes que nos gustan a nuestro entorno habitual nos permite recrear las condiciones de un buen funcionamiento de nuestro ser. Que la belleza, bajo todas sus formas, venga a adornar vuestro interior, pues los lugares de elevación espiritual asocian siempre la armonía con la paz, y el humor es ante todo una cuestión de elección.

LA BUENA ELECCIÓN...

> No se dice lo suficiente, pero lo mejor que podemos hacer para quienes nos aman es estar siempre felices.
>
> ALAIN

Si esperásemos que la vida nos aportase la alegría, no siempre estaría garantizado que fuésemos felices... Hay que liberarse también de algunos pensamientos absurdos basados en el modo dualista, que tienden a considerar que las vacaciones son el paraíso y que el resto del año es el infierno... Es importante crear las ocasiones de alegría y elegir la alegría más que esperar pasivamente que esta llegue.

Aunque la alegría tiene sus funciones (véase más arriba), está ligada también a la elección que parece que todos podemos hacer, pues es algo humano. Paul Diel evoca la dispersión posible de la energía que sigue a los deseos, y la posible elección de la persona de convertirla en *deseo esencial*. Así, si logra alejarse de esta influencia, el hombre liberado conoce una nueva dimensión y recupera *la calma, el descanso sublime, la satisfacción esencial, la alegría intensa de la vida*, convirtiéndose, en un plano sobreconsciente y espiritual, en *certeza, en la verdad*. Parece que no estamos muy lejos de Ananda: la felicidad que compone el absoluto, lo que Paul Diel precisa que es la alegría nacida de la *conexión perfecta y armoniosa*; por tanto, ningún otro afecto fuera de esa sublime alegría nos gusta, dado que estamos concentrados *en la contemplación del sentido legal de la vida y de todas sus manifestaciones*, tanto en lo que concierne al mundo exterior como al mundo interior.

Vayamos más lejos en esta cuestión de la elección, pues sabemos que podemos elegir. Cuando se presentan las dificultades, cuando persisten las ideas negativas, cuando los pensamientos nos perturban, la solución del Yoga-Sutra, II, 33 es *dejar que se manifieste lo contrario*. Fácil de decir... La tarea es ardua, pues, para el Yoga-Sutra, IV, 4, los responsables de los estados de conciencia que conocemos son nuestra estructura mental y nuestro ego. Basta, por tanto, con desidentificarse, forjarse una filosofía adaptada y seguirla; aunque, una vez más, es fácil de decir. Sin embargo, es más fácil de hacer que de decir, ya que, una vez que la decisión está tomada, no hay más que atenerse a ella. Por otro lado, la psicología moderna ha aislado y nombrado un proceso psíquico, la *racionalización*: ese mecanismo de defensa que nos hace explicar las cosas y darles unas razones y que, en ese sentido, es salvador, porque permite gestionar más fácilmente los acontecimientos.

Como vemos, una vez más, es la fe la que vuelve a aparecer y que nos hace querer encontrar una solución a los sufrimientos inevitablemente vinculados a nuestra condición humana. Paul Chauchard pensaba que podíamos provocar *autosugestiones felices* como *la confianza, el optimismo, la certeza de la curación*. La autosugestión no está directamente gobernada por la voluntad, como decía Émile Coué, sino al contrario, *es una cuestión esencialmente de imaginación y de fe*. William James dio nombre al *Evangelio del reposo*, la doctrina: *¡no os atormentéis!* y conoció a personas que practicaban la repetición de un lema, por la mañana, de *salud, juventud, energía*. El otro elemento indispensable para la curación es un medicamento; es decir, la confianza.

Pedagogía del buen humor

Conocemos el papel de las emociones en el condicionamiento pavloviano que actúa en las respuestas viscerales y glandulares. Watson y Rayner, y después Watson y Cover Jones han demostrado que los temores hacia algunos animales, considerados naturales en los niños, son en realidad inducidos por el entorno. Lo mismo ocurre con las llamas, el gato negro, los ratones, etc. La simple asociación de una fuente de temor con la vista de un animal reduce en el niño su confianza natural. Con nuestras reacciones ante las arañas o los ratones, no hacemos más que trasmitirles, a los pobres niños, una gran cantidad de fobias irracionales y limitadoras. Si existe una transmisión por imitación, por educación, lo ideal es enseñarles a los niños *el arte de ser felices* (Alain). Emmanuel Kant creía en esta forma de educación y pedía a los padres que acostumbrasen *desde muy temprano* a sus hijos *a sonreír de buen humor, a sonreír sin límites*. Su opinión era que *esta iluminación de los rasgos del rostro se imprime poco a poco hasta la vida interior y produce una disposición al disfrute, a la amabilidad y a la sociabilidad, que son el fruto de esta preparación temprana hacia la bondad*. Para Bernie S. Siegel habría que inculcar también en los niños el mismo optimismo *para hacerlos supervivientes*, concluye; ya que los padres son los más adecuados para hacerles sugestiones positivas.

A. S. Neil propone una visión de la felicidad que pasa por un trámite pedagógico o andragógico, basado en la aceptación del otro en el sentido rogeriano, que es una actitud en la cual o por la cual se permite al otro crecer. Como dice Thomas Gordon, hay que ser capaz de *sentir y comunicar una aceptación auténtica*. Esta aceptación de la persona tal como es constituye el fundamento de la relación que le permitirá *desarrollarse, llevar a cabo cambios positivos en su ser, aprender a resolver sus problemas, evolucionar hacia una mayor salud psicológica, ser más productivo y más creativo, y desarrollar su potencial*. Y añade que la aceptación es... *el suelo fértil que permite que el minúsculo grano se desarrolle, crezca y produzca la magnífica flor que tenía en potencia*. Cuando no existen estas condiciones, ni tampoco la actitud respetuosa hacia la vida y la evolución de cada uno, Catherine Bensaid habla entonces de alineación y de *terrorismo involuntario* ejercido sobre el pensamiento: ambos acaban por inhibir los movimientos del cuerpo que, *incapaz de vivir sus impulsos, termina por rechazar la vida*. La desaparición de los comportamientos espontáneos frente a los prohibidos puede generar ansiedad. Pierre Vachet observó que una simple palabra, un simple gesto pueden cambiar la conducta de un niño.

Pierre Solignac insiste en las necesidades de amor y de exigencia en la educación del niño, y precisa que educar no es encerrar en una carcasa de reglas rígidas, sino *liberar el genio de cada uno*, y tampoco *reducir al niño a lo que es, sino quererlo en lo que puede llegar a convertirse, sin limitarlo nunca de sus posibilidades*.

Denuncia también las éticas basadas en *la culpa interior de la vida instintiva*, pues están condenadas al fracaso, ya que su único resultado es la conservación de la agresividad natural del hombre, la cual será *reprimida*, lo que es un *factor de angustia e inhibición*, o *utilizada en contra de los demás, bajo cualquier pretexto que idealice un sectarismo ideológico o un odio belicista*.

Además, existe también la necesidad de conservar, en cualquier circunstancia, el sentido del humor, elección que supieron hacer los ancianos para distraerse de sus sufrimientos, y que Caraccioli nos presenta:

> No había un solo instante que pudiese alterar su serenidad, pues estaban acostumbrados a reír en lugar de murmurar: sabían que las quejas eran un nuevo mal que añadir a los discapacitados y que valía más la pena atraer al mundo con un aire sonriente que alejarlo con un rostro ceñudo.

Intentemos ver juntos los métodos de que disponemos para alcanzarlo.

La lógica al servicio del buen humor

Todos los principios que acabamos de ver son útiles para el médico-terapeuta, cuya función es *cuidar y atender*. Del griego *therapeuein*, tiene un sentido de transmisión de la alegría de vivir —polo opuesto a *la tristeza de morir*—, un rostro lleno de esperanza y de vida, una alegría interior no fingida y una fe en la persona y en sus potencialidades. Pero se preguntará el lector qué tiene que ver la lógica en todo esto, si estamos en un ámbito donde lo racional no tiene, aparentemente, nada que ver aquí. Sería un error pensar así. Si Occidente se ve racional, Oriente no lo es menos, pues muchos sistemas de pensamiento —Jnâna-Yoga, yoga tradicional, Samkhya, Vedanta, Nyaya, budismo, lamaismo— reservan una opción para la lógica. El mismo Patanjali, redactor de los textos de base de yoga, cita, entre los estados mentales, el ligado al conocimiento exacto y el ligado al conocimiento erróneo, teniendo ambos en común la utilización buena, o al menos adaptada, de la razón y la lógica. El intelecto ocupa un gran lugar en el funcionamiento mental que el yogui busca controlar, y el *Drik drikshya Viveka*, texto en cuyo título encontramos la noción de *Viveka* (discriminación, que es una cualidad que se debe desarrollar y utilizar en el ejercicio espiritual), está basado, de principio a fin, en el rigor del pensamiento y de la reflexión. Recordemos que Shivananda nos pedía que desarrollásemos *el argumento sólido* y que discurso y razonamiento, y razón en general, son los métodos de la filosofía cuyo objeto es la vida misma (A. Comte-Sponville).

Disponemos de un sentido mental de discriminación y de apreciación, que es para utilizar, y sabemos desde Epícteto la importancia que tiene el punto de vista de las cosas: lo que nos atormenta no es la realidad, sino las opiniones que de ella tenemos. Además, la capacidad de no tener *el espíritu ocupado en otra cosa* basta para definir la alegría, que no se adquiere (C. Joko Beck). El buen sentido es útil, y el ejemplo de los británicos al decir *count your blessings* (cuenta las bendiciones), nos lleva a pensar en los lados buenos de la vida y a la necesidad de considerarse feliz por lo que tenemos (A. Roberti).

Por esto Séneca decía, en la carta a Lucilio: *Sométete a la razón si quieres someterte completamente*. Pascal había descrito la actitud poco segura del filósofo al pasar sobre una gran plancha, si estaba dispuesta sobre un precipicio: la imaginación es entonces más fuerte que la razón y viene determinada por la idea de la posible caída. La imaginación tiene un poder extraordinario que Coué había intuido y de la cual Caraccioli había adivinado sus peligros encubiertos en caso de dejarla libre:

> La imaginación del melancólico le tiende precipicios por los que se pierde, mientras que la del hombre alegre le abre senderos con flores en los que aparentemente se pierde para encontrarse mejor.

P. Vachet sacaba las mismas conclusiones: el poder de la imaginación es más grande de lo que pensamos habitualmente. Puede crear y agravar algunos problemas, matar o salvar, pues, una vez disciplinado puede guiar la curación, lo que da a entender que el enfermo se convierte *en su propio médico*. Por esto es importante orientar bien la imaginación para curar (P. Vachet). El arte de vivir llamado *euforismo* consiste en este estado de equilibrio, de fuerza, de euforia. El equilibrio moral y físico, la relajación, un espíritu sano, la satisfacción a partir de simples y sanas alegrías, el momento presente, la supresión de los sentimientos negativos —angustia, preocupaciones, pesimismo, etc.—, el mantenimiento de los sentimientos positivos, *enérgicos, reconfortantes, alegres, que dan su verdadero sentido a la existencia*, la seguridad de la felicidad, decidir ser feliz, *llevar la alegría en el corazón y repartirla*, he aquí la bella vía del euforismo que proponía el doctor Vachet hace más de cuarenta años y que sigue siendo actual y que nos ayuda a orientar nuestra elección.

Las consideraciones psicoanalíticas llevan a considerar la pulsión de la muerte y los mecanismos psicológicos en cuya manifestación algunas personas encuentran cierto beneficio, cierto confort. Es la reflexión y la argumentación lo que nos servirá, en el sentido de que una especie de razón, impuesta a veces por la realidad de las cosas, nos recuerda el orden de las pasiones o tendencias naturales del individuo. Para Schopenhauer, la sabiduría descansa en gran parte en la capacidad para concentrarse en el presente y el futuro en su justa proporción.

La dificultad es doble, según Plutarco: *sentir la subida del afecto y... disolverlo adecuadamente con el juicio*. Se trata de controlar las pulsiones y de adquirir *la facultad de convertir en bien el mal que nos abruma*. Pues, aunque la expresión de la afectividad nos parece natural, no lo es para Plutarco, para quien sólo *traiciona una atonía de la razón*. Y, sobre todo, no son nuestras pasiones las que nos empujan a juzgar mal, sino al contrario, que como hemos juzgado mal, somos prisioneros de las pasiones y estamos controlados por ellas. Vemos ahí el poder de la razón, el mismo que se encuentra entre nuestros métodos de acción, hasta el punto de que uno de sus aspectos hace que practiquemos el silencio y prohíbe que sigamos dándoles vueltas a las desgracias:

> Si no hablamos, si evitamos estar influidos por el pensamiento repetitivo de la pena, seguiremos controlando el afecto.

Reflexión y buen humor

Otro argumento a favor de la lógica es el que considera el concepto de *obstáculo epistemológico* (G. Bachelard), que agrupa la lentitud, los trastornos, la estancación y la regresión, que parecen frenar al espíritu en relación con la visión holística del individuo. Norman Cousins acaba su obra concluyendo que algunos expertos *no saben lo suficiente para pronunciar una condena contra un ser humano*, y desea que sean más prudentes, pues la fe en sus pronósticos podría ser el irreversible *principio del fin*. Esta opinión recuerda que Claude Bernard insta a dudar, lo que no significa ser escéptico, sino *escapar de las ideas fijas y conservar siempre la libertad de espíritu*. En el caso contrario, el riesgo encubierto es no tener más *libertad de acción*, ser *prisionero de esta fe ciega* que no es más que *una superstición científica*. Este trámite va en conformidad con las palabras de Bachelard que llevan a formar el espíritu científico *contra la naturaleza, contra lo que es, en nosotros y fuera de nosotros, el impulso y la instrucción de la naturaleza, y contra el entrenamiento natural*. Termina su obra invitándonos a pensar en contra del cerebro. La epistemología añade el hecho de no tener opinión sobre estos temas que no se han sabido formular con claridad. En cuanto a Bergson, él propone un uso práctico del sentido común que define como saber acordarse y saber olvidar. Para él el sentido común es *el esfuerzo de un espíritu que se adapta y se readapta sin parar... Es, en fin, una movilidad de la inteligencia que se regula exactamente sobre la movilidad de las cosas. Es la continuidad móvil de nuestra atención a la vida*. Conocemos la opinión de Descartes sobre el sentido común: *la cosa mejor compartida del mundo*, pues todos pensamos que tenemos suficiente y nadie se queja de que le falta, incluso los más exigentes.

Al hombre le falta a veces la humildad necesaria, tan preciada por Groddeck, puesto que se inclina sobre sí mismo y olvida las vastas extensiones del dominio de lo incomprensible. Esto exige una gran calidad y una importante capacidad intelectual, así como una disposición tenaz. El esfuerzo exigido por Descartes para alcanzar una verdad es enorme, pues consiste, al menos una vez en la vida, en *deshacerse de todas las opiniones que hemos recibido y reconstruir de nuevo todo el sistema de conocimiento*. Dicho esto, debemos desconfiar de las opiniones que tenemos de las cosas y utilizar nuestro sentido común contra la lógica y nuestra capacidad de apreciación para sacar siempre lo positivo de las situaciones. La lógica es aquí el razonamiento justo, pues, como piensa Alain, debemos:

> [...] resistir a la tristeza, no sólo porque la alegría es buena, lo que ya sería una razón, sino porque hay que ser justos, y la tristeza, siempre elocuente, siempre imperiosa, no quiere que se vea lo justo.

El hombre debe desconfiar de sus falsos juicios, pues no tiene otro enemigo que él mismo. Incluso es su gran enemigo por *sus falsos juicios... sus vanos temores... su desesperanza... los deprimentes discursos que se hace a sí mismo*. La lógica del funcionamiento en la apreciación de los acontecimientos pasa por una consideración fría, la del carácter fuerte que es incapaz de decirse en qué lo es, de considerar los hechos, de medir lo irreparable *y que parte de ahí hacia el futuro* (Alain). Esta necesidad viene dictada por el propio mecanismo de lo mental, del cual los orientales conocen desde hace tiempo su carácter disperso y poco controlable, ante el cual Alain sabe qué acción realizar:

> El pensamiento da alas a la tristeza y hace de ella una pena amenazadora, mientras que por la reflexión, si se hace bien, se rompen las alas y desaparecn las penas.

La imaginación es *incapaz de juzgar*, nos dice Schopenhauer, y *mueve el alma de forma inútil y a menudo penosa*. La fría observación permite comprender las posesiones y las consecuencias, y vuelve a poner las cosas en su sitio. Para ello, el arte de ser feliz exige que nuestra imaginación sea frenada por todo lo que hace referencia a *nuestro bienestar y nuestro dolor, nuestra esperanza y nuestros temores*. Debemos evitar que la imaginación juzgue la felicidad o la desgracia, y hace falta una *reflexión seca y fría*. Así, conociendo el mal por las causas, *aprenderemos a no maldecir y a no desesperar...* Montaigne decía que soportaba mejor sus males, porque eran naturales y porque los veía venir en su momento, es decir, habitualmente.

Otros sabios han dicho: *suprime el juicio y suprimirás el mal*. Esta opinión recoge el pensamiento estoico, expresado por boca de Marco Aurelio, de que podemos privarnos de juzgar, lo que nos evitará tener problemas. En cuanto a los sentimientos negativos, basta con enviarlos a sus verdaderas causas para que desaparezcan, y así los pensamientos nocivos serán barridos *como las nubes por el viento*. Pues hay una regla importante que se debe conocer, ligada a la cuestión de pasión, que no tiene consistencia, así como la idea que tenemos de que *el mal humor, la tristeza y el aburrimiento son como la lluvia o el viento...*; así pues, ambas ideas son falsas. Existe una precaución que consiste en modificar el discurso interior que tendería a hacernos aceptar los sentimientos dolorosos como bellos, nobles o útiles.

El lector ya sabe que lo posible está ahí y que la lógica de la que todos disponemos puede efectivamente ponerse al servicio del humor. Hay que animar a la lectura y a la meditación, las dos herramientas que permiten dar forma al espíritu, aumentar la capacidad de estar de buen humor y feliz de forma duradera. Meditar antes de actuar. Una vez que la acción está iniciada, no hay que inquietarse más, sino pensar que *todo ha sido reflexionado con madurez en su momento*. Es la invitación de Schopenhauer que se añade a la esencia del Karma-Yoga. Cuando ocurre algo desagradable, no hay que pensar que podría haber sido de otra manera (Schopenhauer), pero es un trabajo largo, regular y asiduo, que no aportará sus frutos hasta pasado un tiempo, pues hay que ver ahí una inversión a largo plazo, que hay que pagar.

La otra necesidad de utilizar la razón y el espíritu lógico está en el hecho de que la alegría y la tristeza descansan en la ilusión, que no nacen del placer o el dolor perceptibles, sino de *la apertura de un nuevo futuro que se anticipa a ellos* (Schopenhauer). Si el carácter extremo de la alegría y del dolor es la exclusividad de esas personas y la ilusión, *estas dos exaltaciones del alma podrían evitarse gracias a la reflexión*. El conocimiento nos parece *una poción amarga* y buscamos en el exterior las causas de nuestro sufrimiento. *Corremos infatigablemente de deseo en deseo... y si ni siquiera eso nos llena de satisfacción... nos lanzamos sin parar hacia nuevos deseos*; por eso Schopenhauer animaba a: *fijar un objetivo a nuestros deseos, tener nuestras envidias controladas, domar nuestra ira, recordar que el hombre sólo es capaz de alcanzar una parte infinitamente pequeña de lo que vale la pena ser deseado, y que muchos males son inevitables*. Por eso no debemos esperar demasiada felicidad: para no ser infelices.

A la espera de algunas victorias y de los primeros beneficios, he aquí algunos métodos que se pueden poner en práctica, que no constituyen una lista exhaustiva y que pueden completarse en función de la imaginación, las ideas y las experiencias del lector.

100 CLAVES PARA RECUPERAR EL BUEN HUMOR

> Llamo a todos aquellos que quieren permanecer en pie para luchar y vencer la enfermedad...
>
> ÉDOUARD ZARIFIAN

Hay remedios de los que se espera todo, pero el lector ya ha comprendido el posible papel de cada uno en el fenómeno del alivio, incluso de la recuperación. Moral y costumbre van de la mano, y la psicología es hija de la filosofía. No puede haber, pues, otra prescripción terapéutica que aquella cuyo contenido sea de carácter psicológico y de comportamiento, según las enseñanzas de los sabios, sean cuales sean sus demarcaciones o sus periodos.

Si se va más lejos, sería posible una prescripción que podría calificarse de filosófico-psico-terapéutica. Esta terapia podría contar con elementos que sigan una posología adaptada, aplicada a cada uno y a los demás, y que se debe practicar sin moderación alguna.

1. Cambiar el punto de vista...

Lo primero que hay que hacer es cambiar nuestro propio punto de vista. Alain sólo tenía una cosa que decir sobre la melancolía: *mira a lo lejos*. Así, podemos decidir si utilizamos nuestros sentidos y cambiamos nuestra visión de las cosas y los acontecimientos. La explicación está en que:

> Cuando miráis las estrellas en el horizonte del mar, vuestro ojo está completamente relajado; si el ojo está relajado, la mente está libre,

el avance es mucho más seguro; todo se relaja y se suaviza hasta las entrañas.

Sólo hay que adoptar el punto de vista adecuado y, a veces, cambiar la posición geográfica, como se enseña en *El club de los poetas muertos*. Me acuerdo de una vez en la montaña, que acompañé a una decena de presos; uno de ellos hizo hincapié en el simple hecho de que cruzar la barrera y sentarse delante del refugio sería suficiente para convertir una situación difícil en factible. Otro tuvo la misma sensación con sólo subirse los pantalones y dirigirse a la montaña, pero no para trabajar, sino para pasear...

2. Tener el espíritu ocupado...

Teniendo en cuenta la relación cuerpo-espíritu, es importante tener ocupado el espíritu para obtener un efecto beneficioso sobre el cuerpo:

> El pensamiento debe viajar y contemplar si queremos que el cuerpo esté bien.

3. Quererse...

Hay que apreciarse y quererse: esta regla de quererse a uno mismo no excluye apreciar a los demás y tampoco obliga a darles la espalda o a ignorarlos. Tratarse bien a uno mismo no es una forma de egoísmo, sino un orden justo de cosas, pues uno no puede ayudar a los demás si renuncia a uno mismo. Tenemos dificultades para amarnos y nos amamos mal (A. Comte-Sponville): hay que ser *el amigo de sus amigos y de uno mismo*. Pierre Solignac definía así el objetivo de la psicoterapia: conseguir que la persona acabe aceptándose. Por eso la filosofía aconseja a toda persona que *hay que amarse un poco y ser bueno con uno mismo... amigo de uno mismo*. Este principio estaría compuesto por tres elementos: la determinación propia de la estima hacia uno mismo, el autorrespeto que permite ser su propio crítico y la apreciación de los demás como si fuesen un espejo hacia nosotros.

Para Montaigne, apreciarse constituye una riqueza mayor que la que proporcionan actos como reinar, atesorar, construir... Él creía que *lo máximo de la sabiduría humana y de nuestra felicidad está en la amistad que cada uno se debe.* El beneficio de la autoestima y del buen humor es doble: por un lado, porque la integración social necesita de la autoestima, y por otro, porque los dos juntos, al combinarse, proporcionan euforia natural (S. Mac Mahon).

Groddeck observó el poco interés que la gente tenía hacia ella misma. Le parecía como si estuviese siempre huyendo, como si tuviese miedo de su propia alma. Pema Chödrön dedica en su libro todo un capítulo a la alegría, cuyo título es todo un programa y la conclusión de este tercer punto: *entablar amistad con uno mismo.* El primer paso es considerar *que somos gente de bien y fundamentalmente buena.* Hans Selye, el descubridor del estrés, daba también el consejo de quererse y respetarse.

4. Empezar...

El cuarto consejo se resume con el verbo «empezar». Solemos esperar a que las condiciones exteriores ayuden a nuestro buen humor, nuestra felicidad, nuestra alegría, nuestro bienestar. Alain se dio cuenta de lo siguiente y nos propone:

> Si os encontráis con alguien enfadado, que es el enfado en sí, sonreíd primero.

En cuanto a saber por dónde empezar, cuando la obra parece tan enorme, podemos, como nos sugiere Pema Chödrön, pensar que nos encontramos siempre *de pie en medio de un espacio sagrado.* Los elementos de nuestra existencia que pueden descentrarnos son los de siempre: sufrimientos, tristeza, límites, miedos, deseos, resentimientos...

5. El humor se contagia...

Tomar conciencia del humor actúa sobre los demás y sobre nosotros mismos, y el *anillo del buen humor se expandirá a nuestro alrededor y aliviará a todas las cosas y personas.* Se extiende… sin fin, pero hay que velar el inicio de este impulso. En cuanto al humor vinculado al sentimiento de odio, su primer perjuicio fisiológico es para quien lo lleva en su corazón:

> El odio en el hombre es contrario a la buena digestión.

6. Actuar para sí…

Es importante el trabajo en uno mismo: la acción genera alegría desde el momento en que uno la decide, desde que la planifica, pero es un trabajo interior. La preparación mental, que podríamos traducir como condicionante a la ayuda de la sugestión o incluso de la meditación, es muy eficaz.

7. Amar…

¡Amar! Amar en el sentido más amplio de la palabra.

8. Relativizar…

Que el lector no se equivoque: *relativizar* no significa atenuar, subestimar, minimizar, trivializar o poner en segundo plano, sino hacer que sea relativo, ponerlo pues en relación. Este acto de recolocación de las cosas, las situaciones y los acontecimientos les devuelve su verdadero lugar y su importancia real, e impide minar el buen humor. Esta actitud permite responder mejor a las situaciones e identificar los recursos necesarios en la elaboración de una solución apropiada.

9. Cuidar el cuerpo…

Sigamos la actitud del filósofo que es consciente de que tiene un cuerpo y que no puede esperar hasta que este exprese sus necesidades para proporcionarle bienestar. En resumen, lo que Alain propone es una sencilla gimnasia natural y espontánea, respetuosa con las funciones vitales. Para empezar, se trata de estirarse de forma voluntaria, pues sabemos que *es una alegría estirar los músculos y bostezar libremente*, y no estamos acostumbrados *a sucumbir a un movimiento tan liberador* y a realizarlo *como si fuese una gimnasia*. Dediquémonos pues a bostezar y a estirarnos, porque es la *mejor gimnasia contra la ansiedad y la impaciencia*, y también a sonreír.

Practicamos poco el bostezo cotidiano, pero tras leer estas palabras de Alain, seguramente lo haremos más a menudo:

> Un perro que bosteza al lado del fuego indica a los cazadores que no hay peligro alrededor. Esta energía que se despereza de cualquier manera y contra cualquier ceremonia es un bonito espectáculo y un irresistible ejemplo. Todos debemos estirarnos y bostezar antes de ir a dormir...

Pero no hay que pensar en el bostezo como un signo de cansancio, sino como *una tregua para el espíritu ante la atención y la disputa* al refrigerar el organismo. Esta *energía reformadora* la utiliza la naturaleza para transmitir *su alegría de vivir y su cansancio de pensar*.

10. Elegir el humor

Decidamos nosotros mismos nuestro humor sin dejarnos influir por los acontecimientos o las situaciones. Alain dice:

> Hay que confiar en la naturaleza, mirar al futuro con optimismo y creer que la vida triunfará.

Para tomar esta posición es necesario haber decidido con antelación, con el fin de no pensar que no podemos evitarlo o que no hay nada que hacer, que es así, que siempre hemos sido así o que está escrito...

Esta decisión será más fácil si creemos, como dice Alain, que *la fuente de la alegría está en el interior*. Sigamos también el consejo de Maurice Torfs:

Sed entusiastas, optimistas. Mirad la vida de manera justa, sana, alegre. Los hombres que irradian pensamientos alentadores reparten felicidad ahí donde van. Los optimistas reflejan la luz.

11. Vivir el presente…

Intentemos vivir el presente. Es en el *Carpe diem* de los ancianos, el *hic et nunc*, el *aquí y ahora*, donde Alain ve un alivio real: *piensa en el presente*, les dice a todos los que se torturan. En referencia al tiempo presente, Montaigne nos presenta la manera de controlarlo: mientras que deja pasar el tiempo cuando es *malo e incómodo*, cuando es bueno lo vive plenamente. Maurice Mességué aplaude también esta capacidad para disfrutar del instante, apreciar cada momento que nos ofrece la existencia, basada en la conciencia de la vida, fundamental para ser feliz. Nos invita además a abrir nuestros sentidos, a *tomar conciencia de los gestos y las alegrías más simples*, y propone algunos ejemplos de estos simples placeres:

> Comer siendo realmente conscientes de lo que comemos, apreciar el espectáculo de un niño riéndose, el perfume de una flor, el olor de la naturaleza después de la lluvia… Todas nuestras funciones corporales, utilizadas completamente, pueden ser excelentes fuentes de satisfacción interior.

Estar en paz con nuestra relación con la muerte, vivir cada día, cada instante como si fuese el último… como un momento de eternidad. Las lenguas indias no tienen ni pasado ni futuro: cada uno vive el presente y respeta dos cosas sagradas: el tiempo y el ser humano (don Marcelino).

12. Enriquecerse con las opiniones contrarias…

Podemos ejercer nuestro humor positivo cuando recibimos opiniones contrarias. En el caso de las opiniones opuestas, Montaigne decía que no se sentía ni ofendido ni alterado por las opiniones contradictorias, sino todo lo contrario, hacían que se sintiese despierto y activo, y que estimulaban su atención y no su ira. Consideraba que, en lugar de ahuyentarlas había que acogerlas y verlas como un motivo para dialogar. Desgraciadamente, *en lugar de abrirles los brazos*, lo que según Montaigne sería la actitud mental correcta ante las contradicciones, *tendemos a sacar las uñas*. Lo que es una pena, para el interlocutor, es cuando *la pasión de la ira le afecta al juicio* y cuando *el trastorno se apodera antes de la razón*. Fiel a su enseñanza, ilustra sus propuestas diciendo que se adelanta a ellas, incluso *alegremente*, pues quien lo contradice es también quien lo instruye. Su principio es que la causa común de los dos protagonistas es la causa de la verdad. Partiendo de ahí, no existe ni animosidad ni agresividad, sino intercambio feliz, y por eso declara con tanta alegría que festeja y acaricia *la verdad de quien venga*.

13. Vivir...

Este consejo consiste simplemente en vivir, pues si llenamos bien la vida, la muerte, que constituye la base de muchas de nuestras angustias, no puede con nosotros. El proverbio nos lo enseña: *cuanto mejor llenamos la vida, menos tememos perderla*. Pero muchos de nuestros contemporáneos parecen ignorar o haber olvidado este principio, de ahí la frase de Boris Cyrulnik en una entrevista: somos infelices en tiempos de guerra, pero no sabemos vivir en tiempos de paz. Montaigne preconizaba también esta vía, lamentando que, en general, las personas sólo viven fugazmente *la dulzura de una satisfacción y de la prosperidad*, mientras que él se dedicaba a *estudiar, saborear y reflexionar...*, y a involucrar su alma *para encontrarse y para crecer*. En el plano práctico, esto se traduce en una profundización de la experiencia vivida, en el rechazo a perder la más mínima parcela de este acontecimiento que se ofrece, meditando cada satisfacción y no limitándose a sorber sólo la espuma, sino a *querer la alegría y a ampliarla* para agradecérselo mejor *a quien nos la concede*.

14. Tener proyectos...

Tener proyectos da energía para realizarlos. No hace falta que sean grandes proyectos: recuardo uno de mis pacientes, postrado en la cama, que tenía como proyecto poder levantarse un día e ir a tomar una cerveza al bar de la esquina... Véase el anexo «Melody es un ángel».

15. Masajear el cerebro...

Alain propone *masajear el cerebro*, y seguramente el lector se pregunte cómo se hace esto, pero basta con cambiar de ideas.

16. El buen humor significa buena educación...

Revisemos nuestra idea sobre la buena educación, que es, según Alain, *costumbre y fluidez*, e intentemos hacer de ella un sistema agradable y útil:

> Os deseo buen humor. He aquí lo que habría que ofrecer y recibir. He aquí la verdadera buena educación que enriquece a todo el mundo y sobre todo a quien la da. He aquí el tesoro que se multiplica con el intercambio.

De esta manera se preserva cada instante. Alain concebía así la buena educación, como un modo de controlar las pasiones tanto con el gesto como con la palabra: *no nos irritemos, no malgastemos este momento de nuestra vida*. Es en este sentido en el que Alain decía que *la disciplina del gesto es en sí la buena educación*.

Del vínculo entre humor y buena educación, Louis Pauwels pensaba que *es de buena educación estar alegre*, expresión de Gérard Oury,[4] a quien el cine francés le debe numerosas comedias.

17. Gobernar su existencia...

Calma y alegría van de la mano: hay que estar feliz primero, *pues la alegría no es fruto de la paz, la alegría es la paz misma* (Alain).

---

4. Es también el título de un documental sobre este cineasta, producido en 2002.

Montaigne decía que su mayor logro había sido aprender a meditar y gobernar su existencia.

18. Estrategia mental...

Una preciosa ayuda que permite desestimar los puntos de vista negativos y llevar a cabo los puntos precedentes. Hemos podido ver hasta aquí el aspecto esencialmente mental de las prácticas propuestas. Ahora bien, si aparecen pensamientos negativos, no hay que intentar negarlos o rechazarlos, sino cultivar los pensamientos opuestos. No se trata de luchar directamente contra los pensamientos negativos, ni de impedir que estén presentes ahí donde no los queremos. Esta estrategia mental era bien conocida por los yoguis hindúes para los que el control de las fluctuaciones mentales era un trabajo cotidiano, definido en el segundo versículo de Yoga-Sutra de Patanjali. Adoptaremos pues la idea expresada por el Yoga-Sutra, II, 33, y por Shivananda, al dejar *que se manifieste lo contrario.*

19. Cada acto de la vida...

Podemos, como proponía Shivananda, hacer de cada acto cotidiano un acto de adoración.

20. Dividir para vencer...

Dividir para vencer sirve cuando tenemos tendencia a dejarnos impresionar, envenenar y desbordar por una serie de acontecimientos difíciles que se acumulan y que consideramos en su globalidad, cosa que pone de mal humor. Tomarlos de forma independiente, uno tras otro, considerar cada uno aislado del resto, tratarlos así nos hará más eficaces. Cada etapa ordenada será así una victoria más, y marcará la disminución del número de preocupaciones restantes.

El lector puede pensar, sin equivocarse, que estas palabras son simples y que no siempre nos ahorrarán los golpes del destino, cierto, pero no es el destino lo que nos impone tomarlo todo junto.

21. Afrontar lo inevitable...

Admitamos las evidencias para poder encajarlas mejor. Parte de nuestro abatimiento ante las situaciones dolorosas se debe al hecho de que las rechazamos, lo que nos impide medirnos con ellas y desarrollar nuestros métodos para poder afrontarlas.

Adoptemos la actitud del boxeador, y no es que aconseje al lector enfundarse unos guantes y golpear a un contrincante; sino que la práctica de las artes marciales es de gran utilidad, primero para uno mismo, y en segundo lugar ante los asaltos de la vida y la adversidad. El boxeador acepta los ataques, no los rechaza, pero hace todo lo posible para detenerlos o amortiguarlos si no puede evitarlos. Este trabajo se hace utilizando la flexibilidad, la finta y la fuerza, lo que significa que exige una importante preparación tanto física como mental. No debemos rechazar lo que nos sucede cuando es inevitable, debemos proteger las zonas sensibles, estar alerta y reaccionar asociando fuerza y flexibilidad, y elegir después el momento para reaccionar y actuar.

22. ¡Único! Es mejor...

No escuchéis a los demagogos que os dicen que sois los mejores; al contrario, sabed que sois únicos... Es mucho más apreciable.

23. Comprometerse...

Le propongo al lector hacer una promesa e incluir el contenido que elija en la siguiente propuesta de Christian D. Larson, citada por M. Torfs:

> Promete ser tan fuerte que nada pueda entorpecer la serenidad de tu espíritu; hablarles, a todas las personas que encuentres, de salud, de

felicidad y de prosperidad; hacer comprender a tus amigos que hay algo grande en ellos; mirar el aspecto divertido de las cosas y actuar de manera optimista; pensar sólo en lo mejor, trabajar sólo para lo mejor y esperar sólo lo mejor; mostrarse tan entusiasmado con el éxito de los demás como con el tuyo propio; olvidar las faltas del pasado y reservar las energías para la realización en el futuro de cosas grandes; adoptar en todo momento una actitud llena de ánimo y alegría; reservar una sonrisa para cada una de las personas que encuentres; dedicar un tiempo tan bien ocupado con tu perfeccionamiento personal que no te quede ni un segundo para calumniar a los demás; estar por encima de las preocupaciones mezquinas; ser demasiado noble para dejarte llevar, demasiado fuerte para temer, demasiado feliz para dejarte perturbar.

24. Vivir...

Vivir intensamente, cada instante; vivir cada instante de la vida.

25. Cultivar la fe...

El objeto de esta propuesta es adoptar la fe indispensable para la práctica de los principios propuestos aquí; pues, el lector ya lo habrá comprendido, los sistemas terapéuticos no son válidos y eficaces si uno no cree en ellos y no toma la decisión de actuar. La fe es creer en uno mismo, en sus posibilidades, en la plenitud potencial de su existencia: la confianza en los medios que tiene a su disposición. Debemos creer en *las grandes posibilidades de la verdadera fe* en relación con la recuperación de la salud y su conservación (A. Hunziker). Lo que Maurice Torfs llama el optimismo verdadero es:

> Aquel que os anima a tener fe en vosotros mismos. Las armas que han hecho que otros se eleven, vosotros las tenéis también... Debéis tener fe. Fe en vuestra personalidad y en vuestras cualidades para empezar. Fe en el mundo, después.

Tan fuerte decimos que la esperanza hace vivir como que *hace creer, esperar y sonreír*, como dice Alain, que añade que esperar *es ser feliz*. La esperanza de una cosa nos la da el ver, en la *felicidad de la esperanza*, la ocasión de *ser feliz inmediatamente*.

26. Amistad, compasión, alegría...

Hemos visto ya el Yoga-Sutra, I, 33, que apoya un interesante programa que propone cultivar la amistad, la compasión y la alegría, pues *aclaran y apaciguan la mente*:

> Este comportamiento debe ejercitarse indistintamente en la felicidad y en la desgracia, cara a cara con lo que nos hace bien, cara a cara con lo que nos hace mal.

27. Prevenir el sufrimiento...

Podemos practicar también un trabajo de fondo en relación con nuestro comportamiento ante las fuentes de sufrimiento que han sido definidas más arriba. La filosofía oriental nos lo enseña: la identificación primera entre aquel que ve y lo que es visto conlleva ceguera, sentimiento de ego, deseo de tener, rechazo de aceptar y apego a la vida, que son precisamente las cinco causas del sufrimiento.

Lejos de ser una amalgama de discursos abstractos conocidos sólo por el público advertido, la enseñanza de las causas del sufrimiento humano, como la proporcionada por el sermón de Benarés, los Yoga-Sutra, Epícteto, sigue siendo un punto importante que reduciría considerablemente el peso de la existencia y devolvería el buen humor a quien quisiera dedicar unos instantes de cada día a releerla y a reflexionar sobre el sentido de su propia vida.

28. Relajarse...

Practicar la relajación: devuelve el tono, la confianza, el espíritu de decisión, la alegría, y cultivar el pensamiento positivo.

29. El pensamiento positivo...

El pensamiento positivo excluye el rencor, el resentimiento, y permite que las razones saludables expresen sus emociones: llorar, reír, gritar, suspirar, cantar, estirarse, son signos de una buena salud psíquica. Nuestro entorno habitual debe ganarse esta actitud y esparcir a su alrededor este buen humor, esta alegría y esta felicidad por existir.

En las personas mayores, la voluntad de vivir va de la mano de un verdadero sentido del humor y de una vida social importante. Tanto para Caraccioli como para K. R. Pelletier, el buen humor es una de las condiciones para la longevidad.

30. Apreciar...

Practicar actividades que proporcionan alegría y desconfiar de la tendencia a juzgar el comportamiento de ridículo o infantil hace apreciar plenamente las simples alegrías que la vida proporciona.

31. La lista de los placeres...

Lo mismo que el doctor Simonton pide a sus pacientes, estableced la lista completa de las cosas que os gustan o que os gustaría experimentar. Hace falta una gran libertad de espíritu para escribirla, pues no hay que poner ninguna prohibición al hacerlo, ni que ninguna censura impida algún deseo. Intentad luego realizar dos deseos al día.

Si uno no está enfermo, el hecho de tener buena salud es una excelente razón y motivación para practicar este ejercicio como medida de prevención.

32. Desdramatizar...

Desdramatizar las preocupaciones, los acontecimientos, las dificultades, los aspectos huraños de la existencia.

33. Saber contentarse...

Saber contentarse con los placeres sencillos, ya sean sensuales, físicos, emocionales, intelectuales, que parecen ser más fuertes y más alegres que los sentimientos violentos. La vida está hecha de pequeñas cosas... El humor de una de mis pacientes dependía de la intensidad de los acontecimientos de su vida: bodas y bautizos le aportaban grandes alegrías, pero los periodos entre estos acontecimientos se hacían difíciles de vivir.

34. Un poco de tiempo...

Dedicarse un poco de tiempo, pequeñas alegrías y placeres, y darse la posibilidad de soñar, relajarse, imaginar...

35. Los cinco sentidos...

Cultivemos los cinco sentidos para perfeccionar nuestra visión del mundo y *adornar nuestro paisaje moral* (P. Vachet). Degustemos cada instante de la vida con todos nuestros sentidos, apreciemos cada persona, cada instante, cada acontecimiento, cada cosa.

36. Tararear...

Utilicemos la voz para tararear, canturrear, y obtendremos importantes efectos en la garganta, el funcionamiento cerebral, la apertura pulmonar. Es lo que P. Vachet llama el *baño tonal* que hay que practicar cada mañana al levantarse... Un documento sobre las entrevistas de empleo propone cantar bajo la ducha la mañana de una entrevista y tararear antes de empezar, para darse ánimos.

37. Integrar el buen humor...

Integrar el buen humor en la higiene de vida, en la cultura personal, en la disciplina.

38. Visión de conjunto...

Adoptemos el punto de vista holístico: el hombre pertenece a un conjunto en los planes social, de la vida, del planeta, y nada de lo que es humano le es extraño, como decía un pensamiento antiguo. Esta visión de conjunto le permitirá tomar conciencia de su estructura, de su composición, y percibir los cinco elementos que le dan consistencia en este mundo.

Debemos llegar a maravillarnos *ante nosotros mismos y los demás, vivir el instante presente sin juicios ni críticas...* Es por el desapego con amor por el que podremos *acceder a un nivel superior de satisfacción.* El resultado de esta actitud es que acabaremos sintiendo que somos *uno con el universo. Nos sentiremos en nuestro lugar en el seno del todo. Señalaremos con el dedo lo buena que es nuestra naturaleza y, a fin de cuentas, lo divina que es.*

39. Eficacia...

No lo olvidéis: eficacia casa con alegría de vivir.

40. Libertad...

Cultivemos la libertad, capacidad de *decidir y realizar los actos* de los que tenemos iniciativa y *que no vienen determinados por causas física externas* (J. Schifres); por la libertad escapamos al determinismo. Este libre albedrío, esta ausencia de obligaciones físicas o psicológicas deben poder ejercerse cada vez que queremos poner en práctica los métodos presentes de cultivar, conservar y reforzar nuestro buen humor, que debe resistir a las tentativas del mundo exterior de llevarnos a un comportamiento estereotipado, conformista e inhibidor. Recordemos a Alain cuando afirmaba que *es en la acción libre cuando uno es feliz.* Séneca invita *a no seguir, como las cabras, el rebaño que nos precede.* Debemos evitar controlar la opinión en función de *lo que piense la mayoría...* y preferir la razón a la imitación. Invito al lector a leer a Pierre Bayle en el anexo.

41. Ocho principios...

Podemos, con ventajas, ejercitarnos adecuadamente para poner en práctica los principios de Shivananda —Be good, do good, serve, give, love, purify, meditate, realice— inscritos en el ashram de Rishikesh.

Las demás fuentes, como las propuestas en ese escrito, pueden servir de guías, sin olvidar los diez dogmas del yoga contenidos en sus dos primeras etapas.

42. Independencia...

Hay que preservar la independencia y cultivar la originalidad, la creatividad, la autonomía, lo que exige esfuerzo para convertirse en uno mismo: Henri Laborit, que se definía como un delincuente que no se deja cazar, decía que nunca se dejó encerrar en un espacio, ya fuera conceptual o espacial. Théodore Monod tenía el mismo espíritu, jamás se dejó adoctrinar y encontraba que era un gran privilegio seguir siendo libre sin las trabas de un hombre o de un dogma, político, filosófico, religioso. Afirmaba expresarse siempre sin restricciones de gesto, de palabra, de escritos, sin ser jamás el títere de nadie, y reconocía que un hombre libre podía a veces causar algunos enojos... Para Kenneth R. Pelletier, la salud holística pasa por la búsqueda de la paz interior, de la armonía, la liberación de todos los miedos, de todas las jaulas, por el establecimiento de un estado de libertad incondicional, basada en un equilibrio interior profundo. Es una especie de samadhi, la unidad con todos los seres y el rechazo del miedo a la muerte.

43. Idealismo...

Este postulado es indisociable del anterior: el idealismo es la actitud que consiste en creer en un ideal hasta el punto de confiar en las ideas y en los pensamientos para cambier el mundo (J. Schifres). Este cambio pasa por la aplicación de ideales y su transmisión intentando aplicar los principios de Montaigne.

44. Lo esencial en la simplicidad...

A menudo lo esencial está en la simplicidad:[5] encontrémoslo. Si los filósofos promueven a veces el despojo, sin llegar hasta ahí, nos toca a nosotros definir nuestras necesidades fundamentales y satisfacerlas, conscientes de esa verdadera felicidad. Más allá de la simple satisfacción de saber que podemos colmar estas necesidades, está la capacidad para disfrutar de las cosas más pequeñas, siendo la primera el buen funcionamiento del cuerpo y de sus numerosas funciones que aseguran la vida. *Ese sentido de lo maravilloso y de la fe...*, dice Pema Cordón, *está presente en cada instante*. Se sitúa en cada respiración o en cada paso, cada acto cotidiano, a condición de entrar en relación con él. No compliquemos las cosas; la felicidad es como un reloj: el menos complejo es también el que se estropea menos (N. de Chamfort).

En su libro sobre *los gestos olvidados*, Paul Giannoli recuerda que las grandes alegrías vienen de las pequeñas cosas, de gestos pequeños y poco costosos, que llenan nuestra cotidianidad y que no tienen, en realidad, nada de extraordinario. Una de las condiciones para recuperar el buen humor es que, simplificando la vida, reducimos el estrés.

Nuestra sociedad no es ideal para esta evolución, pues despierta nuestros deseos por muchas vías, y nos da, a la vez, los métodos para satisfacerlos, con el riesgo de perder el equilibrio personal. Muchos de nuestros contemporáneos confunden deseos con necesidades, lo que supone una fuente de sufrimiento complementario, mientras que la definición exacta de las necesidades fundamentales es en sí una fuente de felicidad desde el instante en el que se satisfacen.

45. Un recuento anual positivo...

Le propongo al lector hacer, regularmente a final de año, o a principios del nuevo año, el recuento del año que ha finalizado. Intentará conservar sólo los puntos positivos, y tomará concien-

---

5. «Lo esencial en la simplicidad», título de un seminario del autor.

cia de los métodos puestos en práctica y de los éxitos obtenidos cada vez que se haya enfrentado a las intemperies de la vida. Sepamos disfrutar y saborear nuestra quietud actual recordando las pruebas pasadas y superadas. Esto nos reconfortará.

46. Recuerdos, recuerdos...

Hagamos el esfuerzo de rememorar las pequeñas alegrías y las más grandes, y también los placeres, las carcajadas, los momentos de buen humor acumulados, así como su vínculo con los lugares, los sonidos o las músicas, a las personas, a los acontecimientos, a los encuentros, a las palabras, a las sensaciones... Montaigne practicaba este punto de vista y creía que sus males la hacían recordar *la larga felicidad* de su vida pasada.

Algo parecido haremos al coleccionar los pequeños momentos de alegría, de felicidad, de placer... son más numerosos de lo que creemos, y se olvidan rápidamente si no nos cuidamos de memorizarlos, escribirlos, explicarlos... Khajuraho es una pequeña ciudad del Madhya Pradesh de la que conservo, desde 1989, un fabuloso recuerdo, renovado más tarde... Pocas veces he conocido emoción tan intensa... Aparte quizás del templo de Poseidón, algunas mañanas de agosto de 1985 en el cabo Sounion...

47. Calor humano...

Mantened el contacto... El doctor Leleu se pregunta si hemos reparado en los dedos de esos adultos que han *olvidado el gusto y el arte de las caricias,* y constata el desplazamiento de los polos de información a lo largo de la existencia: en el niño son importantes la boca y la piel, mientras que en los adultos los ojos y las orejas son los más utilizados, de ahí el distanciamiento de la piel y su olvido. A esto hay que añadir la educación, que le ha amputado al hombre su agudeza y su sensibilidad. Para este autor, la necesidad de los contactos corporales es tan importante como otras necesidades básicas: el agua, la comida y el sueño. La alegría no es más que un vago sentimiento que afecta al espíritu, pero es también eminentemente físico y palpable, lo que nos servirá en la explotación de las emociones positivas en relación con el cuerpo, o en sentido contrario, para que nuestro cuerpo influya en nuestro estado interior. La satisfacción sensual es un factor *necesario para la vida* (A. Berge). El rechazo y el miedo a la sensualidad perjudican la moral tanto como los excesos y la incontinencia. *Si no encontramos alegría en el sentir, ¿cómo encontraremos la alegría de vivir?* Para este autor, la sensualidad *puede ser el vehículo de los más altos valores espirituales* y no se opone a ellos. ¿No utilizan las artes nuestros sentidos para que conozcamos la belleza y la perfección? La sensualidad sería inmoral si amenazase nuestra unidad, nuestra cohesión interna.

48. Realismo y lucidez...

Sed realistas, no neguéis vuestros límites, pero no os dejéis limitar por ellos.

49. Los ancianos sabían...

Convirtámonos en filósofos recorriendo algunos lugares clásicos de las enseñanzas de los ancianos conocedores de sabiduría concreta y cotidiana. Esta visión cultural asegurará el refuerzo del *paisaje moral* de P. Vachet. Ralph Waldo Emerson se basaba en las enseñanzas de los hombres del pasado para animar a seguir el ejemplo de aquellos que han logrado grandes cosas porque estaban *inspirados en un ideal.* Y añade en forma de imagen: *Necesitamos enganchar el arado a las estrellas.* La *conquista de un ideal,* anuncia Jean Hardy, *es fundamental para todos los seres humanos.* Para lograrlo con mayor facilidad, será de gran ayuda la lectura de algunos grandes pensadores antiguos.

50. El cuerpo es un templo...

Según don Marcelino, los amerindios enseñan que el cuerpo es un templo sagrado, pues es el lugar de la experiencia del espíritu.

Hay que *habitar el cuerpo y mirarlo y tocarlo y amarlo*. Agradezcá-
mosle al cuerpo todas las funciones que realiza, incluso el psiquismo. Cada una de las funciones de nuestro cuerpo es pura
maravilla: asimilación y circulación no son sólo palabras, sino hechos, pues la sangre circula por más de 100.000 km de vasos y ca-
pilares, nuestro estómago maneja ácidos sin que nos demos
cuenta, y los intercambios gaseosos a nivel pulmonar y celular se
hacen a través de numerosas membranas y espacios sin que tengamos que preocuparnos ni encargarnos de nada. El gesto más
pequeño necesita una coordinación y una regulación tónicas
complejas en las que ni siquiera tenemos que pensar. Contrariamente a lo que se piensa en Occidente, para los amerindios el
cuerpo es inteligente, tiene memoria y *puede ponerse enfermo si no
se siente querido*. Parece que los individuos sanos tengan conciencia de su cuerpo, considerándolo como *un amigo, un colaborador
que comparte alegrías y actividades y le ayuda a concretar el objetivo
de su vida*; las personas sanas respetan *las necesiades y los ritmos de
su cuerpo* (K. R. Pelletier).

51. Dar gracias a la vida...

Demos gracias a la vida en general; la gratitud, la alegría y la atención constituyen *la gran trinidad de la virtud* (S. Keen).

52. El gesto justo...

Don Marcelino añade la importancia del *gesto justo*, aquel que se
efectúa *sin esfuerzo*, simplemente con armonía.

53. Las cualidades del corazón...

Velemos para cultivar las cualidades del corazón, como la cor-
dialidad y la valentía, y la alegría, por supuesto, y el sentimiento
de felicidad intensa, de plenitud: riamos *de corazón*, actuemos
de corazón y démonos *de corazón*. La actividad eléctrica del corazón es autónoma y perceptible. De hecho, todas las células de

nuestro cuerpo pueden estar al corriente de lo que se siente a un nivel superior. El corazón mantiene un fuerte vínculo con la espiritualidad: nuestra tradición cristiana, el personaje de Hanuman en la mitología hindú, y el Bhakti-Yoga o yoga del corazón, centrado principalmente en una inspiración espiritual basada en la sensibilidad y la adoración de lo divino, son algunos ejemplos.

54. El poder de las palabras...

Velemos por el poder de las palabras, utilicemos las que hacen el bien y evitemos las que hacen el mal, tanto para nosotros como para los demás. La importancia de la correcta formulación suele ser ignorada, incluso despreciada, y sin embargo permite hacer entender lo que uno quiere a quien quiere, sin que haya distorsión en la información, ni riesgo de perder o hacer perder el buen humor. Evitemos las intenciones de desprecio, las visiones negativas, lo que significa no perder realismo, sino más bien evitar la pasión deprimente relacionada con algunas palabras, expresiones, discursos, intercambios.

55. Dominio...

Dominarse no significa inhibir las emociones, sino contenerlas y controlar su expresión.

56. Cortesía, dulzura, amabilidad...

Cultivemos la cortesía, la amabilidad, la sabiduría, la dulzura, la amabilidad, la simpatía y la buena educación (según las excelentes definiciones de Alain). Invito al lector a que aprecie y cultive también la paz, la belleza, la equidad, la indulgencia, tanto consigo mismo como con los demás, y también la convivencia y el compartir, a los que pueden añadir otros principios siguiendo el modo de «Pedazo de cielo azul» (véase más adelante).

57. Acostumbrarse a la idea de la muerte...

Montaigne enseñaba que había que acostumbrarse a la idea de la muerte. Más lejos, en tiempo y en espacio, Epícteto nos incitaba también a ello, igual que Plutarco, que invita a *morir antes en espíritu*, para vivir sin angustia. La cuestión es desprendernos de otra forma de muerte, el miedo, que es el reverso de la fe y la confianza ya definidas. *No hay que temer a la muerte* (Plutarco). Olivier de Kersauson, de quien conocemos su gusto por el buen humor, constataba que todo humano sería *llamado a morir, lo que debe incluir en su razonamiento íntimo.* Y concluye que, *a partir del momento en el que esto se hace evidente, ya no hay razón alguna para tener miedo.* Este saber morir debe inscribirse, pues, en la manera de vivir misma, ya que la muerte forma parte de la vida. Algunos países vinculan la muerte con la fiesta: nada mejor para asociar vida y muerte. Éric Smadja escribe:

> La risa, mímica narcisista expansiva que proclama la vida, podría considerarse una reafirmación contra la muerte.

Este instante final, que se nos aparece a lo lejos y borroso, lo tememos más o menos, y taparse la cara con un velo no es más que una ilusión de la felicidad, como lo anuncia Pascal:

> Los hombres que no han podido curar la muerte, la miseria, la ignorancia, son informados para ser felices de que no lo piensen más.

Los epicúreos comprendieron que habían segmentado el fin de la vida para abordarla mejor: los tres momentos de la muerte sobre el mismo eje del tiempo permiten que sea menos temible. En cuanto a la idea de André Gide de que la muerte no es más que el *permiso de otras vidas*, es muy seductora y reconfortante a la vez.

58. Las virtudes...

Adquiramos cuatro virtudes que los ancianos aconsejaban desarrollar ante cuatro posibles arrebatos de miedo, embriaguez, codicia y disputa, y que son, respectivamente, la valentía, la templanza, la justicia y la sabiduría. William James las llamaba las *virtudes optimistas del alma*, entre las que estaban la valentía y la confianza, y mencionaba que la *mind-cure* despreciaba *el temor, la desconfianza en uno mismo, la inquietud enfermiza, el exceso de preocupación y de precaución.*

59. No juzgar...

No hay que juzgar. Para Alain, los ancianos pensaban que *la fuerza gobernadora o voluntaria es directamente buena y que nada es malo voluntariamente.* Esta aceptación del otro podría tomarse por amor, ¿por qué no? Él definía *el amor verdadero* no como aceptación de que la gente sea como es, sino como querer que sean como son. Yendo más lejos con este razonamiento, propone querer al otro *libre y feliz, es decir, que se desarrolle según su naturaleza... actuando y no sufriendo.* Pensemos en Espinoza, que anima a André Comte-Sponville a *no hacer burlas, a no llorar, a no detestar, sino a comprender.* Comprender y perdonar no es rechazar la agresividad natural, sino que son el método para *identificarse con el otro, de aprobar lo que el otro aprueba, de reconocerse en él, de hacer caer con la simpatía el muro que se levanta entre el sujeto y el objeto* (A. Berge). Comprender y perdonar no significan olvidar. La amabilidad no excluye la conservación de un mínimo de agresividad. De hecho, la prohibición de la agresividad reduce el individuo a *la pasividad más estéril* (A. Berge). Es necesario conservar cierto tono agresivo, pues *es indispensable para la vida una pequeña reserva de posibilidades combativas.* Renunciar a tal potencial sería un suicidio.

60. ¡Buenos días!

No olvidemos dar siempre los *buenos días*, de forma sincera, a todos los que encontremos, incluso aunque no respondan, incluso aunque tengamos la impresión de ser siempre los primeros en decirlo. El orden importa poco, pues lo esencial es decirlo.

61. Saludar al torrente...

Invito al lector a ir a saludar regularmente al torrente y la motaña, las rocas y el cielo azul, las olas del océano y el canto de los pájaros, los árboles y el sol que sale al final del valle; instantes deliciosos.

Le invito también a dar una calurosa bienvenida a la refrescante lluvia, al mágico espectáculo de la nieve, y a que acepte de buen corazón que el viento lo despeine: es el mismo soplo que hay en él y que lo anima.

62. El error es humano...

Los errores no son faltas; el error es humano, como nuestra condición.

63. Siempre a punto...

Preparémonos para todos los acontecimientos, sean cuales sean. Parece que estemos siempre preparados para recibir los acontecimientos positivos; sin embargo, nos mostramos mucho menos dispuestos, o incluso nada, cuando vienen a contrariar nuestro principio de placer.

Convirtámonos pues en el hombre sensato del que hablaba Plutarco, capaz de desear lo mejor y de esperarse lo peor, lo que no es pesimismo, como se puede pensar a veces sin reflexionarlo, sino que permite no dejarse sorprender por las situaciones difíciles y sacar algo de placer en un día desagradable.

Esta solución se aplica también a los encuentros personales que pueden decepcionar.

Marco Aurelio consideraba que estas situaciones desagradables se debían al comportamiento de los demás, y desde por la mañana se concienciaba de que se encontraría con un ingrato, un bribón, etc.

Plutarco propone simplemente seguir su camino con dulzura y moderación en todo momento, lo que le hará más feliz porque no le apenará ni la ingratitud ni la perversidad de los demás.

64. Realismo...

Sepamos admitir lo negativo en cuanto aparece y opongámoslo siempre a lo positivo.

65. Higiene de vida...

Tratemos de conformarnos con cierta higiene de vida para encontrar menos tensiones, lo que se traduce en algunos principios de dietética, tiempo para caminar, un inventario de las fuentes de estrés, la disposición de algunos periodos de distensión... Existe un vínculo mecánico directo entre los hombros, la verticalidad del eje carvico-cefálico, la prolongación de la columna vertebral dorsal y la apertura torácica. La cintura escapular, para llamarla correctamente, debe estar libre y relajada, y no lo está cuando uno se siente amenazado, y adopta entonces la postura en alerta del boxeador, la que protege la región del corazón y los costados, y dispone los brazos en posición, con los puños cerrados, ante la mirada del adversario. Como luchamos y combatimos cada vez menos, aunque son respuestas «normales» ante el peligro, no quedan más que estas modificaciones fisiológicas de preparación al combate o a la lucha que siempre están presentes, y que duran, pues el estrés moderno no es más que el aspecto más simple de estas respuestas. Sucede con regularidad que contraemos involuntariamente la región de los hombros para colocarnos en un estado corporal de protección: las tensiones se acumulan, se instalan, perduran y generan importantes daños a nivel muscular, de ligamentos, de articulaciones... La práctica sana de los movimientos respiratorios libera esta zona clave. En cuanto a la risa, al sacudir los hombros, permite liberarlos de cargas que se van acumulando.

66. No siempre se puede gustar...

Es cierto que hay que evitar intentar gustarle a todo el mundo. Étienne Jalenques evoca la imagen de un camaleón muerto de agotamiento sobre una manta escocesa. Esto incluye decir lo que uno piensa, y no desperdiciar ni su tiempo ni su energía.

67. Los placeres vivos...

Demasiado a menudo olvidamos que la existencia está llena de multitud de pequeñas ocasiones, que según Alain está *plena de estos placeres vivos*, que no cuestan nada, y que no los disfrutamos lo suficiente. Enamorado de la naturaleza, Maurice Mességué hace su receta de la felicidad:

> Hay que darse placer a uno mismo con multitud de pequeños gestos naturales y no adulterados... No soy virtuoso. Nunca he predicado ni la austeridad, ni el régimen, ni la abstinencia...

Los mensajes de Pierre Bonte sirven de inspiración, pues la felicidad está hecha de miles de pequeñas cosas que se pueden alcanzar. Apreciemos los pequeños instantes, *esos momentos de exaltación en los que participa cada célula de nuestro cuerpo...* y que nos llevan a encontrar *la intensidad en los placeres más simples* (C. Bensaid).

68. Conocerse a uno mismo...

Trabajemos para conocernos a nosotros mismos, lo que requiere armonía, aceptación, desapego, lucidez, indulgencia.

69. La alegría de la espera...

No sabríamos evocar el placer sin hablar de malestar, en concreto el que se encuentra en la prisa y la impaciencia de un placer anunciado que tarda en llegar. Esta espera es fuente de sufrimiento, que puede expresarse como que uno es impaciente, o que algo le impacienta... La expresión inglesa *I'm looking forward* viene marcada por esta espera poco confortable, mientras que una expresión alemana, cuya traducción sería *ser feliz en la espera de un acontecimiento*, cambia la visión sobre este momento que nos separa del placer. La espera, en la que Maupassant veía *un horizonte lleno de esperanza* y también *el sueño*, está llena de promesas y, en este sentido, es feliz.

70. Tener éxito...

Tener éxito en la vida, no por la acumulación o la huida o la trayectoria, sino simplemente por encontrar la felicidad e instalar el buen humor en la propia existencia.

71. Manejar el deseo...

André Comte-Sponville cita a Sartre cuando dice que *el placer es la muerte y el fracaso del deseo.* Cuidado con el aburrimiento, que no es más que el fin del deseo, de su satisfacción, la ausencia de felicidad y también *el primer paso hacia el hastío, la depresión, la náusea, el deseo de evasión* (A. Roberti). También nos recuerda André Comte-Sponville lo que G. B. Shaw llamaba las dos catástrofes de la existencia: cuando nuestros deseos no quedan satisfechos y cuando sí.

72. El precio del conocimiento...

Hay que admitir que el conocimiento puede, a veces, generar el sufrimiento en sí mismo, sólo por el hecho de ver a la gente sucumbir inútilmente en penalidades que podrían haber evitado o manejado mejor.

73. Preceptos de Franklin...

Los preceptos de Franklin son una fuente de buen humor y de felicidad en su aplicación. La templanza, que enseña la medida, el silencio y el rechazo de conversaciones inútiles, el orden en el tiempo y el espacio, la resolución a hacer lo que debemos, la reflexión, la economía, el trabajo útil, la sinceridad, la justicia y la preocupación de no equivocarse y de no dejar de hacer el bien, la moderación y la huida de los extremos, la limpieza, la tranquilidad y, finalmente, la humildad.

74. Historias divertidas...

Coleccionar las historias divertidas y los diseños humorísticos, sin subestimarlos, pues aportan buen humor y a menudo mucha sabiduría...

75. Amar la vida...

¡Amad la vida! Para el terapeuta Pierre Pallardy, la actitud que consiste en amar la vida tiene repercusiones inmediatas en la salud. Pero ¿es así de fácil amar la vida? Para Alain, el simple gusto de la vida es bueno:

> La vida es buena por encima de todo, es buena por sí misma y el razonamiento no tiene nada que ver. Uno no es feliz por un viaje, por riqueza, éxito o placer. Uno es feliz porque es feliz. La felicidad es el sabor mismo de la vida... Ver, oír, oler, saborear, tocar, no son más que una serie de felicidades. Incluso las penas y los dolores y las fatigas, todo es el sabor de la vida. Existir es bueno... Cualquier vida es un canto de alegría.

Esta percepción puede ir acompañada de la reflexión *sobre el sentido de la vida, de la propia vida* (É. Zarifian). Partiendo de esta idea, la vida merece ser amada. Émile Zola dejaba clara su convicción de que *el único interés es creer en la vida, amarla y dedicar todas las fuerzas de la inteligencia a conocerla mejor.* En cualquier caso esto es lo que me ha enseñado mi experiencia acompañando la vida. Observará el lector que no se trata de acompañar a los moribundos, aunque esta sea la denominación oficial, sino al contrario, los pacientes terminales con los que he trabajado estaban muy vivos. Esta simple consideración cambia completamente la visión de los enfermos.

76. Reír...

... sin esperar las ocasiones ni temer los prejuicios.

77. Descansar...

Si el cansancio puede generar mal humor, Shivananda propone un método para descansar: lejos de abandonarse al reposo, basta con cambiar de actividad.

Habrá que probarlo...

78. Un viejo doctor...

El lector puede seguir con éxito estas reglas de vida que un viejo doctor le daba a su hijo:

> Camina dos horas al día, duerme siete horas cada noche, acuéstate cuando tengas sueño y levántate en cuanto te despiertes. Trabaja desde que estés despierto. Come cuando tengas hambre alimentos puros. Mastica entre 15 y 20 veces cada cucharada. Quédate un poquito con hambre. Bebe sólo cuando tengas sed y sin abusar. No descuides tu cuerpo, ni tus vestiduras. Habla cuando haga falta y no digas ni la mitad de lo que puedes decir y di sólo lo que puedes hacer. No olvides nunca que los demás cuentan contigo, pero tú no debes contar con ellos. No quieras ni más ni menos dinero del necesario: es un buen sirviente, pero un mal amo. Perdona a todo el mundo para mayor seguridad. No desprecies a los hombres, no los odies, no rías demasiado, ten piedad de ellos, ámalos sin distinción como a un hermano y alivia a los que sufren. Esfuérzate por ser sencillo, por ser y seguir siendo libre.

79. Ser activo...

Cuando el humor se convierte en pesimismo, ocuparse en algo es la solución: ordenar, limpiar, arreglar, así se ordenan las ideas y también los humores.

80. Buena educación hacia el otro...

Otra definición de la buena educación surge de una preciosa ayuda en las relaciones interpersonales y en el establecimiento de una verdadera comunicación: *es un homenaje a sus semejantes, un reconocimiento de sus semejantes* (Alain). Esta actitud supone proyectar hacia el otro el espíritu, el corazón, la delicadeza, y a tenerlo en cuenta *por la manera de ir, de venir, de arreglarse, de ayudar, de no ayudar demasiado, de interesarse, de no interesarse demasiado*. Es un punto de vista que hace recordar la visión de los budistas, que veían a Buda en cada persona que conocían, y de los hindúes, que ven a Shiva en cada ser.

81. Un baño de luz...

Disfrutar de la luz del día. Es evidente su relación con la vida y el humor alegre: los anglosajones llaman SAD *(season affective disorder)* a las depresiones de la estación otoñal. El sol es importante y muchas personas son sensibles a las estaciones y experimentan variaciones de humor a causa de ellas.

82. Gestionar la felicidad...

G. Moustaki explicaba su manera de gestionar la felicidad, de prepararla, de no perderse nada y de conservarla:

> No escuchar noticias afligentes antes de estar preparado para recibirlas. Saborear primero un poco de música y arreglarse para que el café esté bueno. Leer una página de un poeta o un filósofo que os guste. Parecen ingredientes fútiles, pero ayudan a que el día se desarrolle hacia la felicidad.

83. Maravillarse...

Debemos sorprendernos con regularidad de estar vivos. La maravilla y la admiración son ricas en consecuencias:

Cuando la admiración reúne de repente pedazos de hombres, todo en el hombre toma entonces un mismo movimiento, como en una danza esencial. Vientre, estómago, corazón, órganos humildes siempre estropeados, siempre irritados por los pensamientos de miedo y de contratiempos, participan de repente de un orden íntimo.

Maravillarse: una flor, un paisaje, el ciclo del agua y muchas más cosas que nos rodean, son fuente de asombros cotidianos si conservamos *la actitud de sorpresa* predicada por Georg Groddeck. Saber apreciar la simplicidad y la complejidad de la flor, del paisaje, del agua, de la vida... Este principio pone a resguardo de los reveses de la existencia, inevitables en su aparición, evitables en sus efectos. Es pues la ocasión de cultivar *la euforia natural* de la que ya hemos hablado. Permanezcamos abiertos a este sentimiento sublime *aceptándonos tal como somos, en toda nuestra humanidad* (S. Mac Mahon).

84. El sentido de la vida...

Dar un sentido a la vida y a lo que nos ocurre, sin culpar, con un espíritu justo e imparcial.

85. Paz y tranquilidad...

Sigamos a Montaigne, que creía que la calidad de la existencia no depende de un gran destino, y que la naturaleza es la misma para todos. El deber humano no está en las conquistas o adquisiciones exteriores, sino más bien en el hecho de componer costumbres y de ganar *el orden y la tranquilidad*, en saber *vivir de acuerdo con nosotros mismos*.

86. Vuestra influencia...

Louis Pauwels escribía que *la santidad del ser hace la santidad del lugar*, lo que podríamos traducir por que la serenidad del ser hace la serenidad del lugar, o el buen humor del ser hace el buen humor del lugar...

87. Disfrutar con lo que se tiene...

Poseer algo ¿es fuente de felicidad?, ¿estamos felices por andar, ver, digerir, respirar? Nadie desea andar más que aquel que se ve privado del uso de sus piernas, pues ya las tenemos. La vía oriental invita a disfrutar del buen funcionamiento de todo el ser, fuente de alegría a la cual los occidentales suelen olvidarse de ir a beber.

88. Sin condición...

No pongáis condiciones al avance hacia el buen humor y la felicidad.

89. Actuar sin esperar...

Otra manera de actuar es hacerlo sin esperar nada y sin exigir:

> Si váis a ir en busca de la alegría, haced primero una provisión de alegría. Agradeced antes de haber recibido, pues la esperanza hace nacer las razones de esperar y el buen presagio hace que las cosas sucedan.

Este principio recuerda una práctica de yoga que se considera que aporta la paz. Para obtener el efecto deseado sólo hay que respetar una condición: tener de antemano un poco de paz.

90. Buen año, buen humor...

Si admitimos la afirmación de que la alegría influye en la salud, deberíamos pues, al inicio de cada año nuevo, formular simples deseos de buen humor, ya que la salud es a la vez calidad de vida

y longevidad.
91. La cura de buen humor...

Aprovechemos todas las situaciones que la vida nos ofrece, y me refiero a los acontecimientos difíciles y que van en nuestra contra ante los que podemos aplicar el *Carpe diem*, para aportar nuestro buen humor. Alain decía encontrarse muy bien de su *cura de buen humor* que hacía *desde hacía quince días*: esta cura consiste en ejercer su buen humor contra los imprevistos y contra las cosas sin importancia. He aquí el estado de espíritu con el que las aborda: *¡Oh! ¡Una buena prueba! Ánimo, mi corazón, venga, alivia también esta pena.*

92. Sonreír...

Ya hemos hablado de la sonrisa, exterior e interior: además de los efectos sociales indicados más arriba, podemos añadir que la sonrisa hace mucho a los demás, y, por simple imitación, nos dice Alain, *los hace menos tristes y menos enfadados.* Pero el primer efecto de la sonrisa es totalmente personal.

93. Degustar...

Un excelente método de contribuir al buen humor sería elaborar ese menú que degustaremos cada día que se nos ha dado para vivir. Se compone de:

> Sirope de alegría de vivir, plato de alegría, dosis de fantasía, gran vino de la ternura, infusión de carcajadas, amor, salud, alegría y felicidad.

...Conviene degustarlo lo más a menudo posible, mejor cada día.

94. Aceptar...

No compararse con los demás y aceptar *su posición de partida en la vida y los informes* que recibimos, y llevar a cabo después *la construcción más armoniosa posible* (A. Berge).

95. Comprender...

Podemos actuar sobre nuestra visión de las cosas y, por ello, comprender que somos nosotros quienes damos a los acontecimientos los valores y los contenidos que decidimos. Razonar diciendo que, como dice la canción, *después de la lluvia saldrá el sol*, es tan útil como pensar que más allá de las nubes, el sol brilla siempre.

96. Interpretación de los signos...

Seguramente hay mucho que decir sobre los malos augurios: la sabiduría popular está al tanto de que no es bueno ser supersticioso, pues... trae la desgracia. Si queremos, podemos ver en los acontecimientos el sentido que queramos. Para el filósofo:

> Todo es bueno si queremos hacerlo bueno.

Alain se apoya en el espíritu del antiguo filósofo estoico al decir que, si así lo decidimos, el cuervo nos anuncia felicidad. Cualquier cosa puede anunciar cosas buenas: podemos concedernos el derecho de colorear los acontecimientos de una manera distinta a la que tratan de imponernos la costumbre o la actitud común. En una simple y magnífica frase, Alain escribió que *el sabio corta los signos y los discursos como un buen jardinero*.

97. Vivir la vida...

Hay que vivir la vida, como aconseja B. S. Siegel, y, tal como invita a hacer, dejar *que esta maravillosa inteligencia interior se exprese* a través de nosostros.

98. Disfrutar del ser...

Podemos sumarnos a Montaigne, que decía que *saber disfrutar lealmente del ser es una perfección absoluta, casi divina*. Es una manera de incitar a utilizar el propio cuerpo. En un estilo brutal y contundente, Georg Groddeck ordenaba la práctica del ejercicio físico, por el hecho de que *lo que no se usa se pudre*; además, es garantía para la longevidad. Para Michel Coquet, el ejercicio permite establecer el equilibrio cuando estamos en el camino, y aquel que él llama *el auténtico buscador* sabe entonces combinar armoniosamente *fuerza física y dinamismo espiritual*. Una práctica física sana, no violenta y regular, tendrá los mejores efectos en el humor en general: caminar, por ejemplo, primer ejercicio natural, tiene excelente repercusiones a nivel muscular, de la pelvis, las partes inferiores, la columna vertebral, la circulación de retorno y... la necesaria sensación de libertad.

99. Pedazo de cielo azul

Alrededor de las palabras propuestas podemos escribir otras que representen cualidades, principios, objetivos, estrofas, características positivas, actitudes o imágenes, susceptibles de aportar tono, alegría, fuerza... Al releerlas otorgarán la energía que les hayamos dado y nos inspirarán otras palabras y temas para añadir.

Simpatía

Tono

POSITIVO

Alegría

ENERGÍA

Fuerza

Conviene elegir palabras en positivo. Pero ¿qué tipo de palabras? Podemos utilizar términos que evoquen tanto lo abstracto como lo concreto. Elegidos por su tendencia positiva, he aquí los principios (respeto, tolerancia...), cualidades (generosidad, altruismo...), reglas y actitudes (rigor, grandeza...), estados de ánimo (calma, paz...), características positivas y objetivas (éxito en una acción que realizar, o cualidad que uno desea desarrollar), sentimientos (felicidad, amor...), estados psicosomáticos (alivio, energía...), imágenes positivas y mordaces, emociones (alegría...) que nos corresponden o apreciamos, y que son susceptibles de aportarnos tono, alegría, fuerza, confianza. Podemos mencionar elementos naturales que pueden tener un efecto directo sobre la psique, como elementos de la naturaleza (rocas, cascadas, lagos, montañas...). Fijémonos en las diferencia de sonoridad entre las palabras relajación, alivio, tranquilidad... Por eso, la elección de una palabra es importante, ya que suena al oído junto con las cualidades positivas o negativas. En la tabla de abajo, las palabras de la izquierda pueden corresponder a un estado o una cualidad: cada uno que establezca su correspondencia...

	Fuerza	Oscuridad	Rapidez	Calma
Peñón				
Lago				
Arroyo				
Bosque				

Más allá de este ejemplo, muchas palabras que designan una misma cosa pueden tener una sonoridad semántica diferente, y pueden aportarnos elementos variados según nuestra elección.

	Asperezas	Fuerza	Forma	Otros (precisar)
Bloque				
Roca				
Peñón				
Rocalla				
Piedra				

100. Actuar...

No esperar pasivamente, sino actuar, pues la energía viene de la acción.

Finalmente, queda un tema pendiente a estas alturas del capítulo: el lector piensa en la dificultad potencial ligada a la práctica de todo lo que se ha anunciado aquí. La cuestión no es: *¿Lo lograré?* Sino más bien: *¿Tengo ganas de intentarlo?* Vemos además, como en la parte que hace referencia a una *historia de botellas*, que la formulación lo cambia todo. Para ayudar a mi lector en esta tarea, le deseo que conserve la fuerza de un roble y la flexibilidad de una caña, y que sepa conjugar armoniosamente dulzura, fuerza y ternura. Esta asociación es posible porque no somos más que materia. Incluso desde nuestra humilde posición es importante que seamos idealistas actores de este mundo, pues todas las prácticas indicadas en esta obra no deben quedar como una teoría o un simple discurso simpático. Antes de ser trasmitidas deben ponerse en práctica, y sólo bajo esta condición expresa podremos trasmitir este mensaje enérgico, sereno y optimista a quienes nos rodean.

¡Ánimo!

CONCLUSIÓN

No quiero seguir los pasos de los ancianos.
Quiero encontrar lo que buscaban.

BASHO, poeta japonés
citado por K. R. PELLETIER

Nunca habremos hablado lo suficiente del poder que el inconsciente tiene en nosotros. Mi formación de terapeuta, mis observaciones personales y mi práctica profesional al cuidado de mis pacientes, así como lo cotidiano por la práctica del autoanálisis, me han permitido darme cuenta de ello. El trabajo de investigación realizado en el All India Institute of Medical Science de Nueva Delhi en 1989 tuvo una particularidad: la condición de la mujer y de los niños indios, dos temas sobre los que me convencieron para que no tratara por la carga de trabajo que exigían, fueron pensados, tratados y redactados sin yo saberlo; así que me decidí a abandonarlos. Cuando «ello» nos alcanza..., entonces «ello» es a la vez espiritual y humano, lo que conoce la humanidad, desde los tiempos de los tiempos, con sus encantadores, sus curanderos y sus magos, sus sujetos que supuestamente saben y sus oficiales, con sus rituales, plegarias, ofrendas y prácticas de todo tipo, jugando todo ello con las funciones de motivación, de voluntad y de imaginación, hasta despertar en el interesado poderes fascinantes, extraños e insospechados. Todos los grupos humanos, todas las civilizaciones, todos los pueblos, todas las comunidades han conocido esa energía, dejando lo negativo a un lado y hechizando lo positivo en los rituales de entrada y otras iniciaciones. Son los mismos mecanismos del ser que pueden, en un trabajo terapéutico, torcerse desde el principio e impedir que el paciente acceda a su recuperación o que incluso perjudiquen al enfermo deteriorando su fe y siguiendo un pronóstico pesimista.

Los poderes presentes, subjetivos y no mensurables, no son menos increíblemente eficaces. En la actualidad, en una especie de dispersión generada por la modernidad, los médicos ven estos efectos, los filósofos los conocen, los tradicionalistas los enseñan y los psicólogos los explican, ya que el ser es uno. Más que una simple correspondencia simbólica, el efecto placebo demuestra la existencia del médico en cada uno de nosotros. De la unidad del ser dependen los principios de autocuración cuyos mecanismos secretos se nos escapan. Psíquico y orgánico son dos aspectos de una misma cosa, las células están impregnadas de conciencia: algunas tradiciones lo dan a entender, algunos investigadores lo han percibido intuitivamente, la ciencia lo descubre con la psico-neuro-inmunología reuniendo tres facetas hasta separarlas.

Ese «ello» organiza tanto la forma como quien la anima, y se expresa en dos ámbitos distintamente perceptibles siendo una misma energía. De ahí la necesidad de situarnos, por los métodos de la meditación, la plegaria, la sugestión, la fe y la confianza en relación con nuestros cimientos para convertirnos en nosotros mismos, en relación con el plano organizativo sin oponerse a él, o a Él, según la dimensión dada, pues Atman e Ishvarapranidhana, el don de sí mismo, nos ponen en relación con nuestra dimensión cósmica.

Una vez ejecutada la asociación de los componentes del ser, la elección del optimismo optimiza, justamente, los métodos del individuo que finalmente podrá vivir, respetando el cuadro definido por las reglas comunitarias que no están ahí para impedir la libertad, sino para guiarla. Su función es hacernos felices, pues la libertad no es la ausencia de obligaciones, sino la posibilidad de elegirlas. La codificación de los pensamientos y de las reglas, enriquecida con la experiencia de la humanidad y la observación de los sabios, ha permitido dar un sentido a esas energías y que no destruyan al individuo o su entorno.

Sin embargo, este último riesgo ha reaparecido a partir de que el hombre ha buscado, por su posición de líder elegido, espiritual, científico, religioso o político, obtener algunos beneficios personales de sus conocimientos e imponer cierto dominio. Por eso las religiones se ahogan y el conocimiento despierta la desconfianza. Ávida de señales, la humanidad busca sus marcas y vuelve su confianza hacia el exterior, olvidando a veces su sabiduría interior fundamental, la inteligencia de la vida, el poder de «ello».

Por un desgraciado parecido de lógica, a veces el hombre ha hecho incómoda la aplicación de los códigos que rigen la comunidad estableciendo la confusión de lo serio y lo triste, separando al optimista del pesimista, asimilando control y enfado. El buen humor es un fenómeno de expansión. El hecho de que Pratyahara, la quinta etapa del yoga tradicional, la contracción de los sentidos que prepara la etapa siguiente de la concentración, sea contraria a la expansión ha hecho pensar en ocasiones que esta práctica es opuesta al humor positivo, y que la ascesis debe ser una austeridad mórbida mental, física y relacional. Se entiende mejor entonces que en lugar de servir a la vida, la tradición se haya girado a veces hacia los senderos irrespirables de la esclavitud. Sumergirse en los textos antiguos basta para darse cuenta de que la tradición no casa con el enfado ni la irritación, con el pesimismo ni con la antipatía, sino que sirve a la vida porque acompaña a la humanidad a lo largo de su recorrido. Esto está bien, pues la tendencia del ser humano podría situarse, como se ve a veces, en el lado de la derrota, en el lado de la caída incontrolada hacia las fuerzas negativas, en el lado de los pesimistas, de los pasivos, de los fatalistas y otros derrotados, esos que siempre están ahí para recordar, cuando los acontecimientos imponen reflexión y humildad, que tenía que pasar, que ellos ya lo habían dicho, que estabais avisados, y que, por reíros el viernes, lloráis el domingo.

Considerar los dos lados de la balanza y examinar la situación para construir el argumento es realismo, no pesimismo, y, afortunadamente, todas las épocas han sostenido que la sonrisa llama a la sonrisa y que la tristeza engendra tristeza, que los efectos del pesimismo o de la alegría son muy reales en la curación o simplemente en la calidad de vida. Las tradiciones no predican la tristeza ni el decaimiento, sino más bien incitan a la búsqueda activa de la armonía, a la elaboración del equilibrio en uno mismo y en su entorno, a la apertura y el optimismo, lo que exige compromiso de cada instante y de toda una vida.

San Pablo lo anuncia en sus epístolas (2 Co, 13, 11; Flp 4, 6; 1 Ts 5, 16). La alegría y la fe son beneficiosas, igual que la benevolencia y la dulzura; la confianza y la plegaria, tanto si son de un laico como de un ateo, están ahí para servirnos, y no para mantenernos en el temor como lo harían algunos déspotas del espíritu. La espiritualidad es simpática por esencia; nos propone utilizar lo positivo y desconfiar de las creencias negativas. Por eso las grandes corrientes humanas nos enseñan a velar por las palabras y las representaciones mentales. La práctica que se alimenta de luz, de aire y de movimiento, aquella que, según los Samhita, destruye tristezas y enfermedades, no es más que un aspecto.

A esta ascesis del cuerpo se le añaden las de la palabra y de lo mental, y el conjunto de los tres constituyen el compromiso del que hablaba más arriba: además, la octava vía del Raja-Yoga va dirigida a los componentes físico, mental, moral, espiritual y social del hombre.

Elegir y actuar son las dos palabras que configuran nuestra existencia; la hija del boxeador lo había comprendido bien. Y es aún más cierto para el humor, sobre todo en nuestra civilización tan mediatizada, donde vale más practicar la autosugestión y la filosofía tónica a la vez que la vigilancia en las palabras del aire, las expresiones gratuitas y la falta de control mental. Es una elección lógica, es una elección vital: debemos reanimar el espíritu y el corazón, buscar el bienestar sobre todos los planos, más allá de la simple homeostasis o de un simple silencio orgánico. Divinizar cada acto, por banal que sea, no exige nada y puede aportar mucho. Tengo una fe enorme en este respeto del ser, en este humanismo, fundamento de una moral respetuosa de la vida y de la alegría.

La otra palabra maestra es vivir plenamente, tanto las alegrías como las dificultades o los problemas, para no perderse nada. Toda la existencia es sabrosa y no hay que equivocarse de felicidad, pues está hecha de pequeñas cosas: existir, respirar, moverse, sentir, conservar el alma tranquila, constituyen todas las ocasiones para experimentar una alegría simple y completa a la vez, sin perder de vista que existe una alegría de temperamento, ligada a los órganos; otra de carácter; otra transmitida por la educación y el entorno, y otra que podemos decir nacida de las condiciones kármicas y las tendencias presentes en la concepción. Debemos estar convencidos del poder de la reflexión, de Buddhi, esta función que nos permite no separar cuerpo y espíritu, y que da privilegios a quienes han olvidado las evidencias, los que manejan el escalpelo y rechazan lo abstracto o los que trabajan con el espíritu y rechazan el cuerpo, evitando así considerarnos como individuos, entidades en el sentido más integral del término.

Todos únicos e idénticos a la vez en el sentido de que todos estamos equipados con los mismos mecanismo fisiológicos, nerviosos, psíquicos, tenemos todos una relación soma-psique, somos todos sensibles al condicionamiento sin que sea necesario estar en presencia de estimulación externa. El interior, bienestar y buen humor contribuyen al establecimiento y al mantenimiento de la salud. Considerar la acción sobre la emoción y la de la emoción sobre nosotros es terreno de la filosofía, que deja un lugar al sentido del humor en relación con la existencia, a los acontecimientos y a sí mismo. Tanto los efectos nefastos del mal humor como los ejemplos positivos del alivio, remisión o curación por el buen humor, nos muestran regularmente la necesidad de la elección que hay que tomar. Pero cualquier elección, incluso positiva, no siempre es simple.

Sobre este difícil camino en el que activamos espectador y actor a la vez, el único gran escollo que se debe evitar es la posible tendencia a poder con todo. La humildad es necesaria, ya lo dice la enseñanza mayor del Karma-Yoga que consiste en abandonar los frutos de la acción. En el tema que nos ocupa, los efectos no están garantizados y la aceptación total, en el sentido de Marco, XIV, 36, *no lo que quiero, sino lo que queréis*, el abandono con toda confianza a soltarse, Ishvarapranidhana, son indispensables para permitir la expresión de «ello» y de la vida.

El saco de preocupaciones está lleno de viejos hechiceros a los que les contamos las desgracias antes de meterlas allí. Sepamos, cada día y cada instante, cazar los hechiceros de nuestra existencia, pues no mostrarán ninguna revancha contra nosotros si decidimos que no pueden hacernos nada. Así, una nueva luz alegrará nuestros días y nos dará la impresión de participar en nuestro destino y no de sufrirlo.

Una vez establecida la convicción de esta necesidad de elección, entreguémonos y cultivemos la virtud del buen humor en sí misma y sus diferentes manifestaciones: sonreír, reír, alegría, optimismo, entusiasmo, contento, pero también amor, ternura y simpatía, confianza en la vida y ecuanimidad, sabiendo disfrutar en cada instante de los placeres simples que nos ofrece la existencia y permitiéndonos, de vez en cuando, un momento para reencontrarnos y liberarnos un poco del estrés cotidiano. Hay que buscar la igualdad del alma como la cima del buen humor, pues nos evita disgustos de la vida y acontecimientos inevitables, y nos abre el acceso a dimensiones más elevadas del ser.

Cuentan que una madre vino un día a buscar a un sabio para que hiciese que su hijo no comiese más sal. El sabio observó al niño y le pidió que volviese la semana siguiente. Llegó el momento del segundo encuentro, y el sabio se dirigió al niño y le dijo simplemente que no comiese más sal. La madre, sorprendida, le dijo al sabio que podría haberlo hecho la semana anterior, a lo que el hombre respondió que era imposible, pues entonces él mismo estaba comiendo sal. El sentido de este cuento es el de animar al lector a optar por la puesta en práctica y la aplicación del discurso más enérgico, antes de intentar transmitirlo, y que, sean cuales sean las condiciones externas, y que, una vez acabe la lectura de estas líneas, siga el consejo claro de Octave Primes, según el cual la ciencia que adquiramos *no debe ser para nosotros más que el cincel del escultor, que nos ayude a cortar el bloque de pensamientos y sentimientos que hace el fondo de nosotros mismos.*

Le deseo al lector que encuentre aquí alegría, fuerza, confianza y serenidad.

Gill Éric LEININGER MOLINER

ANEXO

Los remedios cuyo monopolio atribuimos al
cielo están a menudo en nosotros mismos.

Shakespeare

Melody es un ángel...

... Un ángel de apenas 20 años, de quien se dice que su esperanza de
vida es limitada. Un ángel de sufrimiento por el mal que la aqueja (un
tumor llamado linfoma) y las consecuencias que el tratamiento le
provoca en el plano corporal y psicológico. Un ángel cuyo cielo azul
del rostro hace olvidar su cuero cabelludo desnudo, su delgadez, su
débil voz, casi inaudible, así como el ojo izquierdo permanentemente
cerrado.

Melody ha aceptado enseguida que volvamos a vernos. Nuestra
cita fue fijada a partir del día siguiente a nuestro primer contacto,
que tuvo lugar en compañía del equipo de cuidados que yo inte-
graba.

Al principio, casi de forma sistemática ha buscado un apoyo: mi
mano para dirigirse o mi brazo para apoyarse. ¿Quién era yo para
ella? Nuestro trabajo empezó un poco así, como si ella buscase la actitud que debía adoptar, mientras que yo comprobaba mis límites,
hasta un día en que, habiéndome pedido que le rascara la cabeza, le
repondí que sólo ella podía hacerlo adecuadamente, pues sólo ella
sabía qué parte del cuero cabelludo le molestaba.

Con nuestros encuentros regulares, con altibajos, Melody dejó de
apoyarse en mi brazo, para hacerlo en mis palabras y en mi confianza
en ella. De la sonda gástrica a la alimentación normal, de andar titu-

beante a la seguridad relativa de sus pasos, del puño huesudo e inexistente a cerrar su mano sobre la mía, firme y voluntariamente, del decaimiento físico con una sospecha de falta de autoestima a partir de las conversaciones, a un tono físico-químico que iba hasta la risa, Melody se rehízo suavemente, con confianza y con fe.

Se fue, autónoma, en junio-julio, a Niza, y volvió una segunda vez para unas cuatro semanas. La vida que todos creían terminada se reanimó, se despertó de nuevo. El siguiente proyecto era retomar los estudios el próximo mes de octubre, interrumpidos a causa de la enfermedad.

Melody es un ángel, y tengo la impresión de haber contribuido a devolverle las alas.

Texto extraído de *Le Psychologue clinicien, la Mort et l'Accompagnement de la Vie* (El psicólogo, la muerte y el acompañante de la vida), Leininger-Molinier, 1992.
Melody murió el 8 de septiembre de 1992.

A propósito de la oración...

El fervor cuenta más que la formulación, pero no me resisto a la tentación de transmitir la oración al ángel de la guarda que llenó mi infancia, conforta mi edad adulta y es a la vez bella y fuerte.

> Velad por mí cuando me despierte, buen ángel, pues Dios lo dijo, y cada noche cuando me duerma, inclinaos sobre mi cuna. Tened piedad de mi debilidad; a mi lado, andad sin parar. Habladme durante el camino y mientras os escucho, por miedo a equivocarme de camino, buen ángel, dadme la mano.

Me gusta también este homenaje amerindio transmitido por el jefe Dan George:

> Oh gran espíritu que oigo tu voz en los vientos y que das vida al mundo entero con tu aliento, escúchame. Soy un hombre ante ti, uno de tus numerosos niños. Soy pequeño y débil, necesito tu fuerza y tu sabiduría. Déjame andar en la belleza y que mis ojos vean siempre los rayos de sol rojos y encendidos. Haz que mis manos respeten las cosas que has hecho, que mis oídos sean lo suficientemente finos para escuchar tu voz. Hazme sabio para que comprenda las cosas que le

has enseñado a mi pueblo, las lecciones que has escondido en cada hoja y en cada piedra. Busco la fuerza, Creador Único, no para ser superior a mis hermanos, sino para combatir a mi mayor enemigo, yo mismo. Haz que esté siempre preparado para llegar a ti con las manos limpias y el ojo derecho, de manera que, cuando la vida decline como el sol poniente, mi espíritu pueda llegar a ti sin culpa.

Podemos practicar cada día esta plegaria, que es un compromiso personal:

Aquí y ahora, yo... (nombre y apellidos)... me comprometo a vivir. Pongo mi vida al servicio de la humanidad, y me comprometo a ser para todos un instrumento de paz y de armonía. Dejo de identificarme con mis dudas y mi personalidad limitada, y me identifico con mi conciencia ilimitada. Perdono mis errores y perdono a quienes me han herido. Estoy protegido, inspirado, guiado y camino alegremente por el camino de mi felicidad. Doy gracias por la ayuda que me ha sido dada. Om Shanti, Shanti, Shanti (o bien Amén).

El siguiente texto no es menos positivo:

Estoy calmado y en paz, todo es armonía en mí. Estoy ligado íntimamente a todas las fuerzas superiores del universo. Soy un ser libre y creo sin cesar la abundancia en mí y en torno a mí. Irradio salud, felicidad, y realizo con éxito todo lo que hago. Soy feliz porque soy el hijo de la luz divina y la manifiesto en todas mis acciones y en todos mis pensamientos.

A propósito de la tolerancia

Jonathan Swift decía que *tenemos suficiente religión para odiarnos, pero no la suficiente para amarnos los unos a los otros...* Sogoyenwatha, jefe séneca citado por Placide Gaboury, envió a un predicador con estas palabras:

Hermano, decís que sois enviado para enseñarnos cómo adorar al Gran Espíritu de una manera que le guste, y que si no abrazamos esta religión, vosotros los blancos decís que seremos desgraciados. Decís que... estamos perdidos... ¿Cómo sabremos que debemos creer si tantas veces nos ha engañado el pueblo blanco? Hermano, decís que sólo hay una forma de adorar y de servir al Gran Espíritu. Si sólo hay una religión, ¿por qué el mundo blanco se entiende tan poco sobre este tema? ¿Por qué no estáis todos de acuerdo, ya que todos podéis leer ese libro?... Nosotros también tenemos una religión que fue dada a nuestros antepasados y transmitida a sus hijos. Adoramos de esta manera, que nos enseña a reconocer todos los beneficios que recibimos, a amarnos los unos a los otros y a estar unidos. Jamás discutimos por motivo de religión, pues es un tema que concierne a cada hombre y al Gran Espíritu... Hermano, nos han dicho que habéis predicado a los blancos de esta región... Esperaremos un poco para ver el efecto de vuestra predicación en ellos. Si vemos que les hace el bien, los hace más honestos y menos dados a engañar a los indios, consideraremos de nuevo lo que habéis dicho.

A propósito de la aplicación de una ley psicológica...

Le debemos al sabio Shivananda este magnífico texto:

Conservad el corazón joven. No penséis «Soy viejo», pues pensándolo creáis una mala costumbre. No os alimentéis de tales pensamientos... Sois la imagen de lo que pensáis. Esta es una gran ley psicológica. Lo que el hombre piense, le ocurrirá. Es una gran verdad. Pensad «Soy fuerte» y seréis fuertes. Pensad «Soy débil» y seréis débiles. Pensad «Soy tonto» y seréis tontos. Pensad «Soy un sabio... » y santo... y lo seréis. Sólo el pensamiento forma y modela a un hombre. El hombre vive constantemente en un mundo de pensamientos. La imaginación hace milagros. El pensamiento tiene una fuerza extraordinaria. Como lo hemos dicho ya, el pensamiento es algo sólido. Vuestro estado presente es el resultado de vuestros pensamientos pasados y vuestro futuro será a imagen de los pensamientos que tenéis en el presente. Si pensáis correctamente, habláis correctamente, y vuestras acciones serán igualmente correctas. Vuestra vida se divinizará.

A propósito del saco de preocupaciones...

Un nombre divertido para un objeto aparentemente beneficioso: no es un saco para acumular o aportar preocupaciones, sino para permitir liberarlas, o al menos su representación. El saco de las preocupaciones se presenta bajo la forma de una bolsa en la que se encuentran cinco pequeños personajes. La bolsa está atada con un cordón que asegura la apertura o el cierre, lo que puede aislar el contenido del saco.

Hay que dar unas vueltas sobre uno mismo, unos instantes de concentración. Basta entonces con abrir el saco en cuestión y sacar a las pequeñas hechiceras. Sujetamos la primera y le contamos las preocupaciones. Una vez las preocupaciones están cargadas sobre los hombros del personaje, lo devolvemos al saco. Luego lo mismo con la segunda figura y la segunda preocupación, etc. Es probable que, en este momento, nos sintamos más ligeros. En cuanto las hechiceras han encontrado su hábitat, cerramos el saco y lo colocamos debajo de la almohada. Al día siguiente sólo encontramos hechiceras, las preocupaciones han desparecido del saco. Si la eficacia es mediana, habrá que insistir, volver a probar... Al final acabará funcionando... ¡Sin que esto se convierta en preocupación!

A propósito de Pierre Bayle...

Nacido en Carla-Bayle en 1647 en un contexto de inestabilidad política y económica, de renacimiento y ebullición de ideas nuevas, Pierre Bayle fue protestante, luego se convirtió al catolicismo, y luego otra vez al protestantismo. Profesor de filosofía, apóstol de la tolerancia, personifica el espíritu crítico, es acusado de impío y de ateísmo, y se le imponen graves sanciones. La persecución de su hermano por parte de los calvinistas refuerza su compromiso. En 1682, exalta el libre examen crítico, el espíritu científico, la experiencia: *El testimonio de un hombre debe tener la fuerza en proporción al grado de certeza que haya adquirido instruyéndose plenamente en el hecho.* Hay dudas sobre las reacciones beligerantes de los tradicionalistas que utilizan el saber para fines de explotación de la credulidad, de sumisión de los demás en una lógica oscurizante. Hay que decir que ese sentido común predicado por Pierre Bayle critica y denuncia la autoridad y la tradición sobre las que se basa la manipulación de los espíritus en el terreno espiritual y religioso. Su punto de vista es claro: cada uno *debe buscar la verdad con cuidado y, cuando crea haberla encontrado, debe amarla y adaptar su vida a ella.*

Será fácil reducir *el sufrimiento de una infinidad de gente bajo la autoridad de dos o tres personas que, habiendo defendido una doctrina que se suponía que habían examinado a fondo, han persuadido a muchos otros por el prejuicio de su mérito.* El resto se explica por el hecho de que, más que verificar lo que se les decía, la gente prefirió la facilidad y *creer de repente lo que les decían antes que examinarlo con cuidado.* A partir de ahí, la masa de crédulos hace presión sobre los indecisos. Es *un nuevo compromiso para los otros hombres de librarse de la pena de examinar una opinión que veían tan general.* Los nuevos convencidos lo son también por el hecho de que suponen *la solidez de las razones de las que se habían servido antes* para establecer esta opinión. Tras esto, la presión social hace su bien tan conocido en la psicología moderna, *se reduce la necesidad de creer lo que todo el mundo creía, por miedo a pasar por un rebelde que quiere saber más que los demás y contradecir la venerable costumbre.*

Conviene meditar y no olvidar la frase según la cual *un hombre hábil que sólo dice lo que ha meditado mucho y que ha puesto a prueba todas sus dudas otorga más peso a su sentimiento que cien mil espíritus vulgares que se siguen como borregos y basan todo en la buena fe de los demás.*

BIBLIOGRAFÍA

Un hombre es feliz cuando retoma las huellas de su trabajo y las sigue sin otro maestro
que el propio trabajo, cuyas lecciones son
siempre bien recibidas.

ALAIN

BERGERET, Jean, *Manual de psicología patológica*, Masson, Barce-
lona, 1989.
BERNARD, Claude, *Introducción al estudio de la medicina experi-
mental*, Editorial Crítica, Barcelona, 2005.
BERTHERAT, Thérèse y Carol BERNSTEIN, *El cuerpo tiene sus razo-
nes*, Ediciones Paidós Ibérica, Barcelona, 2006.
CAMBIER, Jean, MASSON, Maurice y Henri DEMEN, *Neurología*,
Masson, Barcelona, 1995.
CARNEGIE, Dale, *Cómo ganar amigos e influir sobre las personas*,
Edhasa, Barcelona, 2005.
— *Descúbrase como líder: cómo ganar amigos, influir sobre las per-
sonas y tener éxito en un mundo cambiante*, Edhasa, Barcelona,
1995.
— *Cómo suprimir las preocupaciones y disfruar de la vida,* Edhasa,
Barcelona, 2005.
CHANGEUX, Jean-Pierre, *Razón y placer*, Tusquets Editores, Bar-
celona, 1997.
CHAUCHARD, Paul, *Hipnosis y sugestión*, Oikos-Tau Ediciones, Vi-
lassar de Mar, 1971.

COMTE-SPONVILLE, André, *La felicidad, desesperadamente*, Ediciones Paidós Ibérica, Barcelona, 2001.

CORNEAU, Guy, *La sanación del corazón*, Luciérnaga, Barcelona, 2002.

DELAY, Jean *et al.*, *Manual de psicología*, Masson, Barcelona, 1988.

DESCARTES, René, *Las pasiones del alma*, Editorial Tecnos, Madrid, 2006.

DOORE, Gary, *El viaje del chamán*, Editorial Kairós, Barcelona, 2007.

EDDE, Gerard, *La medicina ayurvédica*, Editorial Ibis, Sant Boi de Llobregat, 1992.

EPÍCTETO, *Pláticas. Libro I*, Consejo Superior de Investigaciones Científicas, Madrid, 1967.

— *Pláticas. Libro II*, Consejo Superior de Investigaciones Científicas, Madrid, 1963.

— *Pláticas. Libro III*, Consejo Superior de Investigaciones Científicas, Madrid, 1965.

— *Pláticas. Libro IV. Fragmentos*, Consejo Superior de Investigaciones Científicas, Madrid, 1973.

EPICURO, *Obras completas*, Ediciones Cátedra, Madrid, 1995.

FREUD, Sigmund, *La interpretación de los sueños*, Editorial Biblioteca Nueva, Madrid, 2000.

— *El chiste y su relación con lo inconsciente*, Alianza Editorial, 2005.

— *Introducción al psicoanálisis*, Alianza, Madrid, 2005.

— *El malestar de la cultura*, Alianza Editorial, Madrid, 2006.

GANDHI, Mahatma, *Guía de la salud*, Distribuciones y Ediciones Bellsolà, Barcelona, 1974.

GIBRAN, Khalil, *El profeta*, Ediciones Urano, Barcelona, 2001.

GHOSE, Aurobindo, *Guía del yoga integral*, Fundación Centro SRI Aurobindo, Barcelona, 2001.

GODEFROY, Christian, *Dinámica mental*, Ediciones Mensajero, Bilbao, 1985.

JAMES, William, *Las variedades de la experiencia religiosa: estudio de la naturaleza humana*, Ediciones Península, Barcelona, 2002.

JOKO BECK, Charlotte, *Zen ahora*, José J. de Olañeta Editor, Palma de Mallorca, 1998.

JULIA, Didier, *Diccionario de filosofía*, Larousse Editorial, Barcelona, 1995.

JUNG, Carl Gustav, *Civilización en transición*, Editorial Trotta, Madrid, 2001.

KEEN, Sam, *Ser hombre*, Gaia Ediciones, Móstoles, 1999.

LA FONTAINE, Jean de, *Fábulas de La Fontaine*, Susaeta Ediciones, Madrid, 2006.

LAGACHE, Daniel, *La unidad de la psicología*, Ediciones Paidós Ibérica, Barcelona, 1986.

LAO-TSE, *Tao Te ching: los libros del Tao*, Editorial Trotta, Madrid, 2006.

LAPLANCHE, Jean y Jean-Bertrand B. PONTALIS, *Diccionario de psicoanálisis*, Ediciones Paidós Ibérica, Barcelona, 1996.

LASSUS, René de, *Cómo llegar a ser uno mismo*, Editorial Iberia, Barcelona, 1994.

LELEU, Gérard, *Las caricias*, Plaza & Janés Editores, Barcelona, 1997.

LEMPÉRIÈRE, Thérèse y André FÉLINE, *Manual de psiquiatría*, Masson, Barcelona, 1997.

LÉVI-STRAUSS, Claude, *Antropología estructural*, Ediciones Paidós Ibérica, Barcelona, 1995.

MARTINI CARLO, Maria, *El fruto del espíritu en la vida cotidiana*, Editorial Verbo Divino, Estella, 1999.

MARTY, Pierre, *Los movimientos individuales de vida y de muerte*, Ediciones Toray, Cerdanyola, 1984.

MONOD, Théodore, *Peregrino del desierto*, José J. de Olañeta Editor, Palma de Mallorca, 2000.

MONTAIGNE, Michel de, *Ensayos completos*, Ediciones Cátedra, Madrid, 2003.

MORRIS, Desmond, *El mono desnudo*, Plaza & Janés Editores, Barcelona, 2000.

NIETZSCHE, Frédéric, *Así habló Zaratustra*, Alianza Editorial, Madrid, 1998.

PASSEBECQ, André, *Psicoterapias por los métodos naturales*, Mr Ediciones, Madrid, 1987.

PATANJALI, *Yoga sutras*, Ediciones Índigo, Barcelona, 2004.

PAUWELS, Louis, *El aprendizaje de la serenidad*, Ediciones Mensajero, Bilbao, 1996.

RABELAIS, François, *Gargantúa*, Ediciones Cátedra, Madrid, 1999.

Roberti, Andrés, *Cómo psicoanalizarse a sí mismo*, Editorial De Vecchi, Barcelona, 2003.

ROGERS, Carl, *Psicoterapia centrada en el cliente*, Ediciones Paidós Ibérica, Barcelona, 1986.

SCHOPENHAUER, Arthur, *Aforismos sobre el arte de saber vivir*, Editorial Debate, Barcelona, 2000.

— *El arte de ser feliz: explicado en cincuenta reglas para la vida*, Editorial Herder, Barcelona, 2000.

SCOVEL SHINN, Florence, *El juego de la vida y cómo jugarlo*, Ediciones Obelisco, Barcelona, 1998.

SÉNECA, Lucio Anneo, *Sobre la felicidad. Sobre la brevedad de la vida*, Editorial Edaf, Madrid, 1997.

SIEGEL, Bernie S., *Amor, medicina milagrosa*, Espasa-Calpe, Pozuelo de Alarcón, 1996.

Sillamy, Norbert, *Diccionario de psicología*, Barcelona, Larousse Editorial, 1996.

THOMAS, Jacques, *Enfermedades psicosomáticas*, Salvat Editores, Barcelona, 1990.

WATZALAWICK, Paul, *El lenguaje del cambio: nueva técnica de la comunicación terapéutica*, Editorial Herder, Barcelona, 1994.

ZIV, Avner y Jean-Marie DIEM, *El sentido del humor*, Ediciones Deusto, Barcelona, 1993.

ACERCA DEL AUTOR

> Uno se siente revivir y rejuvenecer en su co-
> mercio. De forma parecida a esa deliciosa
> rosa que hace reverdecer nuestros campos,
> la alegría penetra en el corazón para reno-
> varlo y dilatarlo.
>
> CARACCIOLI

Géminis-leo, nacido en 1955, GillÉric Leininger-Molinier es
psicólogo clínico, enseña yoga desde 1976, profesional desde
1979 y consultor-formador. Desde 1988 edita la revista *DRISH*
(5 números al año) y la *Leerte de l'Institut* (4 números al año), y
privilegia la mayéutica[6] más que la acumulación del saber.

Mecánico en un taller de coches, empleado de banca después
(posee el Certificado de Aptitud Profesional de empleado de
banca), personal de mantenimiento, conductor, repartidor; a los
23 años eligió dedicarse a la enseñanza del yoga y especializarse.
Trabajando al mismo tiempo al cuidado de niños escolarizados y
como director-adjunto del centro de ocio de Colomiers, obtuvo
varios diplomas de maestro de yoga y estudió anatomía comparada y psicopedagogía.

---

6. La mayéutica de Sócrates es «el arte de dar a luz a las almas».

Vuelve a la universidad doce años después de abandonarla, obtiene un DESS (diploma de estudios superiores especializados) en psicología y psicopatología clínica, y se orienta hacia la función de terapeuta. Esta decisión lo llevará hacia el trabajo terapéutico, el autoanálisis y a trabajar con pacientes especiales: enfermos terminales, presos, ejecutivos en busca de empleo, demandantes de empleo, pacientes hospitalizados, niños autistas y discapacitados.

El All India Institute of Medical Science de Delhi lo acoge en diciembre de 1989 para un trabajo de estudio y de investigación que le vale en 1990 el Prix de la Ville de Toulouse.

Actualmente, el autor pasa consulta en su instituto de Colomiers, ciudad donde enseña yoga desde hace casi treinta años, e interviene en grupos de formación, regulación y terapia. Apasionado de la escritura y la escultura en piedra, ha ganado cuatro premios de escultura y ha escrito varias memorias, una de las cuales trata sobre el chiste, preludio de la presente obra. Su vida se desarrolla según las exigencias de estas dos partes: la escultura necesita simplemente quitar, despojarse para lograr la forma definitiva o ideal; la escritura exige la precisión a la vez que una capacidad de síntesis, y es precisamente siguiendo estas exigencias como el autor actúa en el cuidado de sus pacientes, a quienes recibe cotidianamente, en citas individuales o minicolectivas. Aprecia sus fuerzas y sus debilidades, elige la herramienta adecuada, ofrece una primera información, utiliza la fuerza o la dulzura, actúa con gran precisión, deja que afilen sus utensilios y permite que los utilicen en el sentido de rebajar todo aquello que simplemente es demasiado y que puede impedir su realización: temores, inhibiciones, resistencias, prejuicios, ambigüedades, falta de autoestima, errores, debilidades, falsas creencias. Actúa en el sentido de deshacer aquello que entorpece la aparición de la forma ideal y elimina lo que impide su realización en esta existencia, exactamente como lo hace con la piedra, lo que le lleva a orientarse hacia actividades de *coaching*.

La vida del autor está basada en dos máximas mayores confirmadas por sus compromisos profesionales:

La alegría está en todo, hay que saber extraerla.

... y...
Más vale que cada cual tenga su propia ley de acción, aunque sea imperfecta, en lugar de acogerse a la ley de otros, aunque esté bien aplicada.

En proyecto: la segunda parte de esta misma obra, y... un libro sobre yoga.

Quiero dar las gracias a quienes me han animado en la redacción de esta obra, así como a los que han aceptado, con amabilidad y seriedad, su relectura antes de la publicación.

www.institutleininger.com

info@institutleininger.com

Institut Leininger
31770 Colomiers

Om ganeshayanamah, om namashivayah, om saraswati

ÍNDICE